ADMINISTRATION OFFICE

最新

医療事務

入 門

窓口業務から保険請求　統計業務まで

2024

社団法人全国社会保険協会連合会 病院部 元部長

木津正昭
Masaaki Kizu

医学通信社

は じ め に

　保険医療機関は，医療の提供という人の生命にかかわることを業とするサービス業種です。患者のニーズの変化により，医療機関側でも情報の開示やインフォームド・コンセント，セカンドオピニオン，医療の安全安心について真剣に取組みがなされており，また予約制の導入やコンピュータ関連の充実によって待ち時間の短縮を図るなど，サービスの向上に患者の視点に立って努力しています。

　そのなかにあって，医療事務は医療保険制度の複雑さ，業務量の増大などと叫ばれながら，機械化によって相当に問題が改善されています。この機械化によって医療事務の主な業務の一つである診療報酬請求業務は表向きスムーズに行われています。また，急性期入院医療に係る診断群分類別包括評価制度が導入されて久しくなります。

　ただ，このようなことから関係法令，点数表などに無関心になる人が多くなり，診療報酬請求の適正さの判断能力などに欠けていくことも懸念されます。医療機関の管理者，特に医療事務の責任者は課員等に対し，今まで以上に医療事務の基礎部分から具体的に指導を行い，課員の能力向上を図っていかなければならないと思います。特に，診療報酬点数表や関連法規を紐解く機会が少なくなりつつある現在，医事課職員としての基礎知識が不足してきていると感じています。また，机上論のみならず，検査部，放射線部，手術部等に出向き，実地見学するなどして医学的な知識の習得に努力してほしいと思います。

　今年度は，診療報酬の改定があり，令和6年6月1日から適用されます。また，オンライン資格確認システムの本格的な運用も始まります。本書の改訂においては，これに対応した記述を書き加えたほか，いくつかのデータの差し替え等を行いました。

　本書は，著者が今まで経験したことをまとめたものですが，忌憚のないご批判を賜れば幸いです。新人教育や勉強会などのテキストにも利用いただければ幸いです。

2024年4月

木 津 正 昭

序章 「医療事務」とは

1. 医療保険制度

医療保険制度とは，加入者が収入に応じて保険料を出し合い，そこから医療費を支出する公的な仕組みのことです。

日本では，すべての人が医療保険制度に加入することになっており，これを「国民皆保険制度」と呼んでいます。

(1) 医療保険の種類

医療保険制度にはいくつかの種類があり，それぞれの職域・地域・年齢などによって加入する制度が異なります。

大きくは，「職域保険（被用者保険）」，「地域保険（国民健康保険）」，「後期高齢者医療保険」に分けられます（図表0-1）。

→詳しくはp.36「第2章」「1. 医療保険制度」

(2) 保険者と被保険者

健康保険事業に関しては，運営を担う側を「保険者」，保険給付を受ける側を「被保険者」と言います。

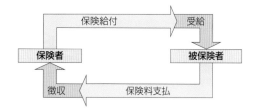

(3) 保険給付の範囲

各健康保険では，傷病に係る給付，出産に係る給付，死亡に係る給付など様々な保険給付を行っています（図表0-2）。→詳しくはp.37「②保険の給付」

図表0-1 医療保険の種類

職域保険（被用者保険）

サラリーマンなど，事業所に使用されている人を被保険者とする医療保険です。

❶健康保険（健保）
民間企業などで働く人とその家族を対象とした医療保険です。健保組合が保険者となる「組合管掌健康保険」と，全国健康保険協会が保険者となる「全国健康保険協会管掌健康保険」（協会けんぽ）があります。

❷船員保険
船員として船舶所有者に使用される人とその家族を対象としたもので，政府が保険者（運用は協会けんぽ）となります。

❸共済組合
国家公務員，地方公務員，私立学校教職員とその家族を対象とした各共済組合が保険者となります。

地域保険（国民健康保険）

農業者や自営業者，自由業者，無職の人など，被用者保険に加入していない人々を対象とした医療保険です。

❶都道府県国保
都道府県が保険者となり，その都道府県内の住民が被保険者となります。
市町村は，被保険者証の発行・保険料の徴収・保険給付の決定などを行います。

❷国民健康保険組合
同種の自営業者（医師，歯科医師，理容師など）によって組織されます。

後期高齢者医療保険

75歳以上と65〜74歳の一定の障害者を対象とする医療保険です。

⑷ 現物給付と現金給付

　医療保険の給付には，**現物給付**（医療給付）と**現金給付**の2種類があります。

　医療機関で診察や治療，入院などの医療サービスを受けることを「現物給付」と言います（図表0-3）。現物給付は，すべての公的医療保険において共通です。

　一方，申請をして，出産育児一時金や出産手当金，埋葬料，傷病手当金などのお金を受け取ることを「現金給付」と言います（図表0-4）。給付金額は各医療保険ごとに定められています。

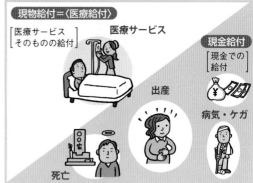

図表0-2　公的医療保険の保険給付

現物給付＝〈医療給付〉
［医療サービスそのものの給付］　医療サービス
現金給付　［現金での給付］
出産
死亡
病気・ケガ

図表0-3　現物での給付

①療養の給付：病院や診療所で受ける診察や治療，手術，薬剤，入院，看護，診療上の様々な指導など 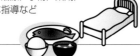	保険証を提示して診療を受けた場合…診療代の**7割**を給付。〔就学前の児童：**8割**／70～74歳：**8割**（2014年4月1日までに満70歳になった者は**9割**，現役並み所得の人は**7割**）／75歳以上：**9割**（現役並み所得の人は**7割**，一定以上の所得がある人は**8割**）〕
②入院時食事療養費：入院時の食費	標準負担額〔一般：**490円**／1食，指定難病等**280円**／1食，低所得者：**230円**または**180円**，**110円**／1食〕を控除した額を給付。
③入院時生活療養費：65歳以上の高齢者が療養目的で入院した場合の食費や居住費 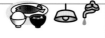	標準負担額（一般：**食事490円**／1食＋**居住費370円**／1日など）を控除した額を給付。（所得別の詳細な負担額はp.50，50参照）
④保険外併用療養費：保険適用の診療と保険適用外の診療を同時に受けると，すべてが全額自己負担となるのが原則ですが，例外的に併用が認められる特別な診療があります。	保険適用外の特別なサービス（選定療養）や患者申出療養，保険導入前の医療（評価療養）を受けた際，その基礎的な医療部分（保険適用部分）を給付。
⑤訪問看護療養費：医師の指示により訪問看護ステーションから訪問看護を受けた費用	自宅で療養している人が，医師の指示で訪問看護ステーションの訪問看護師から療養の補助や世話などを受ける場合に給付。
⑥高額療養費：入院や外来の治療で自己負担額が高額になった場合，限度額を超えた分の費用	
⑦高額介護合算療養費：同一世帯の医療・介護の両保険を合算した自己負担額が高額になる場合に，限度額を超えた分の費用	

図表0-4　現金での給付

給付の種類		被用者保険	国民健康保険
	①**傷病手当金** ケガや病気で会社に行くことができず，十分な給与がもらえない場合に受け取ることができます。	1日当たりの**平均収入×2/3**（1年6カ月限度）など	任意給付（給付市町村なし）
	②**出産手当金** 出産のために会社を休み，十分な給与がもらえない場合に受け取ることができます。	1日につき**平均収入日額×2/3**（分娩日以前42日から分娩後56日まで）など	各市町村によって異なる
	③**出産育児一時金** 子どもが生まれたとき，出生児1人につき一定の額が給付されます。	出生児1人につき**50万円**	任意給付（給付市町村なし）
	④**埋葬料** 被保険者やその扶養者が死亡した場合に，葬儀を行った人に給付されます。	**5万円**	各市町村によって異なる
	⑤**療養費** 緊急時ややむを得ない理由や旅行先などで保険証を提示しないで治療を受けたときなどに，医療費があとから現金給付されます。	──	
	⑤**移送費** 医師の指示により入院・転院などが必要で，移送に車代がかかった場合，申請によって現金給付されます。	最も経済的な経路による実費	最も経済的な経路による実費

(5) 医療保険の対象となる診療，ならない診療

公的医療保険には，保険の対象となる診療（保険診療）と，保険の対象外の診療（保険適用外の診療）（図表0-5）があり，対象になる診療についてのみ給付を受けることができます。保険適用外の診療を受けた場合には，診療費はすべて患者自身で負担することになります。

(6) 混合診療

保険の対象とならない診療には，上記のほかにも，まだ認可されていない先進的な医療技術や医薬品を使った医療や，西洋医学以外の代替医療などがあります。治療の際には，このような保険対象外の診療と保険診療が同時に行われる可能性がありますが，一連の治療のなかで保険診療と保険外診療が混在することを，「混合診療」と言います。

現在，医療保険において混合診療は原則として，禁止されています。そのため混合診療を行った場合，保険診療の分も含めたすべての料金が保険適用外となり，その全額を患者が負担しなければなりません。ただし厚生労働大臣が定める診療については特別に併用が認められています。これを保険外併用療養費と言います（図表0-6）。保険外併用療養費については，保険診療の部分については通常どおり保険給付を受けることができます。そのため患者は，保険診療分の一部負担金と保険適用外の診療料金のみを負担すればいいことになります。

(7) 年齢・所得で違う医療費の負担割合

業務外の病気やけがした場合には健康保険による療養の給付が行われ，患者は医療費の一部（一部負担金）を保険医療機関の窓口で支払います。

この一部負担金は，年齢や所得の多寡により医療費の何割を負担するか法律により定められています（図表0-7）。

→詳しくは図表2-1，2-4(1)(2)

図表0-5 保険対象にならない場合

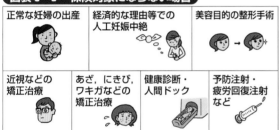

正常な妊婦の出産	経済的な理由等での人工妊娠中絶	美容目的の整形手術
近視などの矯正治療	あざ，にきび，ワキガなどの矯正治療	健康診断・人間ドック	予防注射・疲労回復注射など

図表0-6 保険外併用療養費の種類（主なもの）

保険外併用療養費制度

選定療養
・差額ベッド ……… ※「特別室」などに入院した場合の部屋代（ベッド代）です。患者自身が希望して入院した場合が対象であって，医療上の必要があって医療機関側の判断で個室に入った場合などは該当しません。
・差額診察室
・予約診療
・時間外診療 … ※緊急性がないのに，患者の都合で時間外に受診した場合
・200床以上の病院の非紹介患者の初診と再診，特定機能病院と地域医療支援病院および紹介受診重点医療機関（一般病床200床以上）の初診と再診，制限回数を超える医療，180日以上の長期入院

患者申出療養
・未承認薬の使用など，患者からの申出に基づき個別に認可されるもの

評価療養
・先進医療・一定の条件を満たした保険適用外の医薬品の使用
・治験・一定の条件を満たした保険適用外の医療機器の使用

図表0-7 患者一部負担

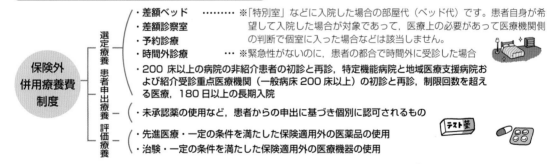

		保険給付	自己負担	
0～6歳小学校就学前		8割	2割	2008年4月～ 対象が「3歳未満」から「就学前」に変更になった
6歳小学校就学後～69歳		7割	3割	
70～74歳（高齢受給者）	（一般）	8割	2割	
	（現役並み所得者）	7割	3割	
75歳以上（後期高齢者）	（一般Ⅰ）	9割	1割	2022年10月～ 改正前の「一般」のうち一定以上所得がある者（現役並所得者を除く）（激変緩和措置あり）
	（一般Ⅱ）	8割	2割	
	（現役並み所得者）	7割	3割	

(8) 高額な医療費の支払い

保険医療機関の窓口で高額な医療費を支払ったとき，家計の負担が重くならないようにする措置として，患者負担が自己負担の上限額（自己負担限度額）を超えた場合に，その超えた額を支給する「高額療養費制度」があります。

高額療養費の支給は，保険医療機関の窓口でいったん医療費を支払い，事後に払い戻しする方法です。

その自己負担限度額は，年齢や所得の多寡により定められており，その算定は，受診した月ごと，保険医療機関ごと（外来・入院別，医科・歯科別）となっています。

（入院時の食費負担や差額ベット代等は対象外です）

しかしながら，さらに保険医療機関の窓口での支払いの軽減をはかるため，事前に「限度額適用認定証」を窓口に提出することにより，窓口では自己負担限度額までの支払いとなります（限度額適用認定証の提出に代わりマイナ保険証の提供も可です）。

その他に多数回該当，世帯合算，高額医療・高額介護合算療養費制度があり，窓口負担の軽減措置があります（図表0-8）。

→詳しくは図表2-4，2-7〜9

(9) 入院時食事療養費・入院時生活療養費

病院等に入院したときは，療養の給付と併せ

図表0-8　高額療養費制度

（例）3割負担の患者〔所得は一般（年収約370万〜770万円）〕が，1月に100万円の医療を受けた場合

◆——————————————————— 医療費の総額100万円 ———————————————————▶

保険給付70万円（医療費の7割）	8万7430円	21万2570円
	↑患者の負担 （自己負担限度額）	↑高額療養費として給付

※**患者の負担**＝8万100円＋〔（100万円−26万7000円）×1％＝7330円〕
※**高額療養費**＝100万円−（70万円＋8万7430円）

図表0-9　入院時食事療養費と入院時生活療養費

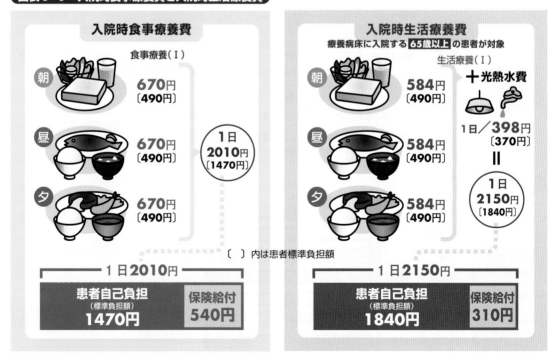

て受けた食事療養に要した費用について，医療費の自己負担とは別に，食事の費用（食事療養標準負担額）を負担しなければなりません。

また，65歳以上の高齢者が療養病床（主に慢性期の疾患を扱う病床）に入院したときは，医療費の自己負担とは別に，食費と居住費（生活療養標準負担額）を負担しなければなりません。

食費は1食単位・1日3食を限度に，居住費は1日当たりを，定められたそれぞれの標準負担額を食数または入院日数に応じて負担します。

標準負担額は，年齢，所得の多寡，特定の病気に罹患，入院期間等により定められています。

そのほか，低所得者等には軽減措置が設けられています（図表0-9）。

→詳しくは図表2-6

⑽ 医療にかかる費用を公費で負担する制度

特定の病気や障害がある場合，または生活保護を受けているなど特定の状況にある場合などには，様々な法律や助成制度のもとに，国や自治体が「公費」すなわち「税金」によって，医療にかかる費用を負担する制度があります。これを**公費負担医療制度**といいます（図表0-10）。

公費負担医療制度では，かかった費用のすべ

図表 0-10 公費負担医療の種類

給付のカテゴリー	目 的	概 要	各種制度
福祉的給付	社会的弱者の救済	生活保護を受けている人や幼児，18歳未満の児童などの福祉や医療を保障する制度	母子保健法（養育医療） 児童福祉法（育成医療） 子ども医療費助成制度 生活保護法（医療扶助） など
障害者等の更生	障害者等の福祉	障害者や障害児，病気やケガによって心身に障害を負った人の更生を支援する制度	障害者総合支援法（自立支援医療） 身体障害者福祉法 重度心身障害者医療費助成 など
補償的給付	健康被害に関する補償	第二次大戦時，軍人や軍属だった人や，原爆の被害を受けた人，公害で健康被害を受けた人などへの補償を行う制度	原爆被爆者援護法 戦傷病者特別援護法 など
強制措置に伴う医療	公衆衛生の向上	結核やその他の感染症予防や，精神障害者への自立支援，社会復帰促進の支援を行う制度	精神保健福祉法 感染症法 など
治療研究給付	難病や慢性疾患の治療研究と助成	原因が不明だったり，治療方法が確立していない病気の治療や研究を助成する制度	特定疾患治療研究事業 肝炎治療特別促進事業 など

図表 0-11 主な費用負担のパターン

①医療費の全額が公費対象となり，かつ公費負担となるもの→自己負担なし

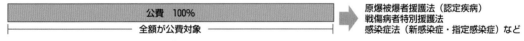

公費 100%
全額が公費対象

→ 原爆被爆者援護法（認定疾病）
戦傷病者特別援護法
感染症法（新感染症・指定感染症）など

②医療保険が優先され，医療費の全額が公費負担の対象となるもの→自己負担なし（自己負担分が公費で負担される）

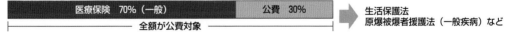

医療保険 70%（一般）	公費 30%
全額が公費対象	

→ 生活保護法
原爆被爆者援護法（一般疾病）など

③医療保険が優先され，医療費の95%が公費負担の対象となるもの→自己負担あり（公費負担の対象とならない5%が自己負担）

医療保険 70%（一般）	公費 25%	自己5%
95%が公費対象		

→ 感染症法（結核患者の適正医療）など

④医療保険が優先され，医療費の全額が公費負担の対象となるが，所得に応じた自己負担があるもの→自己負担あり（所得による）

医療保険 70%（一般）	自己負担（所得による）	不足分を公費が負担
全額が公費対象		

→ 難病法・特定疾患治療研究事業 など

てが公費負担となったり，医療保険と公費でそれぞれ負担したりすることなどがあります。費用負担のパターンには次の4種類があります（図表0-11）。

⑾　仕事中や通勤中のケガ・病気などは労災保険

　仕事中や通勤途中にケガや病気になった場合には，**労災保険制度**が適用されます（図表0-12）。労災保険の**保険者は政府**で，会社などの事業主が保険加入者として保険料を支払います。

　労災保険では，仕事中の災害のことを「**業務災害**」，通勤途中の災害のことを「**通勤災害**」と言います。なお，労災保険が適用される場合には，公的医療保険は適用されません。

⑿　交通事故によるケガは自賠責保険

　交通事故でケガをしたり死亡した場合は，運転者（加害者）が加入している**自賠責保険**によって保険給付が行われます（図表0-13）。ただし100％被害者の責任で発生した交通事故の場合には，自賠責保険による補償は行われません。

　交通事故による被害の場合，医療機関では通常，自賠責保険を優先して適用しますが，被害者である患者から申し出があったときは医療保険を優先することもできます。

図表0-12　労災の保険給付

	給付の種類		内容
	ケガや病気を負ったとき〔療養（補償）給付〕	療養の給付	労災病院などの労災指定医療機関で療養するとき　現物給付
		療養の費用の給付	労災指定以外の医療機関で療養するとき　現金給付（還付）
	病気やケガで働けないとき	休業（補償）給付	働くことができず4日以上賃金をもらえないとき
	障害が残ったとき〔障害（補償）給付〕	障害（補償）年金	障害等級第1級から第7級に該当する障害が残ったとき
		障害（補償）一時金	障害等級第8級から第14級に該当する障害が残ったとき
	死亡したとき《法律上死亡と見なされる場合，死亡と推定される場合も含む》〔遺族（補償）給付〕	遺族（補償）年金	遺族がいる場合
		遺族（補償）一時金	年金を受け取る遺族がいない場合など
	葬儀を行うとき	葬祭料	死亡した人の葬儀を行う場合
	ケガや病気が一定期間治らないとき	傷病（補償）年金	1年6カ月を経過しても治らず，障害の程度が傷病等級に該当する場合
	障害などで介護が必要なとき	介護（補償）給付	障害（補償）年金または傷病（補償）年金を受けていて介護が必要なとき
	会社の健康診断で異常があったとき	二次健康診断等給付	一次健康診断で血圧，血糖，血中脂質検査，腹回り（またはBMI）のすべての検査に異常があったときなど

図表0-13　自賠責保険の内容と限度額

受けた障害	賠償の内容	限度額
ケガをしたとき	●治療関係費（治療費，看護料，諸雑費，通院交通費など）●文書料（事故証明書，住民票など）●休業損害（事故による収入の減少の補償）●慰謝料（事故による精神的，肉体的苦痛に対する補償）	120万円
後遺症が残ったとき	●逸失利益（後遺症が原因で発生する収入減に対する補償）●慰謝料（事故による精神的，肉体的苦痛に対する補償）	◆介護を要する著しい障害など：　3000万円～4000万円◆それ以外の後遺症：　75万円～3000万円（障害等級による）
死亡したとき	●葬儀費（通夜，祭壇，火葬などの費用）●逸失利益（生きていれば将来得ただろう収入から本人の生活費を控除したもの）●慰謝料（被害者本人の慰謝料と遺族の慰謝料）	3000万円（本人の慰謝料350万円／遺族の慰謝料は，請求者の数や扶養者の有無によって異なる）

２．診療報酬制度

⑴　医療にかかる費用とは

　医療にかかる費用は，①医療保険から給付される費用，②患者が負担する費用，③医療保険から給付されず，患者負担もない費用——に分けられます。

　①の保険給付されるものには，診療料，薬剤料，医療材料料，入院時食事（生活）療養費，保険外併用療養費，訪問看護療養費，療養費——などがあります。

　②の患者が負担する費用としては，患者一部負担金，保険外併用療養の特別の料金（保険外患者負担分），医療とかかわらない健康診断，正常分娩，予防接種の費用，日常生活サービスの費用——などがあります。

　③には，労災保険から給付される業務上の負傷・疾病，交通事故など第三者による傷病，保険適用外の治療方法・薬剤・材料，診療報酬に含まれるガーゼや包帯などの材料の費用——な

どがあります（図表0-14）。

⑵　診療報酬制度とは

　患者が公的医療保険を利用して医療機関にかかった場合の医療費を「**診療報酬**」と呼びます。診療報酬は保険から給付されますが，患者が窓口で支払う一部負担金を除いて，医療機関が保険者に請求して受け取る方式をとっています。

　診療報酬は大きく，
①医療機関に対する「**医科診療報酬**」・「**歯科診療報酬**」
②調剤薬局に対する「**調剤診療報酬**」
③薬材料（「**薬価基準**」）
④医療材料（「**材料価格基準**」）
に分けられます。医療機関はこの診療報酬によって医師などの人件費をはじめとした諸経費をまかない，経営を維持しています。また，診療報酬とは別に，入院中の食事や生活にかかる費

図表0-14　医療にかかる費用

保険対象療養

初診料	画像診断料
再診料	投薬料
入院料	注射料
医学管理料	リハビリテーション料
在宅医療料	処置料
検査料	手術料　　　—等

薬剤料・特定保険医療材料料

入院時食事療養費　or　入院時生活療養費

患者一部負担金（一般・原則3割）

標準負担額

保険外療養（保険外併用療養費の対象）

選定療養
①差額ベッド
②予約診療
③**200床以上病院の初診・再診**
④制限回数超えの医療
⑤**180日超入院**
⑥長期収載品の投与（2024.10〜）
　　　　—等に係る特別の料金

患者申出療養

評価療養
①先進医療
②医薬品・医療機器の治験に係る診療
③薬価基準収載前の承認医薬品の投与
　　　　—等に係る特別の料金

保険給付されず，患者から実費徴収可能な費用
①健康診断・美容整形・正常な分娩・予防接種の費用
②日常生活上のサービスの費用（おむつ代，病衣貸与代，理髪代，クリーニング代，テレビ代，ゲーム機・パソコンの貸し出し料等）
③文書料（保険診療を受けるのに必要な文書を除く）
④往診・訪問診療・訪問看護等の交通費
⑤闘争・泥酔・著しい不行跡による疾病に対する診療費
⑥故意の犯罪行為・故意の事故による疾病に対する診療費——など

保険給付されず，原則として患者負担もない費用
①業務上の負傷・疾病に対する診療費
②第三者行為による傷病（交通事故等）に対する診療費
③診療報酬に含まれる医療材料等（ガーゼ，注射器，包帯，シーツ代，冷暖房費，電気代，清拭タオル代等）——など

用も、「入院時食事（生活）療養費」として定められています。

診療報酬は点数で表し，**1点＝10円**で換算します。

すべての医療行為の点数を体系的に収載した一覧表を「診療報酬点数表」といい，
①医科診療報酬点数表
②歯科診療報酬点数表
③調剤報酬点数表
④診断群分類点数表（DPC点数表）
──の4種類があります（図表0-15）。

(3) 診療報酬の計算方式

診療報酬の計算方法には，「**出来高方式**」と「**包括方式**」の二つがあります（図表0-16）。

「出来高方式」は，行った医療行為を点数表に従って算定・積算したものです。「医科診療報酬点数表」に基づいて算定します。

それに対し「包括方式」は，定額報酬です。現在，DPC対象病院として認定された医療機関の入院患者を対象に，1日当たりの定額報酬算定制度（＝DPC／PDPS）が用いられています。「診断群分類点数表」に基づいて算定します。→詳しくはp.144「1 診療費の算定方式」

(4) 診療報酬明細書（レセプト）の作成と提出

医療機関が，「点数表」に基づく算定を行い，保険者に提出するために毎月作成するのが，**診療報酬明細書（レセプト）**です。レセプトは，診療翌月の10日までに1月分をまとめて提出します。審査支払機関による内容の審査を経て，適正と認められれば，診療翌々月に医療機関に支払いが行われます。→詳しくはp.184「3 診療報酬の請求」

図表0-16 出来高払いとDPC定額払い

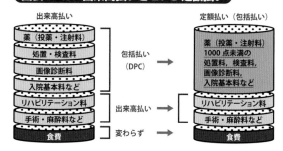

図表0-15 診療報酬点数表の基本的構成

A 基本診療料	
	■初診料
	■再診料（診療所又は一般病床200床未満の病院）**外来診療料**（一般病床200床以上の病院）
	■入院基本料＋入院基本料等加算
	■特定入院料＋入院基本料等加算 ■短期滞在手術基本料

B〜N 特掲診療料	
医学管理等	■医学管理料等＋材料料
在宅医療	■在宅患者診療・指導料
	■在宅療養指導管理料＋（在宅療養指導管理材料加算）＋（薬剤料）＋（材料料）
検査	■検体検査実施料＋検体検査判断料＋（診断穿刺・検体採取料）＋（薬剤料）＋（材料料）
	■生体検査料（＋判断料）＋（診断穿刺・検体採取料）＋（薬剤料）＋（材料料）
画像診断	■エックス線診断料〔撮影料＋診断料＋造影剤注入手技料〕＋（薬剤料）＋（フィルム）＋（材料料）
	■核医学診断料〔撮影料＋診断料〕＋（薬剤料）＋（フィルム）＋（材料料）
	■コンピューター断層撮影診断料〔撮影料＋診断料〕＋（薬剤料）＋（フィルム）＋（材料料）
投薬	■【外来患者・院内処方】調剤料＋処方料＋薬剤料＋（調剤技術基本料）＋（材料料）
	■【外来患者・院外処方】処方箋料
	■【入院患者】調剤料＋薬剤料＋（調剤技術基本料）＋（材料料）
注射	■注射料〔注射実施料＋無菌製剤処理料〕＋薬剤料＋（材料料）
リハビリテーション	■リハビリテーション料＋（薬剤料）
精神科専門療法	■精神科専門療法料＋（薬剤料）
処置	■処置料＋（処置医療機器等加算）＋（薬剤料）＋（材料料）
手術	■手術料＋（輸血料）＋（手術医療機器等加算）＋（薬剤料）＋（材料料）
	■輸血料＋（薬剤料）＋（材料料）
麻酔	■麻酔料〔麻酔料＋麻酔管理料〕＋（薬剤料）＋（材料料）
	■神経ブロック料＋（薬剤料）＋（材料料）
放射線治療	■放射線治療管理・実施料＋（材料料）
病理診断	■病理標本作製料＋病理診断・判断料＋〔検査の部の（診断穿刺・検体採取料）＋（薬剤料）＋（材料料）〕
その他	■看護職員処遇改善評価料 ■ベースアップ評価料

3．医療機関の種類と組織

(1)　医療施設の種類

医療施設は，医療法において，医業を行うための場所を病院と診療所とに限定しています。病院と診療所との区分については，病院は20床以上の病床を有すものとし，診療所は病床を有さないもの，または19床以下の病床を有するものとしています（図表0-17）。

病院については，傷病者に対して科学的でかつ適正な診療を受けることができるものであることとし，構造設備等について，相当程度，充実したものであることを要求していますが，診療所については，構造設備等に関し，病院ほど厳重な規制をしていません。

(2)　医療機関の分類

医療機関の分類については，開設者別分類，疾病別分類，目的による分類などそれぞれの見方によって分類されています。

(イ)　開設者別の分類

・国…厚生労働省，国立病院機構，国立大学法人，地域医療機能推進機構などが開設した病院
・公的医療機関…県，市町村，日赤，済生会，厚生連などが開設した病院
・社会保険関係…健康保険組合や共済組合などが開設した病院
・私的（民間）その他…医療法人，私立学校法人，社会福祉法人などが開設した病院

(ロ)　目的による分類

この分類は，医療法で定めている分類です。

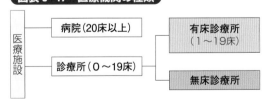

図表0-17　医療機関の種類

医療施設
- 病院（20床以上）
- 診療所（0〜19床）
  - 有床診療所（1〜19床）
  - 無床診療所

図表0-18　医療機関の組織

診療・看護部門 医療を行う部門	経営管理部門 経営，運営，管理を行う部門
（医師，看護師，技師など）	（総務，経理，医事など事務職員）

・一般病院：急性期の医療を行う病院（医療法上は「一般病院」との定義はありませんが，以下の地域医療支援病院等と区分するために一般病院と表現されています）
・地域医療支援病院：地域医療を担うかかりつけ医などの支援する能力を備え，地域医療の確保を図る病院としてふさわしい病院で，都道府県知事が個別に承認する病院
・特定機能病院：高度の医療の提供，高度の医療技術の開発および高度の医療に関する研修を実施する能力などを備えた病院で，厚生労働大臣が個別に承認する病院
・臨床研究中核病院：日本での革新的医薬品や医療機器の開発などに必要となる質の高い臨床研究や治験を実施するために，国際水準の臨床研究などを担う病院

(3)　厚生労働省が実施する医療施設調査による分類

この調査では，精神病床のみを有する病院とそれ以外の病院に分類し，それぞれの施設数，病床数を，併せて開設者別の施設数，病床数などの調査をしています。

・精神科病院
　精神病床のみを有する病院
・一般病院
　精神科病院以外の病院

(4)　病床の種類

病床については，医療法第7条第2項で次のように定められています。

・精神病床：精神疾患を有する者を入院させるための病床
・感染症病床：「感染症の予防及び感染症の患者に対する医療に関する法律」に規定する一類感染症，二類感染症，新型インフルエンザ等の患者を入院させるための病床
・結核病床：結核の患者を入院させるための病床
・療養病床：病院および診療所の病床のうち主として長期にわたり療養を必要とする患者を入院させるための病床（介護療養病床を含む）
・一般病床：精神病床，感染症病床，結核病床，療養病床以外の病床

(5) 医療機関の組織

　医療機関の組織構成は，規模や診療内容により異なりますが，主に医療を行う**診療・看護部門**（診療部門，看護部門，診療協力部門）と，医療機関の経営，運営，管理を行う**経営管理部門**（事務部門）とに分かれます（**図表0-18**）。

(6) 診療・看護部門

　診療・看護部門では，医師と看護師を中心に国家資格に合格した様々な専門職種が参加・協力しています。医師以外の専門職種は，原則として医師または歯科医師の指示を受けて，各専門分野の仕事を行っています。

①**診療科**：専門分野ごとに医師が診察を行っている単位です。外科，内科，皮膚科，眼科，泌尿器科――など，分野ごとに分かれています。

②**看護部**：看護部は，一般的には病院で最も多くの職員を配置し，患者と最も多くの時間接している部署です。看護師，准看護師，看護補助者，保健師，助産師などで構成されています。

③**薬剤科**：薬剤師が，医薬品の品質管理，調剤，交付，患者への服薬指導，薬歴管理などを行う部署です。

④**理学療法科**（作業療法科，言語療法科）：理学療法科では，身体や精神に障害をもつ患者に対し，基本的な身体の能力の回復や向上，社会的適応能力の回復または新たにそれらの能力を獲得するためのリハビリテーションなどを行います。分野に応じて，理学療法士，作業療法士，言語聴覚士，視能訓練士が従事しています。

⑤**臨床検査科**：臨床検査技師が，微生物学的検査，血清学的検査，血液学的検査，心電図検査などを

行います。

⑥**放射線科**：診療放射線技師が，放射線を患者に照射し，検査や治療を行います。例えば，エックス線撮影や，癌患者に対する放射線照射療法などが該当します。

⑦**栄養科**：患者の食事・栄養指導を行います。管理栄養士または栄養士が従事しています。

(7) 経営管理部門

　経営管理を司る部門です。受診する患者にとってはなじみがない部署もありますが，医療機関を支える重要な部門です。

①**総務課**：総務は医療機関全体に関する事務を担当します。庶務課で統一している病院もあります。

②**経理課**：病院で購入したものの伝票の整理，現金出納，支払業務，買掛金管理，銀行取引などを行います。

③**用度課**：物品の購入や在庫の管理を行います。

④**施設課**：施設設備の整備や保守点検を担当する部門です。電気設備，ガス設備，自動発電設備などの保守点検には，専門技術が必要です。

⑤**医事課**：医療事務を担当し，患者の外来・入退院受付，診療報酬の算定と請求，カルテ管理，病棟事務などを行います。カルテ管理は，診療情報管理室で行うこともあります。

⑥**診療情報管理室**：診療情報管理士が，カルテの保管・管理，診療記録の精度向上，診断名や手技内容のコード付けなどを行っています。

⑦**医療相談室**：専門的な知識をもった社会福祉士やMSW（医療ソーシャルワーカー）が，患者の医療や療養生活に対する相談に応じる部署です。

4. 医療専門職の仕事

　医療機関の「**診療・看護部門（医療を行う部門）**」は，様々な専門職により成り立っています。主な職種とその業務内容は，次のとおりです。

・**医師**：診療におけるチームのリーダーです。診察を経たうえで，患者の状態に合わせた医薬品の処方内容の決定・処方箋発行，また実際の投与や経過観察，副作用への対応などを行います。院内にて使用する医薬品の決定にも深く関わっています。

・**看護師・准看護師**：患者さんに対する療養上の世

話，または診療の補助を行います。看護職の業務は範囲が広く，すべての診療の補助行為ができることになっています。

・**診療放射線技師**：いわゆるエックス線撮影などが主業務ですが，医師の指示のもとに，人体に対して放射線を照射することなどを業とします。この業務を行うことができるのは，医師と診療放射線技師だけです。

・**臨床検査技師**：血液や尿・糞便などの検体を使う検体検査や器具等を使う生理学的検査を行い，診断のためのデータを提供します。

・**理学療法士（PT）**：OT，ST とともにリハビリテーションの専門家です。起き上がり，立ち上がり，歩行などの基本的な動作能力の回復を図る身体的なリハビリを行います。

・**作業療法士（OT）**：患者ごとの生活に応じた日常生活活動（食事，更衣，排泄，入浴等）や作業活動（仕事・遊びなどの人間の生活全般にかかわる諸活動）を用いて治療を行います。

・**言語聴覚士（ST）**：コミュニケーション障害および摂食・嚥下障害をもつ患者への治療・訓練に加えて，QOL の向上や社会参加のための支援を行います。患者の家族に対しても具体的にコミュニケーション方法を指導します。

・**薬剤師**：調剤や医薬品の供給・管理，患者への服薬指導などを行います。

・**医療ソーシャルワーカー（MSW）**：患者が抱えている様々な悩みや心配事についての相談を受けて，院内外のスタッフや関係機関と協力し，患者，家族と共にそれらを解決する手伝いをします。また，医療費の支払いに関する相談にも応じます。

・**管理栄養士**：病気の治療，再発防止，合併症予防を目指し，患者の食事や栄養の管理，栄養食事指導を行っています。

・**医師事務作業補助者**：医師の指示のもとで，診断書などの文書の作成代行，電子カルテへの代行入力，診療データの整理・登録などを行う職種

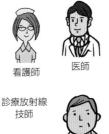

看護師　医師　医師事務作業補助者　診療放射線技師　管理栄養士　臨床検査技師　患者　PT・OT・ST　臨床工学技士　MSW　薬剤師　公認心理士

です。「医療クラーク」「メディカルアシスタント」などの呼び名もあります。

・**臨床工学技士**：医療機器の専門職です。生命維持管理装置（血液浄化装置，人工心肺装置，人工呼吸器など）の操作・管理を担当します。

・**公認心理士**：心に問題を抱える人などを観察して問題を把握し，本人やその関係者にカウンセリングなどを通して指導・援助する仕事です。チーム医療を行う際，一員として参画する機会も増えています。

5．医療事務の仕事

(1) 応対業務と保険請求業務

医療機関の「**経営，運営，管理を行う部門**」のなかの一つに，多くは「医事課」と呼ばれる「**医療事務**」の仕事を担う部門があります。

医療事務の仕事は，大きく「**応対業務（接遇業務）**」と「**保険請求業務**」に分けられます（図表 0 -19）。→接遇業務は p.81「第 3 章　患者接遇」，保険請求業務は p.143「第 6 章　保険請求業務」

このうち，特に重要であるのは，「**保険請求業務**」です。医療機関の収入の大部分に相当する診療報酬を請求する業務であり，経営を左右するものです。多くの医療機関で医事会計システムとオーダエントリシステム（発生源入力）を導入している現在，ほとんどの診療行為について自動的に診療報酬の算定が行われるように

なってきていますが，請求もれや誤入力がないか，傷病名に対して使用している薬剤等が適切であるかなど，医学的観点から適正なレセプトであるかどうか，必ず点検を行ったうえで，保険者に提出します。

(2) レセプト（診療報酬明細書）

診察等が終ったあと，患者が会計窓口で支払うのは医療費の一部である「患者一部負担金」のみで，残りの医療費は患者が加入している保険者が支払うことになっています。残金は受診した患者に直接請求するのではなく，保険者（健康保険組合，都道府県等）から委託を受けた審査支払機関である社会保険診療報酬支払基金（支払基金）か都道府県国民健康保険団体連

合会（国保連合会）に請求します。請求のため，医療機関では診療報酬を正確に算定し，診療報酬明細書（レセプト）を作成します。

診療した翌月に提出し，翌々月に前記機関の審査委員会の審査を経て支払いが行われます（図表0-20, 0-21）。

①**診療報酬明細書（レセプト）の作成**

レセプトは，患者ごとに1カ月分をまとめて，入院外と入院を別々に作ります。

②**診療報酬明細書（レセプト）の提出先**

保険者の種別により，「社会保険診療報酬支払基金（支払基金）」または「国民健康保険団体連合会（国保連合会）」へ提出します。

(3) 医療事務の仕事の流れ

医療事務の仕事を現場の流れに沿って見ていくと，次のようになります。

> ❶ **受付**（受給資格の確認・患者登録・診療録作成・予約受付など）

> ❷ **案内**（受診料・院内案内など）

> ❸ **会計**（会計入力，患者への一部負担金の請求，未収金の督促など）

> ❹ **保険請求**（レセプトの作成と点検，保険者への提出）

> ❺ **経営報告**（患者統計の作成や保険請求の結果報告など）

また，病院の場合には，外来診療に関する「**外来業務**」と入院診療に関する「**入院業務**」に分けられます。→外来業務はp.89「第4章　外来業務」，入院業務はp.131「第5章　入退院業務」

(4) 医療事務に携わる者とこれからの役割

医療事務を行う者には，医療に関する法律知識，基本的な医学知識，経営関連知識，IT関連知識など幅広い知識が求められます。

また，近年は，これまで「医事課」が担っていた業務の一部が「**診療情報管理士**」や「**医師事務作業補助者**」が担う業務として独立するなど，院内における業務分担が明確化し，専門特化する傾向もあります。

さらに，IT化によって様々な情報蓄積が可能になり，単なる統計の作成だけでなく，診療に関するデータを基に医療機関の経営改善に寄与する重要な役割も担うようになってきました。

図表0-19　医療事務の仕事

応対業務（接遇業務）
・患者・患者家族への応対
・その他の応対（他医療機関，役所，マスコミなどへの応対）

保険請求業務
・患者への請求（一部負担金）
・保険者への請求（レセプトの作成）

図表0-20　医療の給付と費用の請求

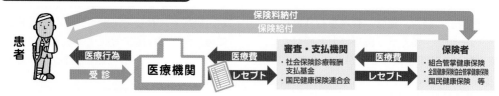

図表0-21　審査とレセプトの流れ

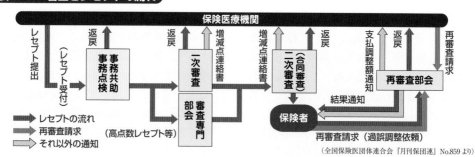

（全国保険医団体連合会『月刊保団連』No.859より）

第1章

医療機関と医療事務

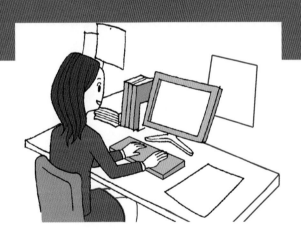

1. 医療機関の種類と組織

1 医療機関の種類

1）病院・診療所

　病院・診療所は，私たちが病気にかかったり，けがをしたときに，その病気やけがの軽減，回復を図るためにいろいろな医学的方法を施してくれるところです。

　病院や診療所を総称して医療機関と言います。医療機関は，①患者用のベッドが20床以上の「病院」と，②患者用のベッドが0〜19床の「診療所」に大別されます。

　医療法（第1条の5）という法律には以下のように規定されています。――「病院」とは，医師又は歯科医師が，公衆又は特定多数人のため医業又は歯科医業を行う場所であって，20人以上の患者を入院させるための施設を有するものをいう。病院は，傷病者が，科学的でかつ適正な診療を受けることができる便宜を与えることを主たる目的として組織され，かつ運営されるものでなければならない（第1項）。「診療所」とは，医師又は歯科医師が，公衆又は特定多数人のため医業又は歯科医業を行う場所であって，患者を入院させるための施設を有しないもの又は19人以下の患者を入院させるための施設を有するものをいう（第2項）。

　診療所は，歯科診療を行う歯科診療所と，歯科診療以外を行う一般診療所に分けることができます。また，一般診療所は，ベッドの有無により有床診療所と無床診療所とに分けられます。

2）医療機関の分類

　一般的に医療機関の種類を考えるとき，開設者別または疾病別で分類されています。

(1) 開設者別分類

　開設者別では，例えば，国立病院機構法に基づいて開設された病院（旧国立病院）では，がん，循環器病など国民の関心の高い疾患について全国ネットワークで国民に医療を提供したり，社会福祉法人の病院では，社会福祉の増進を図

る目的で医療を提供するなど，開設者ごとに，組合員や被保険者に対し，保健福祉事業や労働福祉事業の一環として，地域医療の医療水準の向上を目的とした医療を提供するなどをしています。具体的には，次のように分けられます。

【国】
・厚生労働省，独立行政法人国立病院機構，国立大学法人，独立行政法人労働者健康福祉機構，国立高度専門医療研究センター，独立行政法人地域医療機能推進機構，その他

【公的医療機関】（医療法第31条，厚生省告示第167号）
・都道府県（県立病院），市町村（市町村立病院），地方独立行政法人（県立病院機構）
・国民健康保険団体連合会
・日本赤十字社（赤十字病院）
・社会福祉法人恩賜財団済生会（済生会病院）
・全国厚生農業協同組合連合会（厚生連病院）
・全国厚生農業協同組合連合会（社会医療法人である厚生連病院）
・社会福祉法人北海道社会事業協会（函館病院・小樽病院など）

【社会保険関係】
・健康保険組合及びその連合会
・共済組合及びその連合会
・国民健康保険組合
・公益法人

【私的（民間）その他】
・医療法人，私立学校法人，社会福祉法人，医療生協，会社，その他の法人，個人

(2) 疾病別分類
・精神科病院：精神病床のみを有する病院
・結核療養所：結核病床のみを有する病院
・一般病院：上記以外の病院（結核病床，療養病床，感染症病床を併有することもある）

(3) 病床の種類　（図表1-1）

　医療法第7条第2項は，患者の病態にふさわしい医療を提供するために病床を次のように分類しています。

1章　医療機関と医療事務

1章
医療機関と
医療事務

病院等
医事課
窓口
個情報
説明
パス

①**精神病床**：病院の病床のうち，精神疾患を有する者を入院させるための病床
②**感染症病床**：病院の病床のうち，感染症の予防及び感染症の患者に対する医療に関する法律に規定する1類・2類の感染症，新型インフルエンザ等感染症及び指定感染症の患者，新感染症の所見がある者を入院させるための病床
③**結核病床**：病院の病床のうち，結核の患者を入院させるための病床
④**療養病床**：病院または診療所の病床のうち，精神，感染症，結核の病床を除く病床で，主として長期にわたり療養を必要とする患者を入院させるための病床
⑤**一般病床**：病院または診療所の病床のうち，上記①〜④以外の病床

(4)　目的による病院分類（医療法上）

①**一般病院（医療法第1条の5）**
　発病直後から回復するまでの急性期の医療を行う病院。病床数の規模や標榜診療科により診療内容に違いがある。

②**地域医療支援病院（医療法第4条）**
　病院であって，国，都道府県，市町村，社会医療法人，厚生労働大臣の定める者の開設する病院で，地域における医療の確保のために必要な支援に関する要件（他病院・診療所から紹介された患者への医療の提供，機器や病床の共同利用，救急医療の提供，地域医療従事者への研修など）を満たし，知事の承認を得た病院。

③**特定機能病院（医療法第4条の2）**
　病院であって，高度の医療を提供すると共に，高度な医療技術の研究・開発・評価・研修などを行う機能等を有し，原則，定められた16以上の診療科を標榜し400以上の病床を有するなど，厚生労働大臣の承認を得た病院で，大学病院や国立がんセンターなどがあります。
（令和4年12月現在，88病院）

④**臨床研究中核病院（医療法第4条の3）**
　病院であって，日本国内での革新的医薬品や医療機器の開発などに必要となる質の高い臨床研究や治験を推進するために，国

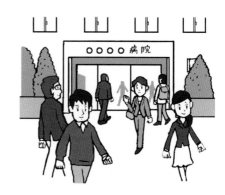

際水準の臨床研究や医師主導治験の中心的な役割を担う病院として，医療法に定められている要件を満たしているとして厚生労働大臣が承認した病院（2015年4月施行）。
　臨床研究は，医療行為を行いながら，医療における疾病の予防，診断ならびに治療の方法の改善などを同時に行うものです。
　標榜することが求められる診療科のうち10以上の診療科および400床以上の病床を有するなどの要件があります。
　臨床研究中核病院の承認を受けている病院は，国立研究開発法人国立がん研究センター中央病院，国立大学法人東北大学病院などがありますが，すべての病院が特定機能病院の承認を受けています。
（令和6年3月現在，15病院）

2　医療機関の組織

　医療機関の医療活動は，科学的で適正な診療を提供するために組織されたものでなければなりません。医療の中心は「診療」と「看護」で

図表1-1　医療法上の病院と病床区分

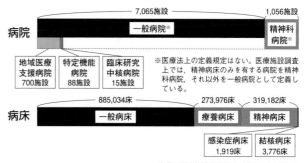

出典：医療施設動態調査（令和5年11月末）

15

あり，この組織医療には，医師と看護師を中心に，国家試験に合格した様々な専門職群が参加協力しています（**図表1-2**）。

この組織図から医療をみると，医師が患者を診察し，医師の指示で各専門職群が医療活動に直接的に参加していることがわかります。その点，事務部門の職員はこれら専門職群からは一線を画することになり，医療には直接的には貢献できない非専門職ということになります。しかし，病院全体の組織活動は，事務部門も含めた職群が協力し合わなければ機能しません。

③ 医療機関のなかの事務部門

1）医事課は医療機関特有の事務部門

医師，薬剤師，看護師，看護補助者，栄養士は，患者数に見合った数の従業者を配置するよう法的に定められています（医療法第21条第2項，医療法施行規則第19条）。一方，事務員，診療放射線技師，その他の従業者については，法的に「病院の実状に応じた適当数」を配置すればよいことになっています。

なお，「事務員」は医療事務の担当者を指しているわけではなく，病院の運営上に支障をきたさなければよい医療事務員を含めた人員のことを指しています。

多くの医療機関が採用している「事務部門」の一般的な組織を示してみると，**図表1-3**のようになっています。

医学の進歩によって医師が各専門医に分かれたように，病院事務も一般事務群，施設管理事

務群，医療事務群——など，機能的に細分化して組織されています。これらのうち「医療事務群」のみが一般企業にない病院特有の事務部門です。

2）総務，経理，施設部門

一般事務の「総務」および「経理」のなかの会計は，一般的な企業における業務と共通している部分が多く，とくに病院としての特殊性は見られません。

ただし，「経理」のなかの「用度」は，基本的には物の購入・管理という点で企業の用度担当の業務と同じといえますが，医療で使用する衛生材料，特殊な器具，材料は人体に使用するため，品質管理などに特別な注意を要し，病院特有の専門的知識が要求されます。

また，「施設」に関しては，電気設備，ガス設備，自動発電設備などの保守点検のいかんによっては患者の生命に直接的に影響を及ぼすことがあるので，必要な専門知識と技術をもつ者が設備の定期的な保守点検を行うことが求められます。また，医療器械が正常に作動するよう保守点検を行うための専門的技術を要する担当部署もあります。

3）医事課

医師は，看護師や診療協助部門の人たちの協力を得ながら患者に対して治療を行っていますが，そのなかで医事課は患者と医師とを結びつける大切な役目を果たしています。

例えば初診患者が外来で受診する際，医事課職員が外来診療録を作成し診療科へ届けること

図表1-2　医療組織（例）

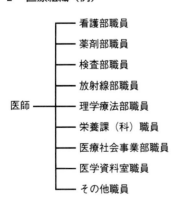

図表1-3　病院の事務部門の組織（例）

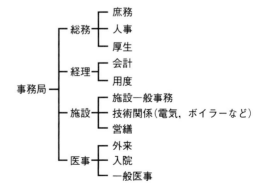

1章 医療機関と医療事務

1章
医療機関と
医療事務
病院等
医事課
窓口
個人情報
説明
パス

により，初めて医師と患者が結びつき診療へと移行します。このようなパイプ役を果たすのが医事課の業務の基本なのです。

また，病院の経営は，医療活動をすることで得られる「診療報酬」によって支えられるものですが，その診療報酬の算定・請求も「医事課」の重要な業務です。診療行為が医師を中心にまわっているように，診療行為の料金化は医事課を中心にまわっているといっても過言ではありません。

医事課は，診療の補助的な役目を果たしながら，医療事務にかかわるすべての知識を総合し

て病院活動を円滑にすすめる潤滑油的な存在です。医療保険制度や医療費の管理に精通するだけでなく，他の部門間に存在する広い意味の事務もよく把握して，的確に迅速に処理する必要があります。

また，院内において各部門との接触がきわめて多いのも医事課の特徴といえるでしょう。より良いコミュニケーションを図るとともに，医療事務に必要な情報を迅速かつ正確に収集し，その情報が他の部門に必要な情報であるときは，すみやかにその情報を提供することも重要な任務であるといえます。

2. 医事課と医療事務

1 医事課の業務

1）医療事務と医事課

医療機関では，初めての患者が来院すると，医事職員などが患者が持参した**被保険者証（保険証）**等を確認し，**診療録（カルテ）**を作成します。医師は，患者の症状を聞いて，診察をし，必要に応じて検査，X線撮影，診断を行い，また，薬剤投与のための処方を行います。診察が終わると，最後に，医療事務職員が**診療報酬**の点数算定，一部負担額の請求収納を行います。

こうした一連の行為のなかの診療録の作成や診療報酬の算定といった事務的作業を「医療事務」といい，それを担当する部門が「医事課」です。これらは，患者に接する第一線業務であり，医師と患者を結びつけるパイプ役的な業務

だといえます。

2）医事課の組織と業務内容

医事課の組織と業務内容は，**図表1-4**に示すとおりです。

主な仕事としては，①外来業務，②入退院業務，③保険請求業務，④一部負担金・未収金管理，⑤統計業務——などがあります。

そのほか，診療や患者に関係した事務で，他部門に属さないものが数多くあり，それらの業務も受けもつことになります。

医療事務が担う業務の範囲は，今日，ますま

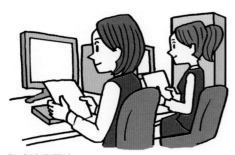
▲保険請求業務

図表1-4　医事課の組織とその業務（概図）

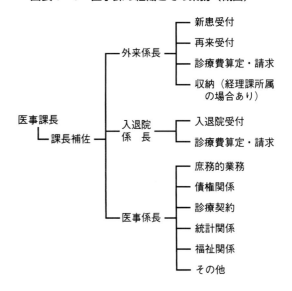

17

す拡大する傾向にあり，組織的には分散から中央化が図られ，部内では分業化，専門化が進んでいます。また，専門性の確保，業務の合理化などから，業務の委託も拡大しています。

(1) 外来業務

患者受付・案内，診療費の算定と収納，診療録の管理，外来予約等に関すること。

(2) 入退院業務

入院手続き，退院手続き，病床管理，診療費の算定と収納，入院予約，案内等に関すること。

(3) 保険請求業務

診療報酬明細書の作成と集計，調定業務（保険者負担の診療報酬額の確定）。

(4) 一部負担金・未収金管理

患者の一部負担金，保険者負担（支払基金，国保連合会等），徴収不能金の処理。

(5) 統計業務

資料の作成，分析，報告。

(6) その他の医事業務

業務の企画改善，文書管理，福祉事務管理，医事渉外，電算機の保守管理，他部門への協力と調整および連絡，医療相談，病診連携，保健予防活動──など。

② 医療事務に必要な基礎知識

1) 基本姿勢

医療保険制度の改変や，福祉政策の拡大などによって，医療事務の業務は複雑化・細分化の傾向にあり，ますます深い知識が要求されるようになっています。こうしたなかで，医療事務の業務に精通し，迅速に処理できるだけの知識を習得するには，それ相当の努力と時間を要します。

また，職員各自の業務を集約化して医事業務が成り立っている以上，職員が互いの業務を理解し協調していく必要もあります。

このような見地からみると，医療事務に携わる職員には，次のような知識と心構えが必要だといえます。
(1) 病院の性格，成り立ち，組織機構，就業規則などの諸規則を十分に理解しておくこと。
(2) 事務員としての一般的な心構えのほか，病院職員としての使命を十分に自覚すること。
(3) 病院の使命は患者により良い医療サービスを提供するところにあることを常に心にとめておくこと。
(4) 病院の機能を十分に発揮させるためには，各部門，各職種の業務内容をよく理解するとともに，職員間の相互理解と協調が必要であ

ること。

(5) 医療事務に必要な基本知識と技能を，常日頃から修得するよう努めること。

(6) 業務上知り得た患者の健康上，私生活上の秘密などを守ることが求められます。

　医師，歯科医師，薬剤師，助産師は刑法（第134条，秘密漏示）で，保健師・看護師や診療放射線技師などの職種の者はそれぞれの身分法で，守秘義務規定および罰則が設けられています。

　一方，医療事務職員および医療に関わる一部の職種については，特に法律による守秘義務規定や罰則はありませんが，同じ医療に携わる者として，医師等と同じような取扱いをしなければなりません。退職後においても同様で，患者の秘密の事項を漏らしてはなりません。

　また，個人情報保護法では，個人情報の不正利用の防止，個人の権益を保護するために，個人情報を利用する事業者に適正な手続きで情報を取り扱うよう義務を課しています。従って，これらをよく心得たうえで，適切な対応をとることが求められます。

2）医療事務職員として

　医療事務員としては，さきに述べた一般的な知識のほかに，医療事務の目的や業務内容について十分理解するとともに，次のような基本知識が必要です。

キーワード

処方箋：医師が診察を行った結果，薬物療法が必要と判断した場合に，患者に対して交付する薬剤処方のための指示書のことです。それに基づいて薬剤師が調剤します。

　処方箋には，薬品名，分量，用法・用量，患者への指示事項，発行年月日，使用期間など所定事項を記入し，医師の署名または記名押印が必要です。処方箋を交付できるのは医師だけであり，これを医師の処方権と言います。

オーダーエントリーシステム：医療従事者がそれぞれの部署で発生した注文データを直接入力（**発生源入力方式**）する病院情報システムのことです。データを迅速かつ正確に伝達でき，蓄積されたデータの統計処理を行うなど幅広く活用できます。また，請求漏れの防止などにも有効です。

図表1-5　病院での伝票・オーダーの流れ

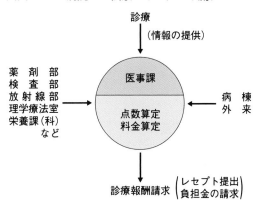

(1)　診療報酬の算定（診療行為の料金化）

　診療報酬の算定とは，医師を中心とした診療部門の職員が行った診療行為を，診療報酬点数表に基づいて総合的に料金化する業務のことを言います。

　かつて医事会計システムが導入される前までは，診療録（カルテ）に記載されている診療行為の収益情報，または，診療部門（医師）から発行される会計伝票（外来指示票）・**処方箋**・検査指示票（会計用）・放射線照射指示票（会計用）などを見ながら，診療報酬点数表や薬価基準の早見表（虎の巻）に基づいて電卓・そろばんを利用して診療報酬の算定を行っていました。

　現在の診療報酬算定のほとんどは，医事会計システムを利用して行われています。診療部門から発行される各種指示票や診察現場で行う処置・注射等の伝票を利用して，医事会計システムの端末機から診療行為の収益情報を医事課職員が入力するか，または，**オーダーエントリーシステム**により診療行為の収益情報を自動的に医事会計システムに取り込むことで，医事課職員による入力作業をせずに，診療報酬の算定を行っています（**図表1-5**）。

　この診療報酬の算定は医事課の業務のなかで最も重要な業務ですが，最近では，上述したように診療報酬の算定にコンピュータシステムが導入されたため，医事課職員が診療報酬点数表を見ることが極端に少なくなっていると思われます。

　しかし，医事会計システムが導入されていたとしても，診療報酬の算定は診療報酬点数表お

よび点数算定に係る関係通知等が基本となります。また，医事会計システムだけでは対応できないケースもまだまだ多いので，診療報酬点数表等や「保険医療機関及び保険医療養担当規則」などの基本的な知識や最低限の医療知識を修得する必要があります。

(2) 保険請求業務

1月に一度，1カ月分の診療行為をすべてまとめ，医療費を請求するのが保険請求業務です。

患者は診察のあとに窓口で負担金の支払いをしますが，それはあくまで「医療費の患者自己負担金」のみで，残りは患者が加入している保険者が支払うことになっています。そのため，医療機関では，診療報酬を算定し，**診療報酬明細書（レセプト）**を作成して，審査支払機関を通して保険者への請求を行います。

具体的には，「診療報酬請求書等の記載要領等について」の定めに従って患者ごとに診療報酬明細書を作成し，そのうえですべての診療報酬明細書の枚数，請求点数などを集計して診療報酬請求書を作成します。

作成した診療報酬請求書および診療報酬明細書を審査支払機関に提出して保険者に診療報酬を請求します。

現在，保険請求業務は，診療報酬明細書・診療報酬請求書の作成はコンピュータを利用し，診療報酬請求書等の提出は，電気通信回線を使って病院から審査支払機関に診療報酬請求書等の記載内容を電子情報として送信することになっています（インターネットの利用など）。

実際の，保険請求業務のイメージはわかりづらいでしょうが，診療報酬請求書・診療報酬明細書はルールに従って正しく作成し，提出しなければなりませんので，医療事務職員は診療報酬点数表・点数算定に係る関係通知，診療報酬請求書等の記載要領，審査支払機関の審査等について正しく理解・修得しなければなりません。

キーワード

診療報酬明細書（レセプト）：診療報酬を請求する際に，患者ごとの診療行為や薬剤・医療材料などの各点数を記載し，合計点数を計算して月ごとにまとめたもののことです。

(3) 医療保険などに関する知識

健康保険法をはじめとする各種**医療保険制度**，公費負担制度，保険診療や診療費の請求などに関する諸法律・規則・通知，医療事務の処理に関係する諸規則・通知について幅広い知識が要求されます。

(4) 経営資料となる医事統計

医事課が主たる業務としている受付や診療報酬の算定・保険請求業務にはさまざまな情報があります。

例えば医事統計の鍵になるものとして，患者の基本情報には男女・年齢・住所・健康保険証の種類など，患者の受付関連では，外来の場合は新患患者・再来患者・救急車での搬送患者・他院からの紹介・時間外の受付・受診，診療科など，入院では新入院・再入院・退院・転棟・転科・紹介入院・入院診療科など，診療報酬の算定・保険請求業務では患者が受けた診療行為およびその回数・数量，管掌別診療報酬・診療科別診療報酬など，さまざまな情報が多岐にわたって存在しています。

これらの情報は，保健所などの公的機関や病院団体等に報告する入院外来別患者数・診療科別患者数などに利用したり，病院内の経営管理資料として現状と過去との比較や今後の動向を推測したりする資料に利用します。例えば，1日の平均患者数・新患患者の割合・病床利用率・平均在院日数，患者1人1日当たり平均診療額などを算出するとともに，これらを入院外来別・診療科別などに分析したり，そのほか病院の職員数や経費と対比するなど患者統計，収益統計，収益費用統計，財務分析を行い経営管

キーワード

医療保険制度：被保険者やその扶養家族に業務外の疾病・負傷または出産などの事態が発生したとき，その医療費や傷病手当金・出産手当金などの保険給付を行う制度のことです（p.40,41参照）。医療保険にはサラリーマン・公務員などの被用者を対象とする**職域保険**（健康保険法）と自営業者・農水林山業など被用者以外の一般国民を対象とする**地域保険**（国民健康保険法），75歳以上を対象とする後期高齢者医療制度（高齢者医療確保法）があります。

1章　医療機関と医療事務

1章
医療事務と
医療機関

病院等
医事課
窓口
個情報
説明
パス

理資料とします。

　また，この自院の経営管理資料は他病院や他団体，公的機関が発表する資料と比較することにより，自院との違いを知り今後の病院経営の参考とすることもできます。

　医事統計の作成にあたっては，それぞれの統計の趣旨をよく理解して正しく作成し，表やグラフなどを利用して見やすいものとすることが必要です。

(5)　患者サービス

　医療機関で提供されるサービスには，診察，看護，検査などの医療従事者みずからが提供する医療の本質ともいえる専門技術的なサービスから，病室，待合室などの構造設備といった院内環境や情報提供といったサービスまで幅広くあります。

　医療事務における受付や案内は，患者が最初に接する場所であり，患者が親しみを感じ，不安感がやわらぐように心がける必要があります。その接遇いかんによって，医療機関に対する評価が決まるといわれるほど大切な業務ですから，窓口に立つ職員は，「病院の顔」であるという意識をもっておきましょう。

　とくに，言葉づかい，態度，服装などに十分注意するとともに，受付や会計窓口などでの待ち時間の短縮を図るなど，患者やその家族の精神的苦痛を軽減し，患者のニーズにあった積極的な対応が求められます。

3．医事課の窓口業務ダイジェスト

① 外来業務の ABC

初診患者受付（一般例）

①診療申込書と問診票の受付
＊患者が自分で記入し，窓口に提出します。

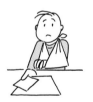

②診療科の選択
＊患者が申込書に印を付けた希望診療科を確認し，症状を訊き，そのうえで診療科を選択します。疾患と診療科の関係をしっかりと把握しておくことが必要です。

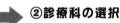

③受給資格の確認
＊被保険者証で確認します。
〔オンライン資格確認（マイナンバーカードの保険証利用）〕

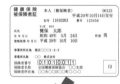

⑥診察券の発行

⑤診療録（カルテ）の作成
＊氏名や保険者番号等，患者の基本情報部分の記載・入力です。

④新患者登録
＊被保険者証と診療申込書から，患者情報と保険情報を入力します。
＊これにより，以下⑤～⑦が自動発行されるシステムが多いようです。

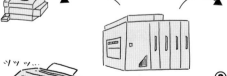

⑧受診科の案内

⑨診療録・伝票を各科に搬送
＊初診に限り患者が自ら搬送することもあります。

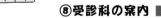
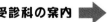

⑦外来基本伝票の発行
＊外来基本伝票とは，日常的な診療行為をあらかじめ印刷してある伝票です。外来指示票とも呼ばれます。各診療科で作成する場合もあります。

(1) 診療申込書の受付

診療申込書は，受診の意思表示として患者自身で記入してもらいます。また，患者の氏名・住所・生年月日等が被保険者証と違う場合もあるので，その確認の意味もあります。

(2) 診療科の選択

一般的には，患者本人が診療申込書の受診希望科欄を〇で囲む方法を採っています。また，症状だけでは一概に診療科が判断できないケースなどに対応するために，案内窓口に看護師長などが配置されていて，相談に応じる体制をとっているところも多いようです。

(3) 受給資格の確認

患者が，病院等で保険診療（治療）すなわち療養の給付を受けようとするときは，健康保険法に定める電子資格確認または被保険者証などにより被保険者であることの確認を受け，療養

の給付を受けることになっています。

また，健康保険法などの医療保険のほかに，公的扶助，社会福祉，公衆衛生等における公的負担医療制度があり，国または地方自治体が行う医療制度において交付する受療証，認定証，証明証を電子資格確認・被保険者証と併せて確認しなければなりません。

受給資格の確認をするとともに，診療内容を記録する診療録（カルテ）を作成しなければなりませんが，診療録には被保険者証に記載されている受診者の名前や生年月日および記号・番号等の資格情報を記入し，作成しなければなりません。

また，記入した記号・番号等は，医療費（診療報酬）を保険者に請求するときに必要な情報であるため，誤りがないように記入し，必ず再確認しましょう。

※詳しくは，第4章外来業務，1．新患受付，④受給資格の確認を参照

再診患者受付（一般例）

〈自動受付機がある場合〉

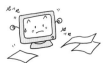

①自動受付機で受付
＊診察券を投入し，受診科を選択すると，受診票が発行されます

＊受付内容が医事課コンピュータに転送され，外来基本伝票が自動的に発行されます。

②診療録の抽出
＊外来基本伝票を見ながら行います。

③受給資格の確認
＊月に一度程度は被保険者証を提示してもらいます。
（オンライン資格確認）
＊確認日は診療録・コンピュータ等に記録します。

〈自動受付機がない場合〉

①診察券を投入
＊中央受付または各科受付に診察券受付箱が設置されています。

②診療録の抽出と外来基本伝票の作成
＊診察券を見ながら行います。

シッカリ！

④患者登録の変更処理
＊カルテの資格関係も訂正します。

➡ **⑤各科受付を案内**（中央受付の場合）➡ **⑥診療録・伝票を各科に搬送**

内科

1章　医療機関と医療事務

1章
医療機関と
医療事務

病院等
医事課
窓口
個情報
説明
パス

(4) 被保険者証関連の注意事項

①**任意継続被保険者**：退職後も被用者保険を継続したい場合は，被保険者の期間が継続して2カ月以上あった者で，退職後20日以内に手続きをすれば，資格喪失後2年間は「任意継続被保険者」になれます。ただし，2022年1月からは，任意継続被保険者の任意脱退を一定の手続により認めることとなりました。

②**国民健康保険の「被保険者資格証明書」**：国保や後期高齢者医療制度では保険料滞納世帯に対し保険証の返還を求め，保険証の代わりに「被保険者資格証明書」を交付することがあります。患者がこれにより受診した場合，医療機関では医療費の全額を患者から受領します。保険料納入後，保険者から患者に対して医療費が現金給付されます。

③**被保険者証等を持たずに受診した場合**：初診患者が被保険者証等を持たずに来院した場合は，保険扱いにして後日被保険者証を確認する方法や，当日は自費扱いとし約束日までに被保険者証を提出してもらって初診までさかのぼって保険扱いとする方法，保険扱いをせず自費扱いとする方法〔患者が直接保険者に申請し，後日保険給付分が償還払い（**現金給付**）となる〕——等が考えられます。

(5) 新患者登録

被保険者証，診療申込書を見ながら以下の基本情報をコンピュータの患者データベースに登録します。

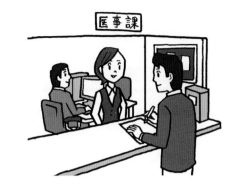

①**患者属性情報**：患者登録番号，氏名，性別，生年月日，住所など。

②**保険情報**：保険者名，記号・番号，本人・家族の別，被保険者証や各種医療券等の有効期限，公費負担医療の場合は公費負担者番号・受給者番号など。

(6) 診療録の作成

新患者登録を行うと同時に，患者の基本情報部分が印字された診療録の表紙や診察券・外来基本伝票などを自動発行させます。

(7) 診察券の発行

新患者登録と同時に診察券を自動発行させます。患者は，再来時に診察券を受付の受診箱に投入，または再来自動受付機に差し込んで受診する診療科を選択し，受診の順番を待ちます。

(8) 外来基本伝票（外来指示票）の発行

外来部門で行う日常的な注射，検査，処置，手術などの項目があらかじめ印刷された伝票のことを「外来基本伝票」，「外来指示票」などといっています。医師はこれに実際に行った診療行為をチェックして情報を医事部門に伝達します。この内容は診療行為を診療報酬として算定する際に使用されます。なお，オーダーエントリーシステムを導入している場合は伝票等にチェックする必要はなく，医師がコンピュータの端末を操作して診療行為を直接入力します。

(9) 各科外来受付

診療録を各科で保管している医療機関では，再診患者に対する一連の窓口業務を「各科外来受付」で行うことが多いようです。

キーワード

レセプトコンピュータ：レセコン。診療報酬請求・明細書を作成するための専用コンピュータ。一般には，大型コンピュータによる医事会計システムをパソコンレベルにダウンサイジングしたものです。近年は，電子カルテ・DPCなどに対応できるものが主流となっています。

一部負担金：医療保険各法の加入者である患者が医療機関で支払う額のことです。その負担割合は，義務教育就学前の者が2割，一般が3割，70～74歳は2割（現役並み所得者は3割），75歳以上は1割〔現役並み所得者は3割，一定以上の所得がある者（現役並み所得者除く）2割〕となっています（p.40，41参照）。

入院受付（一般例）

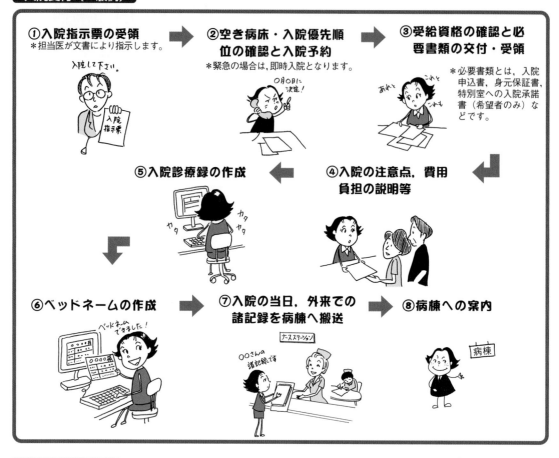

①入院指示票の受領
＊担当医が文書により指示します。

②空き病床・入院優先順位の確認と入院予約
＊緊急の場合は，即時入院となります。

③受給資格の確認と必要書類の交付・受領
＊必要書類とは，入院申込書，身元保証書，特別室への入院承諾書（希望者のみ）などです。

⑤入院診療録の作成

④入院の注意点，費用負担の説明等

⑥ベッドネームの作成

⑦入院の当日，外来での諸記録を病棟へ搬送

⑧病棟への案内

（1） 入院指示

入院は担当医が医師の裁量権と患者の同意に基づいて決定します。入院が単なる疲労回復や，通院の不便といった理由である場合は保険給付が認められません。

（2） 入院受付

入院する際に必要な書類には，入院申込書，支払連帯保証書，患者の希望による特別室への入院承諾書——等があります。これらの交付と受領，病棟への案内が主な業務です。また病院外からの患者にかかわる照会への対応や，面会の案内も行います。

（3） 入院の予約

入院予約整理簿に登録して予約状況を管理し

ます。入院優先順は担当医や病床管理担当者，患者と連絡を取りあいながら決定し，入院日を決めます。緊急入院や予約の取り消しがあった場合は，入院予約整理簿の変更が必要になります。入院日が決まったら，患者，主治医，病棟，寝具係等に連絡を入れます。

（4） 受給資格の確認

入院時における受給資格の確認は，「第4章 外来業務，1．新患受付，④受給資格（被保険者証など）の確認」と同じ取扱いです。

特に入院の場合，受診者にかかった医療費（診療報酬）は，保険医療機関が診療報酬明細書（レセプト）を用いて保険者に請求しますが，そのレセプトに誤った記号・番号等を記載すると，保険者から審査支払機関を通じて受給資格

1章　医療機関と医療事務

1章
医療機関と
医療事務

病院等
医事課
窓口
個情報
説明
パス

退院受付（一般例）

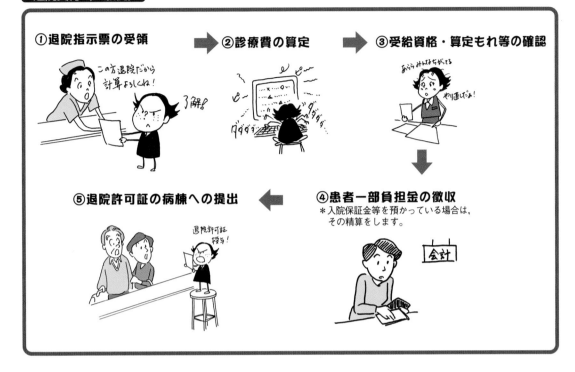

①退院指示票の受領
この方退院だから計算よろしくね！
了解！

②診療費の算定

③受給資格・算定もれ等の確認
あらみんなはちがてる
やり直しだぞ！

⑤退院許可証の病棟への提出
退院許可証渡与！

④患者一部負担金の徴収
＊入院保証金等を預かっている場合は，その精算をします。
会計

がないとして，レセプトが返戻され，高額な入院医療費の入金が遅れたり，入金しないこともあり，病院経営の資金計画にも影響します。

また，レセプトの再請求のための事務手数も多大となるので，しっかりと受給資格を確認する必要があります。

(5) 費用負担の説明

患者は，診療経過や入院期間，診療費のことについて不安を抱えていることが多いので，入院診療費および室料差額などの概算額や1カ月当たりの請求回数，納入期限および納入方法について詳しく説明することが大切です。

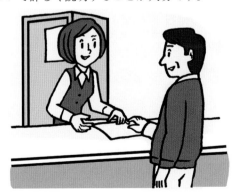

とくに，特別室への入院に関しては，説明が不十分であったために，室料差額の支払いをめぐってトラブルが生じることもあります。料金については詳しく説明し，必ず文書で患者側の同意と確認を取っておくことが必要です。

なお，特別室のベッド数や料金については医療機関内の見やすい場所に掲示することが義務づけられています。

(6) 入院診療録の作成と関係書類の病棟への搬送

入院の診療録は外来の診療録と区別しますので，患者が入院する場合には改めて入院用診療録を作成します。

また，外来での諸記録は入院診療の参考とするので，外来診療録，検査記録，レントゲンフ

> ### キーワード
>
> **減免措置**：低所得者等を対象とした患者負担の軽減。例えば，入院時食事療養・入院時生活療養の患者負担（標準負担額）の場合，患者自身があらかじめ申請手続きをして「標準負担額減額認定証」を得ることにより，1日当たりの負担が少なくなります。

ィルムなどの関係書類は，取り揃えて病棟へ搬送しなくてはなりません。その関係書類は，外来から入院受付を経由して病棟に行くシステムもあれば，外来から直接病棟へ流れるシステムもあり，医療機関ごとに異なります。

(7) 病棟への案内

入院手続きが完了した患者には，入院する病棟名や部屋の位置等について説明し，病室に案内します。案内する担当者は，医事課の入院受付係や看護師などです。

病室に行く途中では，公衆電話・売店・喫茶店などの院内施設の案内を行い，病室では，洗面所の場所・緊急時の避難方法などを説明します。また，入院生活上注意すべきことの説明も必要です。

緊急入院患者，重症患者の場合は案内途中の事故を防ぐため，看護師や医師が付き添います。緊急重症でない場合であっても歩行での入院が困難なときは，車椅子・ストレッチャー（車付きの担架）で案内することがあり，また入院時の携帯品もあるので，職員が運搬するなど患者への心配りも必要です。

(8) 退院手続き

主治医が文書（退院指示票）により退院の指示をします。退院は，入院のときと同様，主治医の裁量で決められます。

この指示票は病棟責任者から入院料計算係，病床管理者，栄養課，寝具係，病歴係など関係先へ伝達されます。

入院料計算係は，退院日までの診療費の精算を行います。この際，退院の前日または当日の伝票が遅れ，請求もれになるケースがあるので注意が必要です。医療機関によっては，退院当日の診療内容が記入された伝票を利用して算定しています。

会計の準備が整ったら，病棟へ連絡し，患者またはその家族に窓口まで来てもらい，診療費の精算を行います。

会計が終了したら，領収書と一緒に退院許可証を患者に渡します。患者が，この退院許可証を病棟に提出すれば退院手続きが終了します。

③ 会計業務の ABC

会計窓口での業務の流れ（一般例）

①会計（患者負担金）のあり・なしを判断

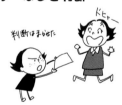

②診療報酬の算定
＊一般的な「診療会計入力画面」の操作手順は，①患者のID番号，②診療科，③伝票種別番号，④入力コード番号（伝票項目番号，記号コード，数字コード），⑤回数──などを入力するというものです。

④一部負担金等の徴収と領収書の発行

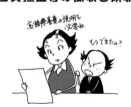

③請求書の発行
＊必要に応じて，高額療養費・公費負担医療制度等の案内をします。

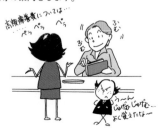

（⑤未収金の管理）
＊発生防止対策，電話や文書等による督促，未収金台帳への記載をします。

1章　医療機関と医療事務

1章
医療機関と
医療事務

病院等
医事課
窓口
個情報
説明
パス

(1)　診療内容の入力と診療報酬の算定

①外来の場合

　外来診療が終わった患者は，受診した診療科の受付で会計用伝票（実施した診療行為を記載したもの）を受けとり，医事課の会計窓口に提出します。医事職員は，外来基本伝票，処方箋，検査伝票といった会計用伝票を見ながら診療内容をコンピュータ（**レセプトコンピュータ**）に入力して診療報酬の算定と一部負担金の算定を行います。最近では，オーダーエントリーシステムを導入している医療機関も多くありますが，その場合は会計用伝票を別に発行する必要がありません。医師が診療行為を端末入力するのと同時に算定に必要な診療行為の情報が医事コンピュータに届くので，医事課では，患者に対し，一部負担金の請求書発行のみ行います。

　診療報酬は算定ルールが非常に複雑ですが，自動算定・自動チェック機能の備わったコンピュータでの算定であるため，算定ルールを特別意識せずにデータ入力を行っても，加算点数も含めて自動算定できるようになっています。

②入院の場合

　診療報酬の入力・算定方法は外来とほぼ同じです。入院診療費の請求書の発行は，一定期間ごと（たとえば10日ごと）に行い，患者から**一部負担金**等を徴収します。

(2)　請求書の発行

　一般的には，請求書と領収書を兼ねる様式になっています。医療機関によっては，外来の領収書と入院の領収書を別々にしたり，色別にしたりするところもあります。なお，**一部負担金は四捨五入の端数処理**（5円未満は切り捨て，5円以上は10円に切り上げ）（健康保険法第75条）を行います。

(3)　一部負担金等の徴収

　患者が窓口で支払う負担金は，
①医療保険上の自己負担額
②入院時食事療養に係る標準負担額
③入院時生活療養に係る標準負担額
④保険外併用療養費に係る特別の料金
⑤療養の給付と直接関係がないサービス等の保険外の負担

――などです。高額療養費制度の対象となるケースや医療保険と公費負担医療の併用のケースなどは，一部負担金額の算出の仕方が非常に複雑で，患者からの問い合わせも多いので，十分に理解しておきましょう。

　一部負担金の徴収・支払い方法については，以下のようなケースもあります。

＊**一括後払い**：交通事故など第三者行為による負傷のケースなどで，加害者や保険会社が患者に代わって後日，診療費を支払うことです。

＊**預り金**：被保険者証を所持せず受診したケースなどに，いったん自費扱いとして全額または一定金額を患者から徴収することです。また，入院時に入院保証金として預かり，退院時に清算することもあります。

＊**内払い**：一部負担金が高額になり，所持金で完納できない場合に，一部負担金の一部を支払ってもらうことです。期日を決めて清算してもらいます。

　最近は，一部負担金の徴収にあたり「現金振込機」を導入している医療機関も多くあります。現金振込機は，診察券（磁気カードになっている）を挿入すると請求額が表示され，その請求額を払い込む方法です。また，現金を扱うことなくクレジットカード，デビットカードにより徴収を行う方法が多くの病院で取り入れられています。

(4)　領収証の発行

　平成18年（2006年）4月，保険医療機関及び保険医療養担当規則等の改正により，医療費の内容のわかる領収証を無償で交付するよう定められ，標準的な様式が示されました（**p.185 図表6-18**）。

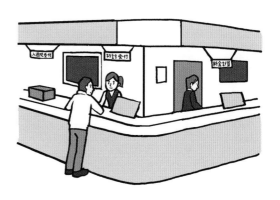

4．個人情報保護法について

1 医療機関における個人情報の扱い

高度な情報通信社会の進展に伴い，個人情報の利用が著しく拡大していることから，個人情報の適切な取扱いについて国および地方公共団体の責務等を明確にし，個人情報を取り扱う医療機関などが守るべき義務等を定めることにより，患者など個人の権利利益を保護することを目的として「個人情報の保護に関する法律」〔平成15年（2003年）法律第57号。以下「個人情報保護法」という〕が制定され，平成17年4月から施行されました（平成27年法律第65号改正・平成29年5月30日全面施行）。

この背景には，ＩＴ化が進み，個人情報を含む情報の利用が高度化するなかで，利便性は高まったものの同時に情報漏洩事件が多発するなど，個人情報の不正利用，情報漏洩リスクによる不安も拡大しており，それらを回避することが強く求められていることがあります。

この法の特徴は個人の権利およびその保護を目的とするのではなく，個人情報の不正利用の防止，個人の権益を保護するために個人情報を利用する事業者に義務を課し，適正な手続きを行わせるというものです。

したがって，この法律の対象者は国等を除き，個人情報取扱事業者と定義された者であり，そこで働く従業者は直接の対象とされません。

個人情報取扱事業者の義務については，「個人情報保護法」第4章第1節（第15条～第35条）に明示されており，その概要は，**図表1-6**のとおりです。

図表1-6　**個人情報取扱事業者の義務の概要**（個人情報保護法より）

	主な義務	概　要
利用・取得	利用目的の特定（法第15条）	・個人情報を取り扱うに当たっては，その利用目的をできる限り特定しなければならない。
	利用目的による制限（法第16条）	・特定された利用目的の達成に必要な範囲を超えて，個人情報を取り扱ってはならない。
	適正な取得（法第17条）	・偽りその他不正の手段により個人情報を取得してはならない
	取得に際しての利用目的の通知等（法第18条）	・個人情報を取得した場合は，あらかじめその利用目的を公表している場合を除き，速やかに，その利用目的を，本人に通知し，又は公表しなければならない ・本人から直接書面に記載された当該本人の個人情報を取得する場合は，あらかじめ本人に対し，その利用目的を明示しなければならない。
安全管理	安全管理措置（法第20条）	・個人データの漏洩等の防止等の安全管理のために必要かつ適切な措置を講じなければならない。
	従業者の監督（法第21条）	・個人データを取扱わせる従業者に対し必要かつ適切な監督を行わなければならない。
	委託先の監督（法第22条）	・個人データの取扱いの委託先に対し必要かつ適切な監督を行わなければならない。
第三者提供	第三者提供の制限（法第23条）	・あらかじめ本人の同意を得ないで，個人データを第三者に提供してはならない。（ただし，個人データの取扱いを委託する場合等を除く。）
開示請求等への対応	保有個人データに関する事項の公表等（法第27条）	・保有個人データの利用目的，開示等に応じる手続きについて，本人の知り得る状態に置かなければならない。
	開示（法第28条）	・本人から求められた場合には，保有個人データの開示・訂正・利用停止等を行わなければならない。
	訂正等（法第29条）	
	利用停止等（法第30条）	
罰則	罰則（法第83条）	・不正な利益を得る目的で個人情報を盗むなどした者に対しては，従業者や元従業者も含め刑事罰が科されます。

医療，介護関係事業者における個人情報の適切な取扱い（抜粋）

《ガイダンス》

個人情報保護法は，様々な業種に適用されますが，この法律が国会で成立する際の付帯決議において，金融・信用・情報通信と並んで，医療分野は「特に適正な取扱いの厳格な実施を確保する必要がある分野」と位置付けられています。このことから，「医療・介護関係事業者における個人情報の適切な取扱いのためのガイダンス」が厚生労働省（個人情報保護委員会）において作成されました。

《医療・介護関係事業者の範囲》

ガイダンスが対象としている事業者の範囲は，①病院，診療所，薬局などの患者に直接医療を提供する事業者の医療機関等，②介護保険法に規定する居宅サービス事業，老人福祉法に規定する老人福祉施設を経営する事業などを行う者の介護関係事業者です。なお，個人情報に関する他の法律や条令が適用される国，地方公共団体，独立行政法人等が設置するものについても，医療・介護分野における個人情報保護の精神は同一であることから，これらの事業者も医療・介護関係のガイダンスに十分に配慮することが望ましいとされています。

《医療機関の義務等》

1）利用目的の特定等

個人情報を取り扱う場合は，その利用目的をできる限り特定することが必要です。

（1）利用目的の特定・制限

医療機関が医療を希望する患者から個人情報を取得する場合，その個人情報を患者に対する医療サービスの提供，診療報酬請求事務，入退院等の病棟管理などで利用することは患者にとって明らかと考えられますが，これら以外で個人情報を利用する場合は，患者にとって必ずしも明らかな利用目的とは言えないので，個人情報を取得するにあたり，その利用目的を院内掲示，ホームページへの掲示等の方法で広く公表しておくことが必要です。

（2）利用目的による制限の例外

医療機関は，あらかじめ本人の同意を得ないで特定された利用目的の範囲を超えて個人情報を取り扱ってはいけませんが，次の場合は本人の同意を得る必要はありません。

* **法令に基づく場合**

（例）・医療法に基づく立入検査，介護保険法に基づいて不正受給者に係る市町村への通知，児童虐待の防止等に関する法律に基づく児童虐待に係る通告など

* **人の生命，身体または財産の保護のために必要がある場合であって，本人の同意を得ることが困難な場合**

（例）・意識不明で身元不明の患者のことで関係機関へ照会する場合
・意識不明の患者の病状などを家族等に説明する場合

* **公衆衛生の向上または児童の健全な育成の推進のために特に必要がある場合で本人の同意を得ることが困難な場合**

（例）・健康増進法に基づく地域がん登録事業による国等への情報提供
・医療安全の向上のため，院内で発生した医療事故等に関する国等への情報提供（氏名等の情報が含まれる場合）

* **国の機関等が法令の定める事務を遂行することに対して協力する必要がある場合であって，本人の同意を得ることにより，その事務の遂行に支障を及ぼす恐れがあるとき**

（例）・統計法第2条第7項の規定に定める一般統計調査に協力する場合
・災害発生時に警察が負傷者の住所，氏名や傷の程度等を照会する場合等，公共の安全と秩序の維持の観点から照会する場合

2）利用目的の通知等

個人情報を取得した場合は，あらかじめその利用目的を公表している場合を除き，速やかに，その利用目的を本人に通知，または公表しなければならないことになっています。

個人情報の取得の状況からみて利用目的が明らかであると認められる場合など利用目的の通

知等の例外に該当する場合は，通知，公表は必要がないとされています。

・本人に通知・公表することにより本人または第三者の生命・身体・財産等の権利利益を害する恐れがある場合
・本人に通知・公表することにより，個人情報取扱事業者の権利または正当な利益を害する恐れがある場合など

3）個人情報の適正な取得，個人データ内容の正確性の確保

(1) 適正な取得

偽りその他の不正な手段により個人情報を取得してはいけません。

診療等のため必要な過去の受診歴等は，必要な範囲で本人から直接取得するほか，第三者からの提供については，本人の同意を得た者から取得することを原則とすることが必要です。

(2) データ内容の正確性の確保

適正な医療サービスを提供するという利用目的の達成に必要な範囲内において，個人データを正確かつ最新の内容に保つよう務めなければなりません。

個人データを利用する必要がなくなったときは，当該個人データを遅滞なく消却するよう努めなければなりません。

4）安全管理措置，従業者および委託先の監督

(1) 安全管理措置

取扱う個人データの漏洩，減失，毀損の防止，その他の個人データ安全管理のため，その規模，従業者の様態等に応じて必要かつ適切な措置を講じなければならないことになっています。

・個人情報保護に関する規程の整備・公表
・個人情報保護推進のための委員会等の設置
・個人データの漏洩等の問題が発生した場合等における報告連絡体制の整備
・従事者に対する教育研修の実施
・その他

(2) 従事者および委託先の監督
【従事者の監督】

・従事者に安全管理措置を守るよう必要かつ適切な監督をしなければならないことになっています。従事者は職員に限らず理事・派遣労働者等も含みます。

【委託先の監督】

・検査や診療報酬請求に係る事務等個人データの取扱いの全部または一部を委託する場合，安全管理措置を守るよう受託者に対し，必要かつ適切な監督をしなければならないことになっています。

【その他】

・受付での呼出，病室における患者の名札の掲示などについては，患者の取り違え防止など業務の実施上で必要と考えられますが，プライバシー保護の観点から，患者の希望に応じて一定の配慮をすることが望ましいとされています。

5）個人データの第三者提供

(1) 第三者提供の制限

医療機関は，第三者提供の例外を除き，あらかじめ患者の同意を得ないで，個人データを第三者に提供してはならないことになっています。

(例)・民間保険会社からの照会，職場からの照会，学校からの照会，マーケティング等を目的とする会社からの照会は患者の同意を得ずに回答してはならない。

(2) 第三者提供の例外

次に該当する場合は患者の同意を得る必要はありません。

＊法令に基づく場合

(例)・医療法に基づく立入検査，介護保険法に基づいて不正受給者に係る市町村への通知，児童虐待の防止等に関する法律に基づく児童虐待に係る通告など

＊人の生命，身体または財産の保護のために必要がある場合であって，本人の同意を得ることが困難な場合

(例)・意識不明で身元不明の患者のことで関係機関に照会する場合
・意識不明の患者の病状などを家族等に説明する場合

＊公衆衛生の向上または児童の健全な育成の

1章　医療機関と医療事務

1章
医療機関と
医療事務

病院等
医事課
窓口
個情報
説明
パス

推進のために特に必要がある場合で本人の同意を得ることが困難な場合

（例）・健康増進法に基づく地域がん登録事業による国等への情報提供

・医療安全の向上のため，院内で発生した医療事故等に関する国等への情報提供（氏名等の情報が含まれる場合）

＊国の機関等が法令の定める事務を遂行することに対して協力する必要がある場合であって，本人の同意を得ることにより，その事務の遂行に支障を及ぼす恐れがあるとき

（例）・統計法第2条第7項の規定に定める一般統計調査に協力する場合

・災害発生時に警察が負傷者の住所，氏名や傷の程度等を照会する場合等，公共の安全と秩序の維持の観点から照会する場合

⑶　患者の同意が得られていると考えられる場合

より適切な医療が提供できるように，必要に応じて他の医療機関と連携をしたり，他の医療機関の医師等に指導・助言等を求めることも日常的に行われます。または患者の傷病の回復等そのものが目的でないが，診療報酬の請求をするなど，第三者への情報提供のうち，患者への医療提供に必要であり，かつ個人情報の利用目的として院内掲示等により明示されている場合は，原則として黙示による同意が得られているものと考えられています。

⑷　第三者に該当しない場合

他の事業者等への情報提供のうち，次のような事例は第三者に該当せず，患者の同意を得ず情報の提供を行うことができます。

・検査等の業務を委託する場合

・日本医療機能評価機構等の外部監査機関への情報提供

6）保有個人データに関する事項の公表等

医療機関は，保有個人データに関し，①医療機関の名称，②保有個人データの利用目的，③保有個人データの利用目的の通知，開示，訂正，利用停止等の手続き方法，利用目的の通知・開示による手数料の額，④苦情の申出先等について，患者の知り得る状態に置かなければないことになっています。

7）患者からの求めによる保有個人データの開示

医療機関は，患者から，患者本人が識別される保有個人データの開示を求められたときは，開示の例外を除き，患者に対し，書面の交付による方法等により，保有個人データを開示しなければならないことになっています。

8）訂正および利用停止

医療機関は，患者から保有個人データの訂正，利用停止，第三者への提供の停止を求められた場合で，他の法令の規定により特別の手続きが定められている場合等を除き，それらの求めが適正であると認められるときは，保有個人データの内容の訂正等を行わなければならないとされています。

5．インフォームド・コンセント

① インフォームド・コンセントとは

　インフォームド・コンセントとは，「正しい情報を得た上での合意」すなわち「医療従事者の十分な説明と患者の理解に基づく同意」と言われています。

　歴史的には，ナチス・ドイツの人体実験への反省から生まれたニュルンベルグ綱領をもとにして，治験へのインフォームド・コンセントの必要性を勧告したヘルシンキ宣言によると言われています。日本では，平成9年（1997年）の医療法改正によって，医師，薬剤師，看護師などの医療従事者は，医療を提供するにあたり適切な説明を行って，医療を受ける者の理解を得るよう努めなければならないという義務がはじめて明記されました。

　かつて医師が一方的に医療を提供するような時代がありましたが，これは，医療はとりわけ専門的な要素が強く，多くが素人である患者は口を差し挟むよりも，黙って医師にすべてを任せて医療を受けることが多かったからだと思われます。

1）説明する側と受ける側

(1) 医療従事者

　医療従事者が説明をする際には，患者の年齢，理解度，心理状態などに配慮して，単に病名や病状，**予後**といったものだけでなく，検査内容，診断結果，治療方針，見通し，投薬内容，代替治療，副作用，費用などをわかりやすく十分に説明することが求められています。

【ポイント】
・十分に時間をとり，検査の目的や内容について丁寧に説明して患者の恐怖感を取り除く。
・医学用語や外来語を用いず，平易な言葉・表現を用いる。
・プライバシーへの配慮のため，診察場所や相談場所を工夫する。
・患者が質問しやすい雰囲気作りを心掛ける。
　　　　　　　　　　　　　　　　　　──など

(2) 患者

　医療を受ける側の患者にとっては，将来の生き方に直接かかわることです。治療や療養の方法について様々な選択肢があり，どのような選択をするかは，あくまで本人の希望と意思なのだという自覚が必要になります。

【ポイント】
・日頃から心身両面の健康や医療について関心をもち，知識を豊かにしておく。
・理解力のある家族と一緒に説明を聞く。また，理解できるまで説明を求める。
・正確な病名や治療期間などを聞き，場合によっては文書による説明を受ける。
・どんな治療方法があるのか，各治療方法ごとの利点・欠点を聞く。
・治療をしない場合はどうなるのかなどを聞く。
　　　　　　　　　　　　　　　　　　──など

2）意思の確認

　説明に十分納得を得て医療従事者の方針を受け入れる場合であっても，逆に拒否する場合であっても，患者の意思は，文書で確認する必要があります。

　患者が未成年者であったり，意思疎通ができない者の場合は，保護者や家族など代理人の同意のもとで治療を行います。また，救急患者で生命の危機に瀕している場合のようにやむを得ない場合には，事前説明を省略し，治療を優先させてから事後速やかに説明をすることになっています。

　そのほか，健康診断や治験の場合でも，インフォームド・コンセントが実施されています。

6. クリニカルパス

1 クリニカルパスとは

　クリニカルパス（クリティカルパスともいいます）とは，病気ごとに，治療，検査，看護ケア，安静などをタテ軸に，タイムスケジュール（日付・時間）をヨコ軸にとって作成された，診療スケジュール表のことです。

　クリニカルパスは，アメリカでメディケア（65歳以上の老齢者保険），メディケイド（低所得者公的保険）が1965年に法制化され，1983年からはメディケアの入院部門に診断群分類／包括支払い方式が導入されました。このため，時機を逸した検査・治療や不適切な治療は経営的にも不利となり，より計画的で適切な医療が求められるようになりました。こうした背景のもと，アメリカにおいて1980年後半からクリニカルパスが少しづつ作成・テストされていき，国際的にも普及してきたと言われています。

　日本では1990年代半ばに導入されはじめ徐々に普及し，クリニカルパスの種類も多く開発されています。特に，DPC制度に参加する病院ではクリニカルパスの採用が急激に多くなってきました。

1）クリニカルパスの種類

　クリニカルパスには，医療スタッフ用と患者さん用があり，共に医療機関の医師，看護師をはじめ医療専門分野のスタッフが検討して作成しています。

(1) 医療スタッフ用

　医療スタッフ用のクリニカルパスには，科学的根拠に基づいた専門的で詳細な内容が記載されており，医療スタッフ間の診療情報の共有化，治療方法や検査方法などのバラつきを防ぎ，不必要な検査や投薬などを減らすこともでき，入院日数の短縮も可能性があり，コスト削減などの効果があります。

(2) 患者さん用

　患者さん用のクリニカルパスには，入院中に受ける手術や検査，食事，入浴など標準的な内容がわかりやすく記載されています。このため，入院から退院までの治療過程，診療内容がわかるので安心感があり，自己管理がしやすくなるなどの効果があります。

　白内障手術を要する入院患者さんを例に挙げて，入院診療計画書（p.34 図表1-7）とクリニカルパス（p.34 図表1-8，9）を示します。

キーワード

医療の標準化：質が高く，ばらつきのない医療を提供するため，個々の疾病の治療行為や医療サービスなどについて標準となる手法や手順，規則を定めること。EBM（根拠に基づく医療）による診療や入退院管理におけるクリティカルパス，病院管理全体の標準化といえる医療機能評価など，様々なレベルで標準化が進められています。

図表1-7　白内障手術予定患者の入院診療計画書

入院診療計画書

（患者氏名）○○　○○　殿

令和○○年○○月○○日

病棟（病室）	○○○病棟
主治医以外の担当者	病棟スタッフ
病名（他に考え得る病名）	左）白内障
病状	視力低下
治療計画	手術
検査内容及び日程	令和○○年○○月○○日　視力　眼圧
手術内容及び日程	令和○○年○○月○○日　超音波乳化吸引術＋人工レンズ挿入術
想定される入院期間	2日間
その他（看護、リハビリテーション等の計画）	転倒、転落の事故防止に十分注意します。

注1）病名等は、現時点で考えられるものであり、今後検査等を進めていくにしたがって変わり得るものである。
注2）入院期間については、現時点で予想されるものである。

（主治医氏名）　○○　○○　印
（立会看護師氏名）　○○　○○

私は、上記の内容の説明を受け、同意し了解しました。

（患者氏名）　○○　○○
※自筆氏名は印不要。ゴム印等を用いて記名する場合は印を加える。

図表1-8　患者さん用クリニカルパス・1泊2日入院白内障手術

○○　○○様

白内障入院（木曜入院）

入院日（手術当日）
- 10:00　入院
- 11:00　服薬指導
- 12:00　術前点眼開始（12:00、12:30、13:00、13:30）
　　　　食前に術衣に着替え
　　　　昼食
- 13:00　点滴
- 13:45　術前診察（眼科外来）診察終了後直接手術室へ
- 14:00～　手術
- 15:30　術後診察（眼科外来）
- 18:00　点眼　ガーゼ交換
　　　　夕食
- 20:00　点眼

退院日（手術翌日）
　　　　起床後点滴、終了後抜針
- 7:30　朝食
- 8:00　点眼　ガーゼ交換
- 8:30　退院前術後診察（眼科外来）
- 9:30　退院前指導
- 10:00　退院

図表1-9　医療スタッフ用クリニカルパス・1泊2日入院白内障手術

バス名称：1泊2日白内障手術（医療スタッフ用）

分類	項目	1日目　手術当日（前）	1日目　手術当日（後）	2日目　バス経過予定日
処方		（先）ミドリンP点眼液（10ml/本）ネオシネジンコーワ5%点眼液（10ml/本）　ソルデム3A 200mL　セフマゾン注射用1g（後）大塚生食注 20mL	セフマゾン注射用1g（後）	セフマゾン注射用1g（後）
チェックポイント		・白内障手術について同意が得られる　・手術に対する不安の表出ができない	・著しい充血・眼脂がない　・著しい眼痛や視力低下がない　・頭痛や合併症がない	・著しい充血・眼脂が得られない　・著しい眼痛や視力低下しない　・合併症がなく、炎症所見が軽快傾向にある
コメント		洗顔可　食事の制限はない　内服継続可（医師の指示に従えば）　手術当日家族付き添い出来なければよい	・術後合併症がない　車椅子にて帰室　術後1時間は床上安静　トイレ歩行可　安静解除後、フリー　食事の制限はない	歩行可　洗顔・洗髪禁止　顔は軽く拭くのみ　顔は拭くのみ（目や周囲周囲は擦らず、圧迫しない）　病棟内フリー　食事の制限はない
観察項目		曜日：体温・脈・血圧測定（自動・準夜）　曜日：眼痛の有無（自動・準夜）　曜日：充血の有無（自動・準夜）　曜日：流涙の有無（自動・準夜）　曜日：頭痛の有無（自動・準夜）　曜日：体温・脈・血圧測定（04:00）	曜日：体温・脈・血圧測定（深夜 日勤）　曜日：眼痛の有無（深夜 日勤）　曜日：充血の有無（深夜 日勤）　曜日：流涙の有無（深夜 日勤）　曜日：頭痛の有無（深夜 日勤）	曜日：体温・脈・血圧測定（深夜 日勤）　曜日：眼痛の有無（深夜 日勤）　曜日：充血の有無（深夜 日勤）　曜日：流涙の有無（深夜 日勤）　曜日：頭痛の有無（深夜 日勤）
看護ケア		曜日：入院オリエンテーション（日勤）　曜日：患者バスを用いての説明（日勤）　曜日：同意書（日勤）　曜日：入院診療計画書（日勤）　曜日：データベース（日勤）　曜日：Ope前チェックリスト（日勤）　曜日：ネームバンド装着（日勤）　曜日：危険因子アセスメント（日勤）　曜日：ナースコール説明（日勤）　曜日：内服薬確認（日勤）　曜日：点眼薬確認（日勤）　曜日：必要時、麻酔前画像作成（日勤）　曜日：術前チェックリスト確認終了（日勤）　曜日：駒シール確認（日勤）　曜日：点眼前の洗顔確認（日勤）　曜日：安静度・洗顔の説明（日勤）　曜日：眼の保護について（13:00 13:30 14:00）　曜日：点眼介助（13:00 13:30 14:00）　曜日：点眼介助（17:00 20:00）　曜日：点眼介助（21:00）		曜日：ネーム（バンド）除去（日勤）　曜日：残薬確認（日勤）

第2章

医療保険制度等

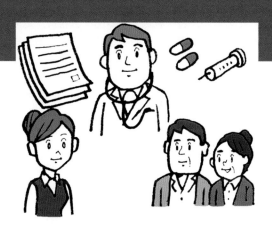

1. 医療保険制度

1 医療保険の概要

日本の医療保険制度は，**職域保険（被用者保険）**といわれる健康保険，船員保険および各種共済組合と，**地域保険**といわれる国民健康保険，また75歳以上の者を対象とした**後期高齢者医療制度**〔平成20年（2008年）4月～〕からなっています。

健康保険は，民間企業に勤める者（被用者）とその家族を対象としています。健康保険は，ある一定数以上の被用者がいる企業ごとまたは同種企業が寄り集まってそこに勤める者で組織する健康保険組合が運営する**組合管掌健康保険**と，それ以外の企業に勤める者を対象として全国健康保険協会が運営する**全国健康保険協会管掌健康保険**とに分けられます。

そのほか，特殊職域である国家公務員，地方公務員などで組織される各種共済組合があります。

一方，国民健康保険は，職域保険のいずれの制度にも加入できない農漁業従事者，自営業者，小規模事業所の被用者などを対象に都道府県が運営するもののほか，医師，薬剤師，土木，建築などの同業者が組織して運営する国民健康保険組合があります。

また，後期高齢者医療制度とは，老人保健制度に代わり平成20年（2008年）4月から施行された「高齢者の医療の確保に関する法律」により定められた制度です。保険者は，都道府県を単位として全市町村が加入する広域連合で，被保険者はすべての75歳以上の高齢者と，65～75歳未満で寝たきり等の申請に基づいて広域連合が認定した人です。

被保険者は75歳に達した日，または寝たきり等の認定を受けた日から，それまで加入していた国民健康保険や健康保険を脱退して，後期高齢者医療制度に移行します。なお，新制度では高齢者にも保険料の負担が科せられます。

いずれにしても，国民のすべてが職域，地域，職種，労働の形態，年齢などによっていずれかの医療保険制度に加入する**国民皆保険**の体制がとられています。

概要を示すと**図表2-1(1)～(3)**，**図表2-2**のとおりです。

図表2-1(1) 医療保険の概要

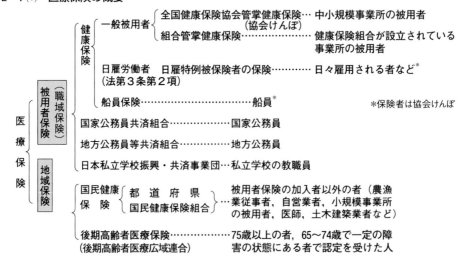

※退職者医療保険制度は平成20年（2008年）4月の医療制度改革（新たな高齢者医療制度に改正）に伴って廃止。ただし，経過措置として平成26年度（2014年度）までの間における退職被保険者が65歳となるまでの間は，制度を存続する。

図表2-1(2)　医療保険制度の概要

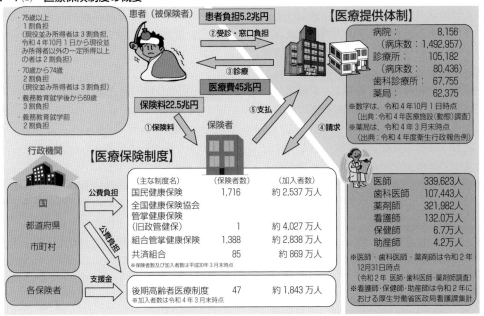

〔厚生労働省ホームページより（一部追記）　2024.2現在〕

図表2-1(3)　医療費の一部負担（自己負担）割合について

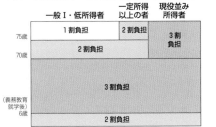

※2024年2月（厚生労働省ホームページより）

2 保険の給付

　健康保険，各種共済組合，国民健康保険などには，保険事故の種別によって傷病に係る給付，出産に係る給付，死亡に係る給付などの保険給付があります（**図表2-3**）。傷病に係る給付に該当するものとして療養の給付，入院時食事療養費，入院時生活療養費，保険外併用療養費，療養費，移送費の支給，高額療養費など，があります〔**p.40〜42　図表2-4(1)，(2)**〕。

　健康保険，共済組合は，被保険者の**業務外の事由**による疾病および負傷について保険給付を行い，国民健康保険は，**業務上外の事由**を区分することなく疾病および負傷に関して保険給付を行うとされています。

　①法人の代表者等は，原則として労働基準法上の労働者に該当しないため，**業務上の傷病**については，労働者災害補償保険法に基づく保険給付が行われず，また，健康保険上の給付対象にもなっていませんでしたが，平成15年（2003年）7月から，被保険者が5人未満である健康保険の適用事業所に所属する法人の代表者等であって，一般の従業員と同じような労務に従事している者については，業務上の傷病に関しても，健康保険による保険給付の対象とすることになりました〔「法人の代表者等に対する健康保険の保険給付について」平成15年7月通知（保発第0701002号）〕。

　②シルバー人材センターの会員等であって副業で行った請負の業務で負傷した場合やインターンシップで負傷した場合には，業務上の事由によるものとして健康保険からの給付が認定されない問題が生じたことを機に見直しが検討されました。働き方が多様化するなか，国民に広く医療を保障するという観点から，副業で行った請負の業務で負傷した場合など，労災保険の給付が受けられない場合は，健康保険の対象とすることになりました〔労働者でない者の業務上の負傷等に係る健康保険と労災保険の適用関係について（平成24年11月5日基労管発1105第1

号）〕。

保険給付における**療養の給付**は，被保険者が疾病または負傷したとき保険医療機関で直接，医療サービスを給付すること，すなわち**現物給付方式**を原則としています。その補完的制度として保険者が療養の給付を行うことが困難であると認めたとき，または保険医療機関以外の医療機関で被保険者が緊急その他やむを得ない理由で，診療，薬剤の支給もしくは手当を受けたときであって保険者がやむを得ないと認めたとき，すなわち自費診療を受けたときに**療養費の支給（現金給付）**が行われます。療養費の支給は患者が保険者に請求することによって行われますが，自費診療を保険診療に当てはめて計算し，一部負担金相当額を控除した額が払い戻される方法です。

療養の給付と療養費の支給とに選択の自由があるものではありませんが，対象となる療養費の支給範囲などは療養の給付などの場合と同じです。

3 保険の給付外となる場合

自由診療（自費）の扱いになる場合としては，次のようなケースが考えられます。

(1) 治療の必要のないもの

給付の対象となる疾病は，社会通念上医師が治療を必要と認める程度の疾病を指し，身体に違和感がなく，日常生活や労務に支障のないものは保険給付の対象とはなりません（p.98 第4章「1．新患受付」⑤参照）。

図表2-2　国民健康保険制度の改革

国民健康保険制度の改革〔平成30年（2018年）4月〕

国民健康保険制度は，国民皆保険の基盤となる仕組みですが，「年齢構成が高く医療水準が高い」「所得水準が低く保険料の負担が重い」など財政基盤が不安定な状況にありました。こうしたことから，従来，市町村ごとに運営している国民健康保険（国保）は，制度の安定化を図るため，平成30年4月から都道府県が財政運営の責任主体として，国保運営の中心的な役割を担う（都道府県単位化）ことになります。

都道府県と市町村の主な役割は，図表のとおりとなっています。

国保の資格管理は，都道府県単位となりますが，資格の取得・喪失の届け出，被保険者証の発行，保険料の徴収などはこれまでどおり市町村が行います。

また，高額療養費の多数回該当（1年のうち月単位で4回以上）について，これまでは同一市町村の国保加入期間での該当回数を対象としていましたが，平成30年4月以降は県内の他市町村へ住所移動した場合であっても，住民票の世帯構成が同じである場合は該当回数を通算することになりました。

図表　国保制度改革の概要（都道府県と市町村の役割分担）

改革の方向性		
1. 運営の在り方 （総論）	○都道府県が，当該都道府県内の市町村とともに，国保の運営を担う ○都道府県が財政運営の責任主体となり，安定的な財政運営や効率的な事業運営の確保等の国保運営に中心的な役割を担い，制度を安定化 ○都道府県が，都道府県内の統一的な運営方針としての国保運営方針を示し，市町村が担う事務の効率化，標準化，広域化を推進	
	都道府県の主な役割	**市町村の主な役割**
2. 財政運営	財政運営の責任主体 ・市町村ごとの国保事業費納付金を決定 ・財政安定化基金の設置・運営	・国保事業費納付金を都道府県に納付
3. 資格管理	国保運営方針に基づき，事務の効率化，標準化，広域化を推進	・地域住民と身近な関係の中，資格を管理 （被保険者証等の発行）
4. 保険料の決定 賦課・徴収	標準的な算定方法等により，市町村ごとの標準保険料率を算定・公表	・標準保険料率等を参考に保険料率を決定 ・個々の事情に応じた賦課・徴収
5. 保険給付	・給付に必要な費用を，全額，市町村に対して支払い ・市町村が行った保険給付の点検	・保険給付の決定 ・個々の事情に応じた窓口負担減免等
6. 保健事業	市町村に対し，必要な助言・支援	・被保険者の特性に応じたきめ細かい保健事業を実施（データヘルス事業等）

（厚生労働省ホームページ会議資料より）

(2) 被保険者の資格がない

わが国では国民皆保険制度が採り入れられており，被保険者の資格がないということは考えられないはずですが，医療機関に勤務していると，現実に資格がない人に会うことがあります。

第1に，会社を退職直後に国民健康保険などへの加入手続きを怠っており，無資格の状況にある者。

第2に，国民健康保険の被保険者であったが，長期間にわたり国保料（税）を納付せず，被保険者の所轄区域内に長期間いなかったため市区町村長の職権によって資格を喪失させられた者などです。

(3) 国民健康保険料の滞納者

特別の事情がないのに，故意に保険料を長期にわたり滞納している世帯主に対する措置として，市区町村は**被保険者証の返還**を求めることができ，そのとき世帯主は市区町村に国民健康保険被保険者証を返還しなければならないことになっています（国民健康保険法第9条第3，5項）。

その代わりに市区町村は**被保険者資格証明書**（様式第1号の3）〔p.100　図表4-4⑻〕を交付することになっています（同法第9条第6項，施行規則第6条第2項）。

この資格証明書では，国民健康保険法第36条第1項による療養の給付（**保険診療扱い**）を受けることができないことになっており，患者が診療を受けようとするときはこの資格証明書を医療機関に提示したうえで，保険診療に準じた診療費の全額（1点／10円の自費）を窓口で支払うことが必要です。

その患者に対しては，患者が滞納している保険料を納付した後に，保険者（市区町村）は患者が支払った診療費のうち，一部負担金に相当する額を控除して払い戻してくれることになっています。

(4) 給付制限によるもの

健康保険法第116条から第120条までの規定により，以下のようなケースに対しては，社会保険の公共性の見地などから保険給付について全

図表2-3　保険給付の種類と内容

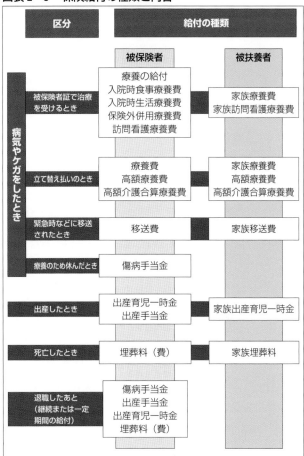

（全国健康保険協会ホームページより）

部または一部を行わないことになっています。

①被保険者が自己の故意の犯罪行為によりまたは故意に事故（病気・ケガ・死亡など）を起こしたときは保険給付をしない（法第116条）

ただし，自殺未遂が精神疾患等に起因する場合は，「故意」には該当せず，保険診療等の対象となる（「自殺未遂による傷病に係る保険給付等について」平成22年5月21日厚労省保険局保険課長等通知）

②被保険者が闘争，泥酔または著しき不行跡により事故を起こしたときは保険給付の全部または一部を給付しないことができる（法第117条）

③被保険者が少年院またはこれに準ずる施設に収容させられている期間，刑事施設や労役場その他これに準ずる施設に拘禁されて

図表 2 - 4(1)　医療保険制度一覧

		健　康　保　険			
		全国健康保険協会管掌健康保険	組合管掌健康保険	日雇特例被保険者保険	船　員　保　険
保　険　者		全国健康保険協会〔日本年金機構(年金事務所)〕	各種健康保険組合(特定健康保険組合)	全国健康保険協会〔日本年金機構(年金事務所)〕	全国健康保険協会〔日本年金機構(年金事務所)〕
対　象		一般被保険者およびその家族	一般被用者およびその家族(特例退職被保険者およびその家族)	日雇労働者およびその家族	船員およびその家族
医療給付	療養の給付(義務教育就学時〜69歳)	7 割			
	家族療養費(義務教育就学時〜69歳)	7 割			
	義務教育就学前まで	8 割			
	高齢者	70〜74歳　(現役並み所得者)：7 割　(現役並み所得者を除く)：8 割			
	入院時食事療養費	「費用の額の算定基準」に定める額から標準負担額を控除した額を給付。標準負担額は 1 食につき490円			
	入院時生活療養費	「費用の額の算定基準」に定める額から標準負担額を控除した額を給付。標準負担額は，一般（1			
	高額療養費	●70歳未満：自己負担額が以下を超える場合，その超える額を支給する。 ■年収約1,160万円以上　252,600円＋(医療費−842,000円)×1 % ■年収約770万〜1,160万円　167,400円＋(医療費−558,000円)×1 % ■年収約370万〜770万円　80,100円＋(医療費−267,000円)×1 % ■年収約370万円以下　57,600円 ■住民税非課税　35,400円 ●70歳以上：自己負担額が以下を超える場合，その超える額を支給する。 ■現役並み所得者　①年収約1,160万円〜　252,600円＋(医療費−842,000円)×1 % ②年収770万円〜1,160万円　167,400円＋(医療費−558,000円)×1 % ③年収370万円〜770万円　80,100円＋(医療費−267,000円)×1 % ■一般所得者　世帯（入院・外来）57,600円，個人（外来のみ）18,000円（年間上限14,4万円） ■低所得者Ⅱ　世帯（入院・外来）24,600円，個人（外来のみ）8,000円 ■低所得者Ⅰ　世帯（入院・外来）15,000円，個人（外来のみ）8,000円			
	本人一部負担金(自己負担額)	療養の給付 3 割（義務教育就学前 2 割） 食事療養・生活療養の標準負担額（上記「入院時食事療養費」「入院時生活療養費」欄参照）			
保険給付	給付期間	治癒するまで		一般療養／給付開始から 1 年以内（結核性疾病は 5 年以内）特別療養費／最長 3 月	治癒するまで
	医療給付の内容	療養の給付，入院時食事・生活療養費，保険外併用療養費，療養費，訪問看護療養費			
	傷病手当金	1 日につき直近12カ月の平均標準報酬月額×1／30×2／3 1 年 6 カ月分		1 日につき最大月間標準賃金日額総額×1／45 6 カ月（特定 1 年 6 カ月）分	1 日につき賃金に賞与を反映した額である標準報酬日額×2／3 3 年
現金給付	出産手当金	1 日につき直近12カ月の平均標準報酬月額×1／30×2／3 分娩日（分娩が分娩予定日後であるときは，分娩予定日）以前42日から分娩後56日まで		1 日につき最大月間標準賃金日額総額×1／45 同左	1 日につき標準報酬日額×2／3 妊娠判明の日から分娩後56日分まで
	休業手当金	———		———	———
	出産育児一時金	額は政令で定める　50万円（産科医療補償制度に加入していない医療機関は48万8000円）			
	家族出産育児一時金	出産育児一時金と同額			
	移送費(家族移送費)	最も経済的な通常の経路及び方法により移送された場合の費用により算定した額の範囲内での			
	埋　葬　料	額は政令で定める　5 万円			
	家族埋葬料	埋葬料と同額　5 万円			
備　考		船員保険，健康保険組合および各種共済組合においては，保険給付について付加給付あり。			

★一定以上所得者の扱いは2022年10月施行。1 カ月の外来医療の本人一部負担金は，2025年 9 月末までは，1 割負担の場合と
★★高額医療・高額介護合算制度：医療と介護の年間の自己負担限度額が設けられ，超過分について，医療保険制度

（2024年4月現在）

共　　済　　組　　合			国　民　健　康　保　険		後期高齢者医療制度
国家公務員共済組合	地方公務員等共済組合	日本私立学校振興・共済事業団	国　民　健　康　保　険		
各省庁等の共済組合 （特定共済組合）	各地方公務員共済組合 （特定共済組合）	日本私立学校振興・共済事業団 （私立学校教職員共済法） （特定共済組合）	都道府県・市町村 各国民健康保険組合		広域連合
国家公務員 およびその家族 〔特例退職組合員 およびその家族〕	地方公務員 およびその家族 〔特例退職組合員 およびその家族〕	私立学校の教職員 およびその家族 〔特例退職組合員 およびその家族〕	被用者保険に加入していない一般住民（農業者・自営業者等）	同業者による国保組合の組合員・従業員およびその家族	75歳以上（65歳以上75歳未満で一定の障害者も含む）
					──
			7割	7割	
					──
					9割 ★ （一定以上所得者は8割） （現役並所得者は7割）
（指定難病等：280円）（低所得者Ⅱ：減額申請前12月以内の入院日数90日まで230円，90日超180円）（低所得者Ⅰ：110円）					同左
日3食）の場合，食費490円＋居住費370円など（p.50参照）。					同左
①世帯合算〔同一月に同一世帯で複数の負担（70歳未満では各21,000円以上の負担に限る）が生じた場合は，これを合算して世帯単位で高額療養費を支給〕 ②多数回該当世帯の負担軽減（前12カ月間に高額療養費の支給が4回以上になった時には，4回目以降の自己負担額は一般4万4400円，年収770万～1,160万円の場合93,000円，年収約1,160万円～の場合140,100円にする等） ③長期高額疾病患者の負担軽減（血友病，血液凝固因子製剤に起因するHIV感染症，人工透析を行う慢性腎不全の患者については自己負担限度額は1万円。人工透析を要する上位所得者は2万円）等 ④「限度額適用認定証」等を提示した場合，窓口での支払いは，高額療養費制度の自己負担限度額を上限とする（高額療養費の現物給付）。 ⑤高額医療費・高額介護合算制度：医療と介護の年間の自己負担限度額が設けられ，超過分について，医療保険制度からは高額介護合算費が，介護保険制度からは高額医療合算介護サービス費が払い戻される。					（p.42）
｛自立支援医療：所得に応じて1月当たりの利用者負担額（これに満たない場合1割） 　難病に係る患者負担・小児慢性特定疾病に係る患者負担　各々2割 ｝					1割 ★ （一定以上所得者は2割） （現役並所得者は3割）
治癒するまで			治癒するまで		治癒するまで
同左			同左（ただし，職務上外・通勤災害の区別なし）		健康保険と同様
1日につき 直近12カ月の平均標準報酬月額×1／22×2／3 1年6カ月(特定3年)分	同左	同左			──
1日につき 直近12カ月の平均標準報酬月額×1／22×2／3 分娩日（分娩日が予定日後の場合は分娩予定日）以前42日から分娩後56日まで	同左	同左	（任　意　給　付） ※実施市町村なし		──
1日につき 標準報酬日額×50／100	同左	同左	──		──
（医療機関等への直接支払い制度は2009年10月1日より実施）			条例・規約の定めるところによる（基準額50万円）		──
			──		──
実費（家族移送費も同様）					○
			条例・規約の定めるところによる ※（1～5万円程度が多い）		2～5万円程度
			──		──
					★★

比べた1月分の負担増を最大3,000円とする激変緩和措置あり。
からは高額介護合算療養費が，介護保険制度からは高額医療合算介護サービス費が払い戻される。

図表 2 - 4 (2) 医療保険制度一覧（高額療養費制度）

70歳未満

対象者		負担割合	自己負担限度額（月額）	多数回該当
●年収約1160万円以上	健保：標準報酬月額83万円以上 国保：年間所得901万円超	3 割	252,600円 ＋（医療費－842,000円）× 1 ％	140,100円
●年収約770万〜1160万円	健保：同53万〜79万円 国保：同600万〜901万円	3 割	167,400円 ＋（医療費－558,000円）× 1 ％	93,000円
●年収約370万〜770万円	健保：同28万〜50万円 国保：同210万〜600万円	3 割	80,100円 ＋（医療費－267,000円）× 1 ％	44,400円
●年収約370万円以下	健保：同26万円以下 国保：同210万以下	3 割	57,600円	
●住民税非課税		3 割	35,400円	24,600円

★**高額長期疾病患者（慢性腎不全，HIV，血友病の患者）：自己負担限度額（月）は 1 万円。ただし，人工透析を要する上位所得者（標準報酬月額53万円以上）は 2 万円**

(1) 70歳未満の自己負担限度額は，①医療機関ごと，②医療・歯科別，③入院・外来別——に適用。保険外併用療養費の自己負担や入院時食事療養費・入院時生活療養費の自己負担分については対象外
(2) 多数回該当：直近 1 年間に 3 回以上高額療養費の支給を受けた場合の 4 回目以降の自己負担限度額（月額）
(3) 世帯合算：同一月に同一世帯で 2 人以上がそれぞれ21,000円以上の自己負担を支払った場合，その合算額に対して高額療養費が適用される

70歳以上

		対象者	負担割合	自己負担限度額（月額）		多数回該当
				世帯単位 （入院・外来）	個人単位（外来）	
現役並み所得者	Ⅲ	●年収約 1160 万円以上 標準報酬月額 83 万円以上／課税所得 690 万円以上	3 割	252,600円 ＋（医療費－842,000円）× 1 ％	140,100円
	Ⅱ	●年収約 770 万〜 1160 万円 標準報酬月額 53 万〜 79 万円／課税所得 380 万円以上	3 割	167,400円 ＋（医療費－558,000円）× 1 ％	93,000円
	Ⅰ	●年収約 370 万〜 770 万円 標準報酬月額 28 万〜 50 万円／課税所得 145 万円以上	3 割	80,100円 ＋（医療費－267,000円）× 1 ％	44,400円
一般所得者		●一般（年収約 156 万〜 370 万円） 標準報酬月額26万円以下／課税所得145万円未満（※1）	75歳以上 1割（※2） 70〜74歳 2割	57,600円	18,000円（※3） （年間上限：144,000円）	44,400円
低所得者		●低所得者Ⅱ（住民税非課税） 年収約 80 万円超	同上	24,600円	8,000円	
		●低所得者Ⅰ（住民税非課税／所得が一定以下） 年収約 80 万円以下	同上	15,000円	8,000円	

★**高額長期疾病患者（慢性腎不全，HIV，血友病の患者）：自己負担限度額（月）は 1 万円**

(1) 「低所得者Ⅱ」は世帯員全員が市町村民税非課税者（区分Ⅰ以外の者）
(2) 「低所得者Ⅰ」は世帯員全員が「低所得Ⅱ」に該当し，さらにその世帯所得が一定基準以下
(3) 70歳以上の自己負担限度額は，世帯単位（入院・外来含む）・個人単位（外来のみ）別——に適応。保険外併用療養費の自己負担や入院時食事療養費・入院時生活療養費の自己負担分については対象外
(4) 多数回該当：直近 1 年間に 3 回以上高額療養費の支給を受けた場合の 4 回目以降の自己負担限度額（月額）
(5) 世帯合算：同一月に同一世帯内でかかった自己負担額の合算額に対して高額療養費が適用される
※ 1 収入の合計額が520万円未満（ 1 人世帯の場合は383万円未満）の場合も含む
※ 2 課税所得が28万円以上かつ年金収入＋その他の合計所得金額が200万円以上（複数世帯の場合は320万円以上）の者については 2 割
※ 3 75歳以上の 2 割負担対象者については，2022年10月以降 3 年間，1 月分の負担増加額は3000円以内

高額医療・高額介護合算療養費制度

(1) 世帯内の同一の医療保険の加入者について，毎年 8 月から 1 年間にかかった医療保険の自己負担額と介護保険の自己負担額を合算した額について適用される〔高額療養費や高額介護（予防）サービス費の支給を受けた場合はその額を除く〕
(2) 医療保険の自己負担額は，70歳未満では医療機関別，医科・歯科別，入院・通院別に21,000円以上の場合に限り合算の対象となる。保険外併用療養費の自己負担分や入院時食事療養費・入院時生活療養費の自己負担分については対象外

〈70歳未満がいる世帯〉

被用者又は国保＋介護保険 （70歳未満がいる世帯）	負担限度額 （年額）（注 2 ）
●年収約1160万円以上 　健保：標準報酬月額83万円以上 　国保：年間所得901万円超	212万円
●年収約770万〜1160万円 　健保：同53万〜79万円 　国保：同600万〜901万円	141万円
●年収約370万〜770万円 　健保：同28万〜50万円 　国保：同210万〜600万円	67万円
●年収約370万円以下 　健保：同26万円以下 　国保：同210万以下	60万円
●低所得者（住民税非課税）	34万円

〈70歳以上の世帯〉（2018年 8 月〜）

対象者	負担限度額 （年額）
●年収約1,160万円〜 　標報83万以上／課税所得690万円以上	212万円
●年収770万〜1,160万円 　標報53万〜79万円／課税所得380万円以上	141万円
●年収370万〜770万円 　標報28万〜50万円／課税所得145万円以上	67万円
●一般所得者（年収156万〜370万円） 　健保：標報26万円以下 　国保・後期：課税所得145万円未満（注 1 ）	56万円
●住民税非課税世帯Ⅱ	31万円
●住民税非課税世帯Ⅰ（所得が一定以下）	19万円（注 3 ）

(注 1) 収入の合計額が520万円未満（ 1 人世帯の場合は383万円未満）の場合及び旧ただし書所得の合計額が210万円以下の場合も含む。
(注 2) 対象世帯に70〜74歳と70歳未満が混在する場合，まず70〜74歳の自己負担合算額に限度額を適用した後，残る負担額と70歳未満の自己負担合算額を合わせた額に限度額を適用する。
(注 3) 介護サービス利用者が世帯内に複数いる場合は31万円。

いる期間は保険給付をしない（法第118条）

④保険者は，被保険者が正当な理由なしに療養に関する指示に従わないときは，保険給付の一部を行わないことができる（法第119条）

⑤保険者は，偽りその他不正の行為により，被保険者が保険給付を受けたとき，または受けようとしたとき，6月以内の期間において，支給すべき傷病手当金・出産手当金の全部または一部を支給しないことができる（法第120条）

ただし，保険医療機関は，患者から被保険者証を提出され①または②の理由による疾病，負傷について保険診療を求められた場合は，一般的には自由診療扱いとはせず保険扱いとすべきであり，保険者が調査のうえ，給付制限の適否の判断を行っています。

(5)　保険外の給付

（a）療養の給付と直接関係がないサービス等

　入院中の患者などに対する療養の給付およびこれに密接に関連した「サービス」または「物」の提供，すなわち，介護料・衛生材料等については，名目のいかんを問わず，患者から徴収することは認められていません。

　しかし，療養の給付と直接関係ないサービス等については，社会保険医療とは別に提供されるものであることから，患者の選択と文書による同意により，提供するサービスの費用を徴収してよいことになっています。

　その際には，費用を徴収するサービスの内容・料金等について，患者に対し明確かつ懇切に説明し，同意を得ることが必要であり，また，患者にわかりやすく保険医療機関内の見やすい場所に掲示しておくことが必要です。

　また，患者から費用を徴収した場合は，他の費用と区別した内容のわかる領収書を発行する必要があります。（「療養の給付と直接関係ないサービス等の取扱い」平成17年9月保医発第0901002号保険局医療課長通知，一部改正令和2年3月23日保医発0323第1号）。

＊日常生活上のサービスに係る費用

　おむつ代，Ｔ字帯代，病衣貸与代（手術・検査等時の病衣貸与を除く），テレビ代，理髪代，パ

キーワード

保険外併用療養費制度：2006年6月に成立した健康保険法の一部改正により，特定療養費制度が廃止され，この制度ができました。保険外併用療養費には，「評価療養」（厚生労働大臣が定める新しい医療技術を用いた療養などであって，保険給付の対象とすべきか否かについて評価することが必要な療養）と，「選定療養」（患者の選択により支給される特別の病室の提供など）があります。

　具体的に，「評価療養」には，①先進医療，②医薬品・医療機器の治験，「選定療養」には，①特別の療養環境の提供，②制限回数を超えて受けた診療——などがあります（p.45参照）。

　また，2016年4月からは，国内未承認の医薬品等を迅速に使用したいという患者の思いに応えるため，患者からの申出を起点とする「患者申出療養」が施行されました。

高額療養費制度：入院や外来の診療に係る被保険者および被扶養者一人ひとりの1カ月の自己負担額が同一の保険医療機関（医科・歯科別）ごとに一定額（自己負担限度額）を超えたときは，超過額が本人の請求により，あとで払い戻される制度です。自己負担限度額は，加入者が70歳以上かどうかや，加入者の所得水準によって分けられています〔p.42図表2-4(2)参照〕。

　ただし，患者の窓口負担を軽減するため，入院療養または外来療養の高額療養費については，現物給付化が行われており，被保険者等が保険医療機関に受診し，同一医療機関での同一月の窓口負担が自己負担限度額（高額療養費算定基準額）を超えたときは，窓口での支払いは高額療養費の自己負担限度額までとし，自己負担限度額を超えた部分は保険医療機関がレセプトで保険者に請求し，受領するというものです（現物給付化）。現物給付化に当たっては，被保険者等があらかじめ保険者に申請して自己負担限度額に係る「限度額適用認定証」または「限度額適用・標準負担額減額認定証」の交付を受け保険医療機関に提示する必要があります。なお，これらの現物給付化は，保険医療機関に限らず保険薬局，指定訪問看護事業者などで受けた保険診療も対象となります。保険診療を受けた際に支払った入院時の食事負担，差額ベッド代，先進医療に係る費用等は高額療養費の支給の対象とはなりません。

高額医療・高額介護合算制度：医療と介護の自己負担の合計について，1年間の限度額を設ける制度です。医療には月ごとの自己負担減額額を決める高額療養費制度があり，介護にも同様に高額介護サービス費制度があり，月ごとに支給を受けます。それでも年間の世帯負担額が限度額を超えた場合に，この制度の適用となり，払い戻しを受けられます。

ソコン等の貸し出しなど
＊公的保険給付とは関係のない文書の発行に係る費用
生命保険等に必要な診断書料の作成代，診療録の開示手数料など
＊診療報酬点数表上実費徴収が可能なものの費用
在宅医療に係る交通費，薬剤の容器代（ただし，原則として保険医療機関から患者に貸与するものとする）など
＊医療行為であるが治療中の疾病・負傷に対するものではないものの費用
インフルエンザ等の予防接種，美容形成（しみとり等），禁煙補助剤の処方など
＊その他
保険医療機関における患家等への処方箋および薬剤の郵送代，保険薬局における患家等への薬剤の持参料および郵送代，他院より借りたフィルムの返却時郵送代，日本語を理解できない患者に対する通訳料，患者都合による検査のキャンセルに伴い使用することのできなくなった当該検査に使用する薬剤等の費用（現に生じた物品等に係る損害の範囲内に限る）など。

（b）健康保険の給付の対象外

「第4章　外来業務　1．新患受付　⑤健康保険の給付の対象にならないもの」を参照。

⑹　第三者の行為による疾病または負傷

第三者の行為による疾病または負傷は，一般的に第三者すなわち加害者が弁済すべきものです。交通事故によって負傷させられたときは，多くがこれに該当します。交通事故の場合，**自動車損害賠償保障法**により損害賠償が行われるため自費の取り扱いをすることが多いのです。
しかし，健康保険法では，療養の給付を拒否しているわけではなく，第三者の行為による疾病，負傷であっても健康保険の適用を受けられ

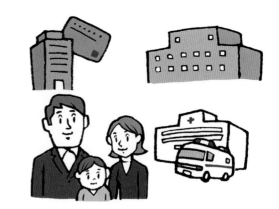

ることになっています。健康保険の適用を受けた場合は，被保険者が保険者に対し，第三者の行為による被害の届出を行わなければならないことになっています（「第三者の行為による被害の届出」健康保険法施行規則第65条）。
第三者の行為による傷病届の記入については，被保険者の記号・番号，事業所名称，氏名などの保険給付を受けた人の事項のほかに，加害者の氏名・住所，示談の情況などです。これによって，保険者は第三者に対し，保険給付の価格の限度において，損害賠償請求権（求償権）を代位取得することになります。

④　保険外併用療養費制度

現行の医療保険制度では，保険診療と保険外診療を併用する「混合診療」は原則として禁止しており，自由診療として整理されています。したがって，一連の診療行為の一部に保険が適用されない保険診療がある場合には，保険診療も含めたすべての診療行為が自由診療となり，医療費の全額が自己負担となります。
しかし，国民の生活水準の向上や価値観の多様化によって，医療に対するニーズも多様化してきています。また，医療の現場においても，医学医術のめざましい進歩の結果，新しい医療技術が出現し，次々と取り入れられています。このような状況から，必要な医療の確保を図る保険給付と患者の選択による決められた範囲内の医療サービスを適切に組み合わせていく必要が生じてきました。
従来から患者の希望によって，特別の病室に入院したり，前歯部に金合金・白金加金を使用

キーワード

自動車損害賠償保障法：自動車の運行によって人の生命または身体が害された場合に，被害者保護をはかるため損害賠償を保障することを定めた法律。具体的には，加入が義務づけられていることから「強制保険」とも言われている自動車損害賠償責任保険があります。自動車事故による第三者行為災害時に，加害者に代わって被害者の通院費，慰謝料等の補償を保障する保険制度です。

した場合は，行政指導によって保険診療と自費の混在診療が認められ，差額徴収が行われてきましたが，これらの差額徴収とともに高度先進医療を受けた場合の費用の負担についても，法律に基づいて，保険給付と多様な患者のニーズとの調整を図るため，昭和59年（1984年）の健康保険法改正により，一部の混合診療を認める特定療養費制度が設けられました。

その後，平成18年（2006年）10月からは，健康保険法の一部を改正する法律（平成18年法律第83号）により，従前の特定療養費制度が見直しされ，保険給付の対象とすべきものであるか否かについて適正な医療の効率的な提供を図る観点から評価を行うことが必要な「**評価療養**」と，特別の病室の提供など患者の選定に係る「**選定療養**」とに再編成されました。

また，平成28年（2016年）4月には，国内未承認薬等を使用したいという患者からの申出を起点とする「**患者申出療養**」が施行されました。

混合診療は原則として禁止されているものの，例外的に保険外診療を受ける場合であっても，厚生労働大臣が定める評価療養・患者申出療養・選定療養については，保険診療との併用が認められています。

すなわち，保険診療と評価療養・患者申出療養・選定療養を併用することにより発生した費用を給付する制度を**保険外併用療養費制度**と言います（健康保険法第63条第2項第3，4号）。

保険外併用療養費制度においては，療養全体にかかる費用のうち，通常の医療と共通する部分（基礎的部分＝診察・検査・投薬・入院料等）の費用は，一般の保険診療と同様患者が一部負担金を支払い，残りの額は保険外併用療養

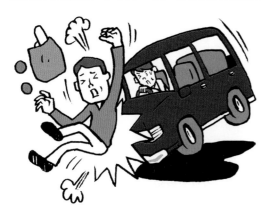

図表2-5　混合診療と保険外併用療養の違い

1．いわゆる「混合診療」

保険診療	保険外診療

↓

全額自己負担

※自己負担分については，研究機関や製薬会社等の資金を充てる場合もあります。

2．保険外併用療養（先進医療・患者申出療養・選定療養）

保険診療	保険外診療

↓　入院基本料等	先進医療や差額ベッド代等
保険外併用療養費 3割自己負担	全額自己負担

3．保険外併用療養（先進医療）

○全療養費100万円うち先進医療に係る費用が20万円，一部負担割合30%のケース

	先進医療部分　　（全額自己負担）	（20万円）
全療養費	基礎的部分 　診察・検査・投薬・注射・入院料等 　（一般治療と共通する部分） 　　　　　　　（保険者負担56万円） 　　　　　　　　（一部負担24万円）	保険外併用療養費として医療保険で給付（80万円）

※保険給付に係る一部負担金については，高額療養費制度が適用されます。

費として医療保険から保険医療機関に給付されます。そして，評価療養・患者申出療養・選定療養に係る費用部分については，患者が全額自己負担することになります（**図表2-5**）。

保険外併用療養を受ける場合であっても，病院にかかるときの手続きは一般の保険診療の場合と同じで，被保険者証を窓口に提出します。

1）保険診療との併用が認められている療養

（a）評価療養

評価療養は，保険導入のための評価を行うものの療養ですが，健康保険法第63条第2項第3号に規定する厚生労働大臣が定める療養であり，具体的には平成18年厚生労働省告示第495号「厚生労働大臣の定める評価療養，患者申出療養及び選定療養」の第1条に定められており，その療養は次のとおりです。

①別に厚生労働大臣が定める先進医療
②医薬品の治験に係る診療
③医療機器の治験に係る診療

④再生医療等製品の治験に係る診療

⑤医薬品医療機器等法に基づく承認を受けた医薬品で保険収載前の使用

⑥医薬品医療機器等法に基づく承認を受けた医療機器または体外診断用医薬品で保険収載前の使用

⑦医薬品医療機器等法に基づく承認を受けた再生医療等製品で保険収載前の使用・支給

⑧保険に収載されている医薬品の適応外投与（承認された用法，用量，効能または効果と異なる投与）

⑨保険に収載されている医療機器の適応外使用（承認された使用目的もしくは効果または操作方法もしくは使用方法と異なる使用）

⑩保険に収載されている再生医療等製品の適用外の使用または支給（承認された用法，用量，使用方法，効能，効果または性能と異なる使用または支給）

⑪医薬品医療機器等法に基づく承認を受けた者が製造販売した当該承認に係るプログラム医療機器の使用または支給（法第23条の2の5）

（b）患者申出療養

患者申出療養は，保険導入のための評価を行うものの療養ですが，健康保険法第63条第2項第4項に規定する厚生労働大臣が定める療養であり，具体的には，「厚生労働大臣の定める評価療養，患者申出療養及び選定療養」の第1条の2に定められています。

この療養は，国内未承認の医薬品等を迅速に保険外併用療養として使用したいという患者の思いに応えるため，患者からの申出を起点とする新たな保険外併用療養の仕組みとして患者申出療養が設けられました〔平成28年度（2016年度）から実施〕。

国内未承認の医薬品等を使用したい患者は，臨床研究中核病院または特定機能病院に申出に

係る相談を行います。患者は臨床研究中核病院が作成する書類を国（患者申出療養評価会議）に申出を行い，国は安全性，有効性，実施計画の内容を審議します。

申出の承認が得られた場合は，申出を受けた臨床研究中核病院または特定機能病院に加え，患者に身近な医療機関において患者申出療養が開始されます。

（c）選定療養

選定療養は，保険導入を前提としないものの療養ですが，健康保険法第63条第2項第5号に規定する厚生労働大臣が定める療養であり，具体的には「厚生労働大臣の定める評価療養，患者申出療養及び選定療養」の第2条に定められており，その療養は次のとおりです。

①特別の療養環境の提供

㋐ 入院医療に係る特別の療養環境の提供

療養環境の向上に対するニーズに対応して，患者の選択により以下の事項を満す病室を希望した場合，妥当な範囲内の室料差額が徴収できる（①の病室の病床数は4床以下，1人当り6.4㎡以上，病床ごとにプライバシーの確保，個人用の私物の収納設備・小机及び椅子などを充足する病床）

㋑ 外来医療に係る特別の療養環境の提供

外来医療においても療養環境の向上に対するニーズが高まりつつあることに対して，患者の選択の機会を広げるため，一定の要件を満たす診察室等について，患者への十分な情報提供を行い，患者の自由な選択と同意に基づき，患者に妥当な範囲の負担を求めることができる。

（①診療に要する時間が概ね1時間を超える場合，②完全な個室環境であること，③静穏な環境下で受診できる構造設備等が確保されていること）

診療室等とは透析治療で個室を用意する場合などが想定されている。

②予約に基づく診察（患者が自主的な選択に基づく予約診察で，病院側の一方的な都合によらないもの）

③**保険医療機関が表示する診療時間以外の時間における診察**（患者が自己の都合により時間外診察を希望した場合）

④**一般病床数が200以上の病院について受けた初診**

㈑　病院と診療所の機能分担の推進を図る観点から，他の病院または診療所からの文書による紹介がない場合の初診については，初診料を算定する初診に相当する療養部分についてその費用を患者から徴収することができる。

㈺　特定機能病院および地域医療支援病院（一般病床200床以上）並びに紹介患者への外来を基本とする医療機関（紹介受診重点医療機関・一般病床200床以上／医療法第30条の18の2第1項第1号，令和4年10月1日施行）は，保険医療機関相互間の機能分担および業務連携のための措置として，患者の病状その他の患者の事情に応じた適切な他の保険医療機関を当該患者に紹介することと併せて，他の保険医療機関等からの紹介なしに受診した患者については，選定療養として初診時に，初診について一定点数（医科200点）を保険給付範囲から控除し，同額以上の定額負担額（7,000円以上）の支払を受けなければならない（緊急患者，公費負担医療制度の受給対象者，無料低額診療事業の対象者，HIV感染者を除く）〕。

算定例

医科，初診，一部負担金3割負担
医療費10,000円，特別の料金を5,000円から7,000円とする場合
①保険給付（10,000円−2,000円）×7割＝5,600円
②一部負担金（10,000円−2,000円）×3割＝2,400円
③特別の料金7,000円（増2,000円）

患者負担（②＋③）＝9,400円
（従前の負担は8,000円）

そのほか，正当な理由がある場合は，他の保険医療機関等からの紹介なしに受診した患者については選定療養の初診時負担を求めないことができる。例えば，自施設の他の診療科から院内紹介されて受診する患者，医科と歯科との間で院内紹介された患者などである。

⑤**一般病床数が200以上の病院について受けた再診**

㈑　病院と診療所の機能分担の推進を図る観点から，他の病院または診療所に，文書により紹介を行う旨の申し出を行うも，当該病院を受診した患者については，自己の選択に係るものとして，再診料に相当する療養部分についてその費用を患者から徴収することができる。

㈺　特定機能病院および地域医療支援病院並びに紹介患者への外来を基本とする医療機関（紹介受診重点医療機関・一般病床200床以上／医療法第30条の18の2第1項第1号，令和4年10月1日施行）は選定療養として再診時に，再診について一定点数（医科50点）を保険給付範囲から控除し，同額以上の定額負担額（3,000円以上）の支払を受けなければならない。救急患者や正当な理由がある場合については，紹介なしの初診時取扱いと同じである。

⑥**制限回数を超える医療行為**

診療報酬の算定方法に規定する回数を超えて受けた診療であって別に厚生労働大臣が定めるもの（腫瘍マーカー検査のうちAFP・CEA・PSA・CA19-9，リハビリテーション料の1日上限単位数または算定日数上限を超えた場合など）

⑦**180日超の入院**

別に厚生労働大臣が定める方法により計算した入院期間が180日を超えた日以後の入院およびその療養に伴う世話その他の看護（入院医療の必要性が低い入院。ただし，難病患者，重度肢体不自由者など特別な状態にある者を除く。入院基本料の85％を保険外併用療養費として給付し，残り15％に相当する点数をもとに計算される額を標準として患者が負担）

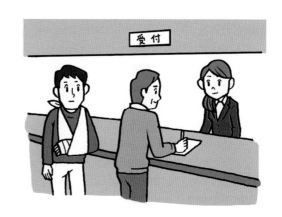

47

⑧歯科の金合金等

前歯部の金属歯冠修復に使用する金合金または白金加金の支給

⑨金属床総義歯

金属床による総義歯の提供

⑩小児う蝕の指導管理

う蝕（むし歯）に罹患している患者であって継続的な指導管理を要するものに対する指導管理

⑪水晶体再建に使用する多焦点眼内レンズ

白内障に罹患している患者に対する水晶体再建に使用する眼鏡装用率の軽減効果を有する多焦点眼内レンズの支給

⑫高血圧治療補助アプリ等の主に患者自ら使用するプログラム医療機器に係る保険適用期間を超えた使用

⑬保険診療で対象とならない患者に対する間歇スキャン接続血糖測定器の支給

⑭不妊症治療における医学的理由ではない患者都合による精子凍結・融解

⑮後発医薬品のある先発医薬品の処方・調剤に係る療養（長期収載品）

後発医薬品がある先発医薬品を患者が希望した場合，価格が低い後発医薬品との差額の一部を保険適用から外し，選定療養とする

２）保険外併用療養の実施上の留意事項

厚生労働大臣の定める評価療養・患者申出療養・選定療養を行うに際し，次のような取り扱いが定められています。（『「療担規則及び薬担規則並びに療担基準に基づき厚生労働大臣が定める掲示事項等」及び「保険外併用療養費に係る厚生労働大臣が定める医薬品等」の実施上の留意事項について』参照）

①患者の同意

保険医療機関は評価療養や患者申出療養，選定療養について事前に療養内容や費用等について患者に十分な説明を行い，患者の自由な選択に基づき文書により同意を得なければなりません。なお，費用のうち先進医療等に係る特別の料金については社会的にみて妥当な範囲の額とする必要があります（保険医療機関及び保険医療養担当規則第５条の４第１項）。

②保険医療機関における掲示

保険外併用療養費制度を取り扱う保険医療機関は，患者が院内の見やすい場所に，その内容および費用等について掲示をし，患者が自由な選択がしやすいようにすることになっています（同規則第５条の４第２項）。また，原則として，掲示事項をウェブサイトに掲載しなければなりません。

③領収証および明細書の発行

保険医療機関は患者に対し，評価療養や患者申出療養，選定療養を受けた際の費用について，患者が負担する基礎的部分の一部負担金と，評価療養等に係る費用部分の負担金とを区分して記載した領収証および明細書を無償で発行しなければなりません（同規則第５条の２）。

5 入院時食事療養費と入院時生活療養費

入院時の食事については，従来，基準給食として入院料の一部に含まれ，療養の給付として支給されていましたが，入院時の食事サービスの質の向上，入院と在宅との負担の公平をはかるため，平成６年（1994年）10月より，入院料の一部から切り離され，**入院時食事療養費**の支給制度が創設されました。

入院時食事療養費の具体的な内容は，「入院時食事療養に係る食事療養の費用の額の算定に関する基準」に示されており，いく度か改正されてきました。

また，平成18年（2006年）10月からは介護保険との負担の均衡をはかるため見直しされ，療養病床に入院する65歳以上の高齢者（特定長期入院被保険者）を対象に，食費および居住費の部分を**入院時生活療養費**として給付する制度が創設されました。これにより食費として栄養管理費を除く食材料費および調理コスト相当と，居住費として光熱水費相当が，新たに患者負担の対象となりました。

入院時の食事療養および生活療養は，健康保険法第85条第２項および高齢者の医療の確保に関する法律第75条の規定に基づき，「入院時食事療養に係る食事療養及び入院時生活療養に係る生活療養の費用の額の算定に関する基準」（平成18年３月厚生労働省告示第99号）として定められています。

食事療養および生活療養については，患者負担の食事（生活）療養標準負担額が定められており，入院時食事療養または入院時生活療養の費用の額から標準負担額を控除した額が，「入院時食事療養費」または「入院時生活療養費」として保険者から保険医療機関に支払われます。

1）食事療養

（1）入院時食事療養（Ⅰ）

「入院時食事療養及び入院時生活療養の食事の提供たる療養の基準等」（平成6年厚生省告示第238号）に適合しているものとして地方厚生（支）局長に届け出て，その基準による食事療養を入院患者に行ったとき，入院時食事療養として，1日につき3食を限度として算定します。

なお，食事の提供に関する業務は保険医療機関自らが行うことが望ましいですが，保険医療機関の管理者が業務遂行上必要な注意を果たし得るような体制と契約内容により，食事療養の質が確保される場合には，保険医療機関の最終責任のもとで第三者に委託することができます。

食事は医療の一環として提供するものですが，入院時食事療養（Ⅰ）または入院時生活療養（Ⅰ）を算定する基準は，

①原則として，保険医療機関を単位として行う
②食事の提供である療養は管理栄養士または栄養士によって行う
③患者の年齢，病状によって適切な栄養量および内容の食事を，夕食の場合の配膳時間は原則として午後6時以降とし，適時にかつ適温で行うこと

　　適時の食事の提供は，実際に病棟で患者に夕食が配膳される時間が，原則として午後6時以降となります。
④当該基準の届出を行う前6月間に当該届出に係る事項に関し，不正・不当な届出がないことおよび診療報酬の請求等に関し不正・不当な行為が認められないこと

などとなっています。

（a）特別食加算

入院時食事療養（Ⅰ）または入院時生活療養（Ⅰ）を算定できる保険医療機関において，患者の病状等に対応して医師の発行する食事箋に基づき，入院時食事療養に係る特別食が提供さ

れた場合に算定します。

特別食とは，疾病治療の直接手段として，医師の発行する食事箋に基づいて提供される患者の年齢・病状等に対応した栄養量，内容を有する治療食などであり，具体的には，腎臓食，肝臓食，糖尿食，胃潰瘍食などです。

（b）食堂加算

入院時食事療養（Ⅰ）または入院時生活療養（Ⅰ）を算定できる保険医療機関において，食堂の床面積が内法で病床1床当たり0.5㎡以上の食堂を備えている病棟または診療所に入院している患者について，病棟または診療所単位で算定します。ただし，診療所療養病床療養環境加算など食堂の設置が要件となっている場合の入院患者については食堂加算を算定できません。

（c）特別料金の支払を受けることによる食事の提供

入院患者に提供される食事について多様なニーズがあることに対応して，患者から特別の料金の支払を受ける**特別メニューの食事**（「特別メニューの食事」という）を基本メニューとは別に用意し，患者が特別メニューを選択した場合に，妥当な範囲内の患者負担による特別料金を徴収することができます。この場合，特別メニューの食事の提供に際し，患者への十分な説明と患者の自由な選択と同意に基づいて行われることが必要です。また，患者への情報提供のため各病棟内等の見やすい場所に特別メニューの食事のメニュー，料金を掲示しなければなりません。なお，特別メニューの食事の提供を行ったときは，毎年7月1日現在で，その内容，料金などを地方厚生（支）局長に報告します。

（2）入院時食事療養（Ⅱ）

入院時食事療養（Ⅰ）を算定する保険医療機関以外の保険医療機関に入院している患者に食事療養を行ったとき入院時食事療養費として，1日につき3食限度として算定します。

2）生活療養

療養病床（医療法第7条）に入院する65歳以上の患者について算定します（健康保険法第85条の2）。

(1) 入院時生活療養（Ⅰ）

「食事療法及び生活療養の費用額算定表」に定める別に厚生労働大臣が定める基準（「入院時食事療養及び入院時生活療養の食事の提供たる療養の基準等」）に適合しているものとして地方厚生（支）局長に届け出て，その基準による生活療養を入院患者に行ったとき，「食事の提供たる療養」（1日につき3食を限度）および「温度，照明及び給水に関する適切な療養環境の形成たる療養」を算定します。

〔特別食加算，食堂加算〕

入院時食事療養（Ⅰ）と同様です。

(2) 入院時生活療養（Ⅱ）

入院時生活療養（Ⅰ）を算定する保険医療機関以外の保険医療機関に入院している患者に生活療養を行ったとき，「食事の提供たる療養」（1日につき3食を限度）および「温度，照明及び給水に関する適切な療養環境の形成たる療養」を算定します。

3) 標準負担額

〔食事療養，生活療養標準負担額〕

保険医療機関に入院している患者は，療養の給付とあわせて食事療養又は生活療養の給付を

図表2-6(1) 患者の食事療養に係る標準負担額
(2024年6月現在)

一般（70歳未満）	70歳以上の高齢者	標準負担額（1食当たり）	
●一般（下記以外）	●一般（下記以外）	490円	
		●（例外1）指定難病患者・小児慢性特定疾病児童等 ●（例外2）精神病床入院患者（※1）	280円
●低所得者（住民税非課税）	●低所得者Ⅱ（※2）	●過去1年間の入院期間が90日以内	230円
		●過去1年間の入院期間が90日超	180円
該当なし	●低所得者Ⅰ（※3）	110円	

※1　2015年4月1日以前から2016年4月1日まで継続して精神病床に入院している患者
※2　低所得者Ⅱ：①世帯全員が住民税非課税であって，「低所得者Ⅰ」以外の者
※3　低所得者Ⅰ：①世帯全員が住民税非課税で，世帯の各所得が必要経費・控除を差し引いたときに0円となる者，あるいは②老齢福祉年金受給権者

図表2-6(2) 生活療養標準負担額

※入院時生活療養費制度は，療養病床に入院する65歳以上の者を対象とする。食費・光熱水費にいて，下記の標準負担額（1食当たりの食費＋1日当たりの居住費）が患者負担となり，残りの額が入院時生活療養費として保険給付される

(2024年6月現在)

療養病床に入院する65歳以上の患者			標準負担額	
			食費（1食）	居住費（1日）
一般	①一般の患者（下記のいずれにも該当しない者）	入院時生活療養（Ⅰ）を算定する保険医療機関に入院	490円	370円
		入院時生活療養（Ⅱ）を算定する保険医療機関に入院	450円	
	②厚生労働大臣が定める者〔＝重篤な病状又は集中的治療を要する者等（※1）〕（低所得者Ⅰ・Ⅱを除く）		生活療養（Ⅰ）490円 生活療養（Ⅱ）450円	370円
	③指定難病患者（低所得者Ⅰ・Ⅱを除く）		280円	0円
低所得者Ⅱ	④低所得者Ⅱ（※2）（⑤⑥に該当しない者）		230円	370円
	⑤低所得者Ⅱ〔重篤な病状又は集中的治療を要する者等（※1）〕	申請月以前の12月以内の入院日数が90日以下	230円	370円
		申請月以前の12月以内の入院日数が90日超	180円	
	⑥低所得者Ⅱ（指定難病患者）	申請月以前の12月以内の入院日数が90日以下	230円	0円
		申請月以前の12月以内の入院日数が90日超	180円	
低所得者Ⅰ	⑦低所得者Ⅰ（⑧⑨⑩⑪に該当しない者）		140円	370円
	⑧低所得者Ⅰ〔重篤な病状又は集中的治療を要する者等（※1）〕		110円	370円
	⑨低所得者Ⅰ（指定難病患者） ⑩低所得者Ⅰ／老齢福祉年金受給者 ⑪境界層該当者（※3）		110円	0円

※1　「重篤な病状又は集中的治療を要する者等」〔「厚生労働大臣が定める者」（平成18.9.8告示488）〕とは，①A101療養病棟入院基本料の算定患者であって「基本診療料の施設基準等」の別表第5の2又は別表第5の3に該当する者，②A109有床診療所療養病床入院基本料の算定患者であって「基本診療料の施設基準等」の別表5の2又は別表5の3に該当する者，③A308回復期リハビリテーション病棟入院料を算定する患者，④A400短期滞在手術等基本料2を算定する患者。
※2　70歳未満の低所得者（住民税非課税／限度額適用区分「オ」）は，70歳以上の「低所得者Ⅱ」に相当。「低所得者Ⅰ」は70歳以上のみに適用される。
※3　負担の低い基準を適用すれば生活保護を必要としない状態になる者。

受けますが，この療養について，患者は食事療養標準負担額又は生活療養に係る標準負担額を負担することになっています。

食事療養標準負担額は，入院中の食材料費相当にかかる費用のうち，平均的な家計の食事負担の状況を勘案して厚生労働大臣が定めることとなっています（**図表2-6「食事療養標準負担額及び生活療養標準負担額」**）。この標準負担額については，低所得者等に軽減措置がもうけられており，「健康保険限度額適用・標準負担額減額申請書」に被保険者証と低所得の証明書を添付して，保険者に提出します。申請が認められると「健康保険限度額適用・標準負担額減額認定証」が交付されるので，保険医療機関に被保険者証とこの認定証を提出することで，標準負担額の軽減措置が受けられます。

生活療養に係る標準負担額は，平均的な家計における食費および光熱水費の状況を勘案して厚生労働大臣が定めることになっています。この標準負担額については所得の状況，病状の程度，治療の内容をしん酌して負担額が軽減されます〔**図表2-6(2)**〕。

6 高額療養費制度

高額療養費制度は，家計に対する医療費の自己負担が過重なものとならないよう，保険医療機関や薬局の窓口で支払った医療費（自己負担額）が，1カ月（歴月，1日から末日）で自己負担限度額を超えた場合に，その超えた額（高額療養費）を事後に払戻しする制度です（健康保険法第115条）。

ただし，医療費があらかじめ高額になると思われるときは，医療保険の保険者が交付する**「限度額適用認定証」**等を保険医療機関に提示することにより，窓口で支払う自己負担額は，1カ月あたりの自己負担限度額までとなります（**現物給付化**）。

〔保険医療機関にマイナ保険証を提出し，限度額適用認定情報の提供に同意することで，限度額適用認定証等を提示することなく，高額療養費制度が適用され，窓口で支払う自己負担額は，自己負担限度額までとなります〕

この場合，自己負担限度額を超えた部分の高額療養費は，保険医療機関が被保険者に代わって保険者に直接請求し，保険医療機関が受領します。

限度額適用認定証等の提出は，①69歳以下の方については全被保険者の方が限度額適用認定証を，○70歳以上の方であって，現役並み所得者（I・IIに該当者）は「限度額適用認定証」を，○低所得者は**「限度額適用・標準負担額減額認定証」**を保険医療機関に提示します。

これらの認定証の交付は，市町村の担当窓口に申請します。

自己負担限度額は，年齢や所得に応じて定められています。また，いくつかの条件を満たすことにより，さらに負担を軽減する仕組みも設けられています。

①自己負担限度額の基準は，保険医療機関ごとに計算します。

同じ医療機関であっても，医科入院，医科外来，歯科入院，歯科外来に分けて計算します。院外処方の薬剤料等の自己負担額がある場合，保険医療機関の自己負担額に合算して計算します。

②高額療養費の支給を受ける権利の消滅時効

高額療養費の支給を受ける権利の消滅時効は，診療を受けた月の翌月の初日から2年です。したがって，この2年間の**消滅時効**にかかっていない高額療養費であれば，過去にさかのぼって支給申請することができます（健康保険法第193条）。

③独自の医療費補助制度

高額療養費は，健康保険法の規定で各医療保険とも共通の自己負担額が設定されていますが，自治体によっては，独自の医療費助成制度があります。これにより，保険医療機関での自己負担額が高額療養費の自己負担額より低くなる場合があります。

また，健康保険組合には組合独自の「付加給付」制度があり，組合から付加給付金が払戻しされることもあります（健康保険法第53条）。

④高額療養費制度に該当しない療養費および費用

入院時食事療養費，入院時生活療養費，保険外併用療養費の差額部分（差額ベッドなど）の自己負担額や健康診断料・予防注射料などは，高額療養費制度の対象になりません。

⑤高額医療費貸付制度

医療費の支払いが困難なときは，高額療養費の払戻しを受けるまでの間，高額療養費の8割から9割にあたる金額について，無利子で借りられる制度があります。

1）69歳以下の方の高額療養費

（1） 払戻し

1カ月の医療費の自己負担額が高額となったとき，自己負担限度額を超えた分が高額療養費として払い戻されます。ただし，69歳以下の方は，保険医療機関別，医科・歯科別，入院・外来別に，1カ月の自己負担額が21,000円以上である場合に限り高額療養費の計算対象となります。

院外処方の薬剤料等の自己負担額がある場合，保険医療機関の自己負担額に合算して計算します（**図表2-7**）。

（2） 現物給付化

医療費があらかじめ高額になると思われるときは，医療保険の保険者が交付する「限度額適用認定証」等を保険医療機関に提示することにより，窓口で支払う自己負担額は，1カ月あたりの自己負担限度額までとなります。

（3） 世帯合算

世帯で複数の方が同じ月に保険医療機関で受診した場合や，1人が複数の保険医療機関で受診した場合，1つの保険医療機関で入院と外来で受診した場合の自己負担額は合算することができ，その合算した額が自己負担限度額を超えた場合は，超えた額が高額療養費として払い戻されます（健康保険法施行令第41条）。

ここで言う世帯とは，同一の保険者に加入している被保険者と被扶養者を指します（**図表2-7**）。

（4） 「多数回該当」に該当した場合

過去12カ月以内に，高額療養費の支給が3回あった場合は，4回目からは「多数回該当」の自己負担限度額を適用し，超えた分が高額療養費として払い戻されます。

多数回該当は同一の保険者での療養に適用さ

図表2-7

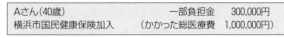

算定例1 1カ月の一部負担金の額が自己負担限度額を超えた場合

同じ人が同じ月に，同一の医療機関に支払った自己負担が限度額を超えた場合，その超えた分が支給されます。

世帯の所得区分：年収約370万円～770万円の場合

| Aさん（40歳） | 一部負担金 300,000円 |
| 横浜市国民健康保険加入 | （かかった総医療費 1,000,000円） |

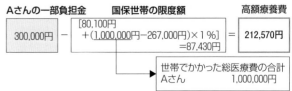

Aさんの一部負担金　国保世帯の限度額　　　高額療養費

300,000円 － [80,100円 ＋（1,000,000円－267,000円）×1％] ＝87,430円 ＝ 212,570円

世帯でかかった総医療費の合計
Aさん　1,000,000円

算定例2 世帯単位で合算すると自己負担限度額を超える場合

①同じ世帯で合算して自己負担限度額を超えた場合（70歳未満）

同じ世帯で同じ月に21,000円以上の自己負担額を2回以上支払った場合，それらを合算して限度額を超えた分が支給されます。

世帯の所得区分：年収約370万円～770万円の場合

| Aさん（40歳） | 一部負担金 300,000円 |
| 横浜市国民健康保険加入 | （かかった総医療費 1,000,000円） |

| Bさん（35歳） | 一部負担金 30,000円 |
| 横浜市国民健康保険加入 | （かかった総医療費 100,000円） |

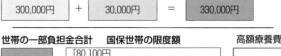

Aさんの一部負担金　Bさんの一部負担金　世帯の一部負担金合計

300,000円 ＋ 30,000円 ＝ 330,000円

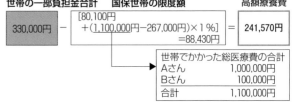

世帯の一部負担金合計　国保世帯の限度額　　　高額療養費

330,000円 － [80,100円 ＋（1,100,000円－267,000円）×1％] ＝88,430円 ＝ 241,570円

世帯でかかった総医療費の合計
Aさん　1,000,000円
Bさん　100,000円
合計　1,100,000円

れます（健康保険法施行令第42条）（**図表2-7**）。

（5） 長期高額疾病に係る負担軽減（特定疾病療養受療証）

人工透析を行う慢性腎不全の患者には特例措置が適用され，原則として自己負担限度額は月額1万円となります。ただし，診療月の標準報酬月額が53万円以上である患者の自己負担限度額は月額2万円となります。

血友病・血液凝固因子製剤に起因するHIV感染症の患者には特例措置が適用され，原則として自己負担限度額は1万円となっています

同じ世帯で合算して自己負担限度額を超えた場合（70歳以上含む）

70歳未満と70歳以上の方は別々に計算し，最後に合計して限度額を超えた額が払い戻されます。

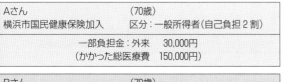

Aさん	（70歳）
横浜市国民健康保険加入	区分：一般所得者（自己負担2割）

一部負担金：外来　30,000円
（かかった総医療費　150,000円）

Bさん	（70歳）
横浜市国民健康保険加入	区分：一般所得者（自己負担2割）

一部負担金：外来　20,000円	一部負担金：入院　40,000円
（かかった総医療費　100,000円）	（かかった総医療費　200,000円）

Cさん	（45歳）
横浜市国民健康保険加入　区分：年収約370万～770万円（自己負担3割）

一部負担金　90,000円
（かかった総医療費　300,000円）

（1）　70歳以上の方の外来を個別に計算します。
（現役並みの所得者の場合，外来の計算はありません。）

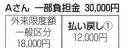

Aさん　一部負担金　30,000円

外来限度額 一般区分 18,000円	払い戻し① 12,000円

Bさん　一部負担金　20,000円

外来限度額 一般区分 18,000円	払い戻し② 2,000円

（2）　70歳以上の方の外来と入院を合わせて計算します。

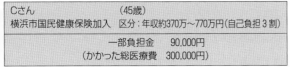

Aさんの外来分 18,000円 （払戻額を除いた額）	＋	Bさんの外来と入院分 18,000円＋40,000円 （払戻額を除いた額）	＝	AさんとBさんの合計 76,000円

AさんとBさんの合計 76,000円	－	世帯単位の限度額 一般区分 57,600円	＝	AさんとBさんの合計 払い戻し③ 18,400円

（3）　70歳未満の方と合わせて払戻額を計算します。

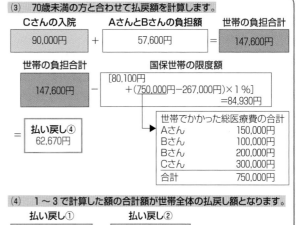

Cさんの入院 90,000円	＋	AさんとBさんの負担額 57,600円	＝	世帯の負担合計 147,600円

世帯の負担合計 147,600円	－	国保世帯の限度額 [80,100円 ＋（750,000円－267,000円）×1％] ＝84,930円

世帯でかかった総医療費の合計	
Aさん	150,000円
Bさん	100,000円
Bさん	200,000円
Cさん	300,000円
合計	750,000円

＝ 払い戻し④ 62,670円

（4）　1～3で計算した額の合計額が世帯全体の払戻し額となります。

払い戻し① 12,000円	＋	払い戻し② 2,000円	＋

払い戻し③ 18,400円	＋	払い戻し④ 62,670円	＝	世帯全体の払戻し 95,070円

算定例3　「多数回該当」に該当した場合

過去12カ月以内に，同じ世帯で4回以上高額療養費の支給を受けたとき，4回目からは4回目以降限度額となり，超えた分が高額療養費として支給されます。

世帯の所得区分：年収約370万円～770万円の例

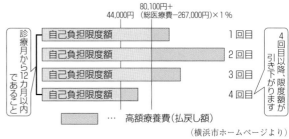

$$80,100円＋（総医療費－267,000円）×1％$$
44,000円

	1回目
自己負担限度額	
自己負担限度額	2回目
自己負担限度額	3回目
自己負担限度額	4回目

診療月から12カ月以内であること

4回目以降，限度額が引き下がります

▨ … 高額療養費（払戻し額）

（横浜市ホームページより）

（健康保険法施行令第41条第6項）。

（6）　高額療養費の申請方法

　高額療養費の支給申請は，各医療保険者に高額療養費の支給申請を行います。

　保険者によっては，保険者から診療月の概ね約3カ月後に高額医療費支給申請書が送付されるので，申請書に必要事項の記入をし，当該領収書の写しを添付して保険者に申請します。

2）70歳以上の方の高額療養費

（1）　払戻し

　1カ月の医療費の自己負担が高額となったとき，自己負担限度額を超えた分が高額療養費として払い戻されます。

　院外処方の薬剤料等の自己負担額がある場合，保険医療機関の自己負担額に合算して計算します（高齢者の医療の確保に関する法律第84条）。

　自己負担限度額は，個人単位を適用後に，世帯単位（同じ世帯で後期高齢者医療制度に加入している方のみ）を適用します。

※70歳以上の外来療養に係る年間の高額療養費（「年間上限」）

基準日時点（7月31日）で所得区分が一般所得者区分または低所得者区分に該当する場合は，計算期間1年間（毎年8月1日〜翌年7月31日）のうち，一般所得者区分または低所得者区分であった月の外来療養の自己負担額の合計が144,000円を超えた場合は，その超えた額が高額療養費として支給されます（**図表2-8**）。

(2) 現物給付化

医療費があらかじめ高額になると思われるときは，医療保険の保険者が交付する「限度額適用認定証」等を保険医療機関に提示することにより，窓口で支払う自己負担額は，1カ月あたりの自己負担限度額までとなります。

(3) 世帯合算

世帯で複数の方が同じ月に保険医療機関で受診した場合や，1人が複数の保険医療機関で受診した場合，1つの保険医療機関で入院と外来で受診した場合の自己負担額は合算することができ，その合算した額が自己負担限度額を超えた場合は，超えた額が高額療養費として払い戻されます（高齢者の医療の確保に関する法律施行令第14条第1項）。

①負担割合が3割の方

同じ月に受診した外来，入院の自己負担額を世帯で合算し，「世帯単位（入院・外来）」の自己負担限度額を差し引き，高額療養費を計算して支給されます。

②負担割合が1割の方

(イ) 個人ごとに外来の1カ月分すべての自己負担額を合算し，「個人単位（外来）」の自己負担限度額を差し引き，外来分の高額療養費を計算します。

(ロ) 同じ月に外来と入院の両方を受診している場合や，同じ世帯に被保険者が複数いる場合は，外来の自己負担額と入院の自己負担額を世帯で合算し，「世帯単位（入院・外来）」の自己負担限度額を差し引き，世帯での高額療養費を計算します。

(ハ) (イ)と(ロ)を合わせて支給されます。

図表2-8

算定例 1 【一般所得者の場合】70歳以上

外来の医療費の合計が20万円（A病院10万円，B病院10万円）で一部負担金2万円，入院の医療費60万円で一部負担金6万円の場合

【外来】

医療費20万円	
9割（後期高齢者医療負担）18万円	1割〈一部負担金〉2万円

外来分

20,000円〈外来一部負担金〉－18,000円〈外来の自己負担限度額〉＝2,000円…①

【入院】

医療費60万円	
9割（後期高齢者医療負担）54万円	1割〈一部負担金〉6万円

外来＋入院分

18,000円〈外来の自己負担限度額〉＋60,000円〈入院時一部負担金〉－57,600円〈世帯の自己負担限度額〉＝20,400円…②

高度療養費支給額＝①＋②＝2,000円＋20,400円＝22,400円

算定例 2 【一般所得者の場合】70歳以上（多数回該当）

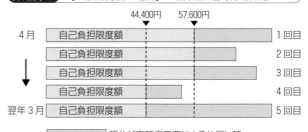

部分が高額療養費による払戻し額

（神奈川県後期高齢者医療広域連合より）

図表2-9

算定例 高額医療・高額介護合算療養費 【一般所得者の場合】70歳以上

（一般所得者の場合）

75歳以上の夫婦2人世帯，夫が入院し1年間の自己負担額が30万円，妻が介護施設に入所し1年間の自己負担額が44万円のとき。

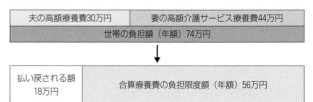

(4)　「多数回該当」に該当した場合

70歳以上の方の「多数回該当」は，69歳以下の方の「多数回該当」と同様です。

ただし，「個人単位（外来）」の限度額による支給は，多数回該当の回数に含みません（高齢者の医療の確保に関する法律施行令第15条）（図表2-8）。

(5)　長期高額疾病に係る負担軽減（特定疾病療養受療証）

「69歳以下の方の高額療養費」に係る長期高額疾病に係る負担軽減措置と同様です（高齢者の医療の確保に関する法律施行令第14条第4項）。

(6)　高額療養費の申請方法

高額療養費の計算は毎月行われており，事前の申請は不要です。計算を行った結果，高額療養費の支給対象となった方には，診療月から約3カ月後に後期高齢者医療広域連合から申請書が送付されるので，その申請書に必要な事項を記入し書類を添付して，居住する市町村の後期高齢者医療担当窓口に申請します。

3）高額医療・高額介護合算療養費

世帯内の同一の医療保険の加入者について，毎年8月から翌年7月までの1年間にかかった医療保険の自己負担額と介護保険の利用者負担額の合計額が負担限度額（年額）を超えた場合，被保険者の申請に基づき「高額医療・高額介護合算療養費」が支給されます。

高額療養費制度が「月」単位で負担を軽減するのに対し，合算療養費制度は，こうした「月」単位での負担軽減があっても，なお重い負担が残る場合に「年」単位でそれらの負担を軽減する制度です。

負担限度額（年額）は，世帯員の年齢構成や所得区分に応じて設定されています。

ただし，合計額には，医療保険の自己負担額が69歳以下では保険医療機関別，医科・歯科別，入院・外来別に，21,000円以上の場合に限り合算の対象となります。

また，高額介護（予防）サービス費の支給を受けた場合には，その額を除きます（2008年4月から制度が発足）（図表2-9）。

2．公費負担医療制度

健康保険では，業務外の病気やけがをした場合には健康保険による療養の給付が行われます。

その医療費の負担方法については，医療保険の仕組みから，まず保険者が一定割合の医療費を負担し，その残りの医療費を患者自身が負担することになっています。

しかしながら，特定の病気にかかったり，生活困窮など，それぞれの状況に応じて，法律や予算措置に基づいて医療費の一部や全額を国や地方自治体の公費で負担する「公費負担医療制度」があります（図表2-10～図表2-17）。

公費負担医療制度の目的には，①社会的弱者の救済，②障害者等の福祉，③難病・慢性疾患の治療研究および助成，④健康被害等に対する補償，⑤公衆衛生の向上――があります。

公費負担医療での費用の負担方法には，下記の3つがあります。

①対象となる医療費の全額を公費で負担する「公費優先」

②医療保険の給付が優先され，残りの一部負担金（患者負担）を公費負担する「保険優先」

③医療保険が負担した残りを公費と患者が負担する

また，公費優先，保険優先とも，患者自身やその扶養義務者の収入によっては，自己負担が発生することもあります。医療費が高額な場合には，健康保険の高額療養費が支給され，その後に公費の助成が行われます。

この公費負担割合については，患者の一部負担金を算出する際や診療報酬明細書の取扱いなどで，医事課の職員が知っておかなければならない大切なことがらです。

なお，公費負担医療制度の詳細については，居所の都道府県や市町村へ問い合わせするといいでしょう。

以下，公費負担医療制度のうち主なものにつ

図表2-10　おもな公費負担医療一覧表（性格別）　　　　　　　　※厚労省資料より改変

性　格	根拠法など	医療給付名	負担割合
Ⅰ.補償的給付	戦傷病者特別援護法　第10条（軍人軍属等であった者）	療養の給付	全額公費負担（10割）
	〃　　　　　　第20条（　　　〃　　　　　）	更生医療	
	原子爆弾被爆者に対する援護に関する法律　第10条（被爆者）	認定疾患医療	
	〃　　　　　　第18条（　〃　）	一般疾病医療費	保険給付優先
	予防接種法　第15条（予防接種等を受けた者）	健康被害の救済措置	
Ⅱ.強制措置に伴う医療	感染症の予防及び感染症の患者に対する医療に関する法律　第37条　　　　　　　　　　（新感染症）	入院医療	全額公費負担（10割）
	〃　　　　　　　　　　　　（1類感染症）	入院医療	保険給付優先
	同法　37条の2　　　　　　　　　（結核）	結核患者の適正医療	
	同法　37条　　　　　　　　　　　（結核）	結核患者の入院	
	精神保健及び精神障害者福祉に関する法律第29条（精神障害者）	措置入院医療	
	麻薬及び向精神薬取締法　第58条の8　（麻薬中毒者）	措置入院医療	
Ⅲ.障害者等の更生	障害者総合支援法　法第5条第24項，施行令第1条の2〔障害者(児)〕	自立支援医療（育成医療・更生医療・精神通院医療）	保険給付優先
Ⅳ.福祉的給付	生活保護法　第15条（生活困窮者）	医療扶助	保険給付優先
	児童福祉法　第20条（結核児）	療育の給付	
	母子保健法　第20条（入院を必要とする未熟児）	養育医療	
Ⅴ.治療研究給付	難病の患者に対する医療等に関する法律　第5条（指定難病患者）	特定医療費	保険給付優先
	児童福祉法　第19条の2（小児慢性特定疾患児童）	小児慢性特定疾病医療支援	

いて説明します。

1）障害者総合支援法

　身体障害・知的障害・精神障害といった障害保健福祉施策は，障害種別ごとに縦割でサービスが提供されていて，施設・事業体系がわかりにくい，地方自治体間の格差が大きい，国と地方自治体の費用負担のルールでは増加するサービス利用のための財源を確保することが困難──といった制度上の問題を解決し，障害者へのサービスを充実し，いっそうの推進を図るために，障害者自立支援法（平成17年11月法律第123号。以下「旧法」）が制定されていました。

　旧法については，障がい者制度改革推進本部等において検討され，「地域社会における共生の実現に向けて，障害福祉サービスの充実等障害者の日常生活および社会生活を総合的に支援するため，新たな障害保健福祉政策を講じる」として，その目的を変更し，平成23年7月に成立した改正障害者基本法を踏まえた基本理念を新たに設けて一部改正が行われました。

　その結果，名称も新たに「障害者の日常生活及び社会生活を総合的に支援するための法律（**障害者総合支援法**）」（平成24年法律第51条により「障害者自立支援法」から改称）が平成24年（2012年）6月27日に公布され，一部を除いて平成25年（2013年）4月から施行されました。

　障害者総合支援法では，新たに設けられた基本理念のほか，「福祉サービス等」の対象となる障害者の範囲は従来の「身体障害者，知的障害者および精神障害者」に「難病等により障害がある者」が追加され，「障害程度区分」が「障害支援区分」となり，障害者に対する地域生活支援体系の整備，サービス基盤の計画的整備が加えられました。

　障害者総合支援法による総合的な自立支援システムは，自立支援給付と地域生活支援事業から成っています。

　自立支援給付には，①介護給付費，特定障害者特別給付費など，②地域相談支援給付，計画相談支援給付費など，③**自立支援医療費**，療養介護医療費など，④補装具費の支給，⑤高額障

図表2-11　公費の負担割合

①全額公費負担…原爆援護法（認定疾病），感染症法（新感染症）など。

100%が公費対象
公費：100%

※条件により自己負担がある

②全額公費負担対象で医療保険優先（保険診療の自己負担相当額を公費負担）
…原爆援護法（一般疾病），感染症法（結核入院），精神保健福祉法（措置入院）など。

100%が公費対象	
医療保険優先：70%	公費30%

③全額公費負担対象で医療保険優先（患者負担があり，残りが公費負担）…
障害者総合支援法，感染症法（結核患者の適正医療）など。

100%が公費対象		
医療保険優先：70%	自己負担 （所得別）	公費 （残額）

2章
医療保険制度
制度
公費
療担
医情報
広告

参考例 1　健保（7割給付・低所得者）の患者が公費負担医療（生活保護）を受けた場合

医療費　300,000円のケース

保険給付264,600円〔再掲：高額療養費54,600円〕 （30万円－35,400円）〔（30万円×0.3－35,400円）〕	公費負担35,400円 （自己負担限度額）

参考例 2　健保（7割給付・一般所得者）の患者が公費対象外の医療と公費負担医療（結核患者の適正医療）を併用した場合・外来

医療費355,000円（公費対象外45,000円，公費対象310,000円）のケース

← 公費対象外　45,000円 →		← 公費対象　310,000円 →			
				93,000円	
				（※1）公費負担限度額 80,530円	
保険給付 31,500円	患者負担 13,500円	保険給付 217,000円	高額 療養費 12,470円	（※2）患者負担 15,500円	公費負担 65,030円
← 70% →	← 30% →	← 70% →	← 30% →		

※1　公費負担限度額80,530円〔80,100円＋（310,000円＋267,000円）×0.01〕
※2　公費対象の患者負担15,500円（310,000円×5％）

参考例 3　生活保護の患者が公費対象外の医療と公費負担医療（結核患者の適正医療）を併用した場合・外来

← 公費対象外　10,000円 →	← 公費対象　6,000円 →	
保険給付（生活保護）10,000円	公費負担　5,700円	医療扶助 （生活保護） 300円
	← 95% →	← 5% →

社会保険診療報酬支払基金HP　レセプト請求計算事例を参考に作成

害福祉サービス等給付費の支給——があります。

〔自立支援医療費〕

　自立支援医療費は，障害者が自立した日常生活または社会生活を営むために必要な心身の障害を除去し，軽減するための医療について，医療費の自己負担額を軽減するための公費負担医療制度で，平成18年（2006年）4月から適用されました。

1．自立支援医療の概要

(1)　育成医療

　児童福祉法第4条第2項に規定する障害児（18歳未満）（障害に係る医療を行わないときは将来障害を残すと認められる疾患がある児童を含む）で，その身体障害を除去・軽減する手術などの治療によって確実に効果が期待できる者に対して提供される，生活の能力を得るために必要な自立支援医療費の支給。

図表2-12　自立支援医療における利用者負担の基本的な枠組み

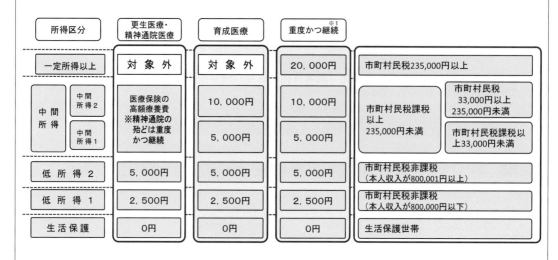

①所得に応じて１月当たり負担額を設定（これに満たない場合は１割）。
②費用が高額な治療を長期にわたり継続しなければならない（重度かつ継続）者，育成医療の中間所得層につ
　いては，さらに軽減措置を実施。
③入院時の食事療養標準負担額または生活療養標準負担額については原則自己負担。

所得区分		更生医療・精神通院医療	育成医療	重度かつ継続※1	
一定所得以上		対象外	対象外	20,000円	市町村民税235,000円以上
中間所得	中間所得2	医療保険の高額療養費※精神通院の殆どは重度かつ継続	10,000円	10,000円	市町村民税課税以上235,000円未満 / 市町村民税33,000円以上235,000円未満
	中間所得1		5,000円	5,000円	市町村民税課税以上33,000円未満
低所得2		5,000円	5,000円	5,000円	市町村民税非課税（本人収入が800,001円以上）
低所得1		2,500円	2,500円	2,500円	市町村民税非課税（本人収入が800,000円以下）
生活保護		0円	0円	0円	生活保護世帯

※1　高額治療継続者（「重度かつ継続」）の範囲については，以下のとおり。
　　①疾病，症状等から対象となる者
　　＊更生医療・育成医療…腎臓機能，小腸機能，免疫機能障害，心臓機能障害（心臓移植後の抗免疫療法に限る），肝臓の機能障害（肝
　　　臓移植後の抗免疫療法に限る）の者。
　　＊精神通院医療…統合失調症，躁うつ病・うつ病，てんかん，認知症等の脳機能障害，薬物関連障害（依存症等）の者，集中・継続的
　　　な医療を要する者として精神医療に一定以上の経験を有する医師が判断した者。
　　②疾病等にかかわらず，高額な費用負担が継続することから対象となる者…医療保険の多数該当の者。

（厚生労働省HP 自立支援医療制度の概要より）

①**対象となる障害**：視覚障害（白内障，先天性緑内障など），聴覚障害（先天性耳奇形など），言語障害（口蓋列など），肢体不自由（先天性股関節脱臼，脊椎側彎症など），内部障害（先天性心疾患，腎臓機能障害，肝臓機能障害，小腸機能障害，ＨＩＶによる免疫機能障害，その他の先天性内臓障害など）

②**利用者負担**：「自立支援医療における利用者負担の基本的な枠組み」（**図表2-12**）

(2)　**更生医療**

　身体障害者福祉法第４条に規定する身体障害者（18歳以上）で，その障害を除去・軽減する手術などの治療によって確実に効果が期待できる者に対して提供される，更生のために必要な自立支援医療費の支給。

①**対象となる障害**：視覚障害（白内障，瞳孔閉鎖など），聴覚障害（鼓膜穿孔など），言語障害（外傷性または手術後に生じる発音言語障

害など），肢体不自由（関節拘縮など），内部障害（先天性心疾患，腎臓機能障害，肝臓機能障害，小腸機能障害，ＨＩＶによる免疫機能障害など）

②**利用者負担**：「自立支援医療における利用者負担の基本的な枠組み」（**図表2-12**）

(3)　**精神通院医療**

　精神保健及び精神障害者福祉に関する法律第５条に規定する統合失調症，精神作用物質による急性中毒，その他の精神疾患（てんかんを含む）がある者で，通院による精神医療を継続的に要する病状にある者に対して，その通院医療に係る自立支援医療費の支給。

①**医療の範囲**：精神障害および精神障害に起因して生じた病態に対して病院または診療所に入院しないで行われる医療（通院医療）。症状がほとんど消失している患者であっても，軽快状態を維持し，再発を予防するためになお

図表2-13　自立支援医療費の給付額の算定例

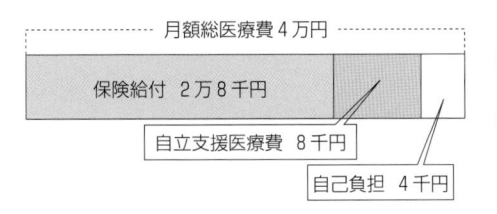

ケース1　・健康保険　3割負担　・月額総医療費　4万円　・1月当たりの負担額　5千円

月額総医療費4万円

保険給付　2万8千円	
自立支援医療費　8千円	
自己負担　4千円	

1月当たりの負担額5,000円　＞　月額総医療費の10／100　4,000円・・・A

障害者総合支援法第7条に基づき自立支援給付を行わない額（保険による給付額）

月額総医療費40,000円　×　保険の給付率70／100　＝28,000円・・・B

自立支援医療費として給付する額（月額総医療費－A－B）

　　　　　　　　　　　　　　　　　A　　　　　B
月額総医療費 40,000円　－　4,000円　－　28,000円　＝　　8,000円

ケース2　・特定疾病療養受療の認定者・月額総医療費　20万円・1月当たりの負担額　5千円

月額総医療費20万円

| 保険給付　19万円 |
| （7割給付14万円　＋　高額療養費5万円） |
| 自立支援医療費　5千円 |
| 自己負担　5千円 |

月額総医療費の10／100　20,000円　＞　1月当たりの負担額5,000円・・・A

障害者総合支援法第7条に基づき自立支援給付を行わない額（保険による給付額）

月額総医療費の3割 60,000円　＞　高額療養費の自己負担限度額 10,000円

月額総医療費 200,000円　－　高額療養費の自己負担限度額 10,000円
　　　　　　　　　　　　　　　　　　　　　　　　＝190,000円・・・B

自立支援医療費として給付する額（月額総医療費－A－B）

　　　　　　　　　　　　　　　　　A　　　　　B
月額総医療費 200,000円　－　5,000円　－　190,000円　＝　　5,000円

（「医療保険の特定疾病療養受療と自立支援医療を併用する者の自己負担について」平成18年6月13日障精発第0613001号・最終改正平成24年3月30日障精発第0330第1号より抜粋）

通院医療を続ける必要がある場合も含む。

②**対象となる精神疾患**：病状性を含む器質性精神障害，精神作用物質使用による精神および行動の障害，統合失調症，気分障害，てんかんなど

③**利用者負担**：「自立支援医療における利用者負担の基本的な枠組み」（**図表2-12**）参照

2．利用者負担

利用者の負担が過大とならないように，世帯の所得水準に応じて1月当たりの負担上限額が設定されています。ただし，この負担上限額が1月当たりの医療費の1割を超える場合は，自己負担は1割となります。なお，一定の負担能力があっても，継続的に相当額の医療費負担が生じる者〔高額治療継続者（いわゆる「重症かつ継続」）〕にも1月当たりの負担に上限額を設定し，負担の軽減策が講じられています（**図表2-12**）。給付額の算定例は**図表2-13**のとおりです。

なお，入院時の食事療養費と生活療養費（標準負担額相当）については，入院と通院の公平をはかる観点から原則自己負担になります。

2）感染症の予防及び感染症の患者に対する医療に関する法律（結核関係）（以下，感染症法）

感染症法は，新たな感染症が増えるなど時代の要請に応えるため，伝染病予防法，性病予防法，エイズ予防法を一本化したもので，平成19年（2007年）4月には結核予防法が廃止され，同法に取り込まれました。

結核の公費負担医療には2種類があり，主旨・目的の違いから，対象とする医療の範囲や公費負担の程度に差が設けられています。

(1) **一般患者に対する公費負担医療**：結核は慢性疾患ですので，入院勧告・入院措置以外の結核患者に対しても，その受療を促進し，適正な医療を普及する観点から公費負担医療が行われます。患者が社会保険各法の医療給付を受けることができる場合は，公費対象医療費の95％が公費負担で，残りの5％が患者負担となります（法第37条の2）（p.57　図表2-11参考例2，3）。

(2) **入院勧告または入院の措置の患者に対する公費負担医療**：都道府県知事は，結核のまん延防止のため，必要があると認めれば，結核の患者に対し30日以内の期間で結核指

定医療機関に入院し，またはその保護者に対しその結核患者を入院させるよう勧告することができます。勧告に従わない場合は，結核指定医療機関に強制的に入院させることができます（法第26条）。社会保険各法の医療給付が受けられる場合は，医療費のうち患者負担金相当と食事療養費の標準負担額相当が公費負担となります（法第37条）（**図表2-11 参考例1**）。

3）精神保健及び精神障害者福祉に関する法律

この法律は，精神保健対策として精神障害者の医療および保護を行い，その社会復帰を促進し，その発生の予防などに努めることによって精神障害者などの福祉の増進などを図ることを目的としています。医療費の公費負担および患者負担については，**図表2-11**の②と同じです。

〔措置入院患者に対する公費負担医療〕

精神障害のために自身を傷つけたり，または他人に害を及ぼすおそれがある人を，本人の意思にかかわらず，強制的に入院させる措置のため公共性が高く，このため患者が社会保険各法の医療給付を受けることができる場合は入院に要する費用の患者負担相当額が原則として公費負担されますが，患者側に一定以上の所得税の課税ある場合は，入院に要する費用の一部額について費用を徴収することができます。

4）難病に係る医療費助成制度

従前の「特定疾患治療研究事業」（厚生科学研究費補助金）は法律に基づかない予算事業で実施されてきましたが，平成26年（2014年）5月に新しい難病対策が法定化〔「難病の患者に対する医療等に関する法律」（難病法）（平成26

年5月30日法律第50号）〕され，平成27年（2015年）1月から実施されました。指定難病患者の医療費の負担軽減を図るため，その医療費の自己負担分の一部を助成する制度です。

（1）指定難病の指定

①発病の機構が明らかでない，②治療方法が確立していない，③希少な疾病である，④当該疾病にかかることにより長期にわたり療養を必要とするもの——を**難病**と言います。

難病のうち，次のいずれの要件も満たし，厚生労働大臣が指定した疾病が**指定難病**（難病法第5条第1項）です。

・患者数が一定の人数（人口の0.1％程度以下）に達しないこと
・難病の診断に関し客観的な指標による一定の基準（またはそれに準ずるもの）が確立されていること

難病の患者の置かれている状況からみて，難病の患者に対する良質かつ適切な医療の確保を図る必要性が高いものとして，厚生労働大臣が厚生科学審議会の意見を聴いて指定するものを言います。

（2）難病に係る医療費助成の対象疾病

従前の「特定疾患治療研究事業の対象疾患」は56疾患でしたが，難病法第4条（特定医療費の支給）に基づく新医療費助成制度のもとでは，医療費助成の対象疾病となる指定難病が拡大され，医療費が助成されました。

指定追加は，第一次実施分は113疾病を検討の対象としましたが，従前の「特定疾患治療研究事業の対象疾患」のうち，スモン・難治性肝炎のうち劇症肝炎・重症急性膵炎の3疾病を指定の要件に該当しないとして除外し，110疾病を指定難病として指定し，医療費助成の対象疾病としました（2015年1月1日適用）。

以降，順次対象疾病は拡大されました。

2024年4月からは，次の3疾病について指定難病と指定し，医療費の助成が開始されました。

・MECP2重複症候群（339）
・線毛機能不全症候群（カルタゲナー症候群を含む）（340）
・TRPV4異常症（341）　　　（**図表2-14**）

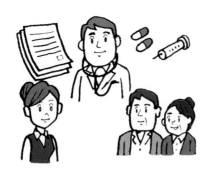

(3) 難病に係る医療費助成の対象患者

　難病に係る医療費助成の対象患者は，対象疾病に罹患している患者であって，①その病状の程度が「診断基準」および「重症度分類」を満たす者（高額かつ長期），もしくは②その病状の程度が「重症度分類」を満たさない場合でも，高額な医療を継続することが必要な者※──のいずれかに該当する場合であって，特定医療を受ける必要があるものです。

> ※高額な医療を継続することが必要な者（軽症高額）：「月ごとの医療費総額が33,330円を超える月が年間3回以上となる者」。例えば医療保険の自己負担割合が3割の場合，医療費の自己負担額が10,000円以上の月が年間3回以上となる者。

(4) 難病に係る患者負担

① 難病患者への新たな医療費（特定医療費）の患者負担は，難病の特性を踏まえて，負担割合を従前の3割から2割に軽減し，所得に応じて自己負担限度額を設定しています〔図表2-15（原則）〕。なお，70歳以上の者のうち，医療保険で1割または2割の負担割合が適用される者については，その者に適用される医療負担割合と同一となります。

② 症状が変動し入退院を繰返す等の難病の特性に配慮し，外来・入院の区別を設定していません。

③ 医療費助成の対象となった者で，高額な医療が長期的に継続する者については，その負担に配慮し，負担の軽減措置を講じています。なお，「高額な医療が長期的に継続する者」とは，「月ごとの医療費が50,000円を超える月が年間6回以上となる者」（例えば医療保険の自己負担割合が2割の場合，医療費の自己負担額が10,000円を超える月が年間6回以上となる者）です。

④ 人工呼吸器その他の生命維持管理装置を装着している者であって，継続して常時生命維持管理装置を装置する必要があり，日常生活動作が著しく制限される者については負担の更なる軽減措置を講じています（所得区分にかかわらず月額1,000円）。

⑤ 受診した複数の医療機関等の自己負担をすべて合算したうえで自己負担限度額を適用します。なお，「医療機関等」とは，薬局での

保険調剤，医療保険における訪問看護ステーションが行う訪問看護を含みます。

⑥ 同一世帯内に複数の難病の医療費助成の対象患者がいる場合，負担が増えないよう，世帯内の対象患者の人数で自己負担限度額を按分します。

⑦ 入院時の標準的な食事療養および生活療養に係る負担については，患者負担とします。

⑧ 難病法の施行前に特定疾患治療研究事業で対象とされてきた特定疾患のうち，※1指定難病以外の疾患及び※2新たに追加された特定疾患については，治療がきわめて困難であり，かつ，その医療費も高額であるため，特定疾患治療研究事業を推進することにより当該患者の医療費の負担軽減することになっています。

　すなわち，医療費の自己負担額については，原則として都道府県が医療機関に対し，治療研究に必要な費用として交付（支払）することになります。

> ※1 スモン，難治性の肝炎のうち劇症肝炎，重症急性膵炎
> ※2 プリオン病（ヒト由来乾燥硬膜移植によるクロイツフェルト・ヤコブ病に限る）
> 重症多形滲出性紅斑（急性期）（難治性の肝炎のうち劇症肝炎および重症急性膵炎については，平成27年1月以降，新規申請をすることができません）

(5) 難病に係る医療費助成の支給認定に必要な書類など

　医療費助成の支給認定を受けるためには，次のような書類が必要となります。

　①特定医療費の申請書（都道府県に申請），②難病指定医により記載された診断書（臨床調査個人票），③住民票，④世帯の所得を確認できる書類，⑤被保険者証など（写し），⑥医療保険の所得区分確認書類（同意書），⑦その他（人工呼吸器等装着者であることを証明する書類など）。

　支給認定患者は，各都道府県から交付された「医療受給者証」を指定医療機関に提示して指定特定医療を受け，この医療を受けた場合に医療助成が行われます。

【あ】

アイカルディ症候群(135)
アイザックス症候群(119)
IgA 腎症(66)
IgG4関連疾患(300)
亜急性硬化性全脳炎(24)
悪性関節リウマチ(46)
アジソン病(83)
アッシャー症候群(303)
アトピー性脊髄炎(116)
アペール症候群(182)
アラジール症候群(297)
α_1−アンチトリプシン欠乏症(231)
アルポート症候群(218)
アレキサンダー病(131)
アンジェルマン症候群(201)
アントレー・ビクスラー症候群(184)
イソ吉草酸血症(247)
一次性ネフローゼ症候群(222)
一次性膜性増殖性糸球体腎炎(223)
1p36欠失症候群(197)
遺伝性自己炎症疾患(325)
遺伝性ジストニア(120)
遺伝性周期性四肢麻痺(115)
遺伝性膵炎(298)
遺伝性鉄芽球性貧血(286)
VATER 症候群(173)
ウィーバー症候群(175)
ウィリアムズ症候群(179)
ウィルソン病(171)
ウエスト症候群(145)
ウェルナー症候群(191)
ウォルフラム症候群(233)
ウルリッヒ病(29)
HTRA1関連脳小血管症(123)
HTLV −1関連脊髄症(26)
ATR − X 症候群(180)
エーラス・ダンロス症候群(168)
エプスタイン症候群(287)
エプスタイン病(217)
エマヌエル症候群(204)
MECP2重複症候群(339)
遠位型ミオパチー(30)
黄色靱帯骨化症(68)
黄斑ジストロフィー(301)
大田原症候群(146)
オクシピタル・ホーン症候群(170)
オスラー病(227)
オリーブ橋小脳萎縮症(17)

【か】

カーニー複合(232)
海馬硬化を伴う内側側頭葉てんかん(141)
潰瘍性大腸炎(97)
下垂体性 ADH 分泌異常症(72)
下垂体性ゴナドトロピン分泌亢進症(76)
下垂体性成長ホルモン分泌亢進症(77)
下垂体性 TSH 分泌亢進症(73)
下垂体性 PRL 分泌亢進症(74)
下垂体前葉機能低下症(78)
家族性高コレステロール血症(ホモ接合体)(79)
家族性地中海熱(266)
家族性低 β リポタンパク血症 1 （ホモ接合体）(336)
家族性良性慢性天疱瘡(161)

カナバン病(307)
化膿性無菌性関節炎・壊疽性膿皮症・アクネ症候群(269)
歌舞伎症候群(187)
ガラクトース−1−リン酸ウリジルトランスフェラーゼ欠損症(258)
カルニチン回路異常症(316)
肝型糖原病(257)
間質性膀胱炎（ハンナ型）(226)
環状20番染色体症候群(150)
完全大血管転位症(209)
眼皮膚白皮症(164)
偽性副甲状腺機能低下症(236)
ギャロウェイ・モワト症候群(219)
球脊髄性筋萎縮症(1)
急速進行性糸球体腎炎(220)
強直性脊椎炎(271)
巨細胞性動脈炎(41)
巨大静脈奇形（頚部口腔咽頭びまん性病変）(279)
巨大動静脈奇形（頚部顔面又は四肢病変）(280)
巨大膀胱短小結腸腸管蠕動不全症(100)
巨大リンパ管奇形(278)
筋萎縮性側索硬化症(2)
筋型糖原病(256)
筋ジストロフィー(113)
クッシング病(75)
クリオピリン関連周期熱症候群(106)
クリッペル・トレノネー・ウェーバー症候群(281)
クルーゾン症候群(181)
グルコーストランスポーター1欠損症(248)
グルタル酸血症1型(249)
グルタル酸血症2型(250)
クロイツフェルト・ヤコブ病(23)
クロウ・深瀬症候群(16)
クローン病(96)
クロンカイト・カナダ症候群(289)
痙攣重積型（二相性）急性脳症(129)
劇症肝炎（難治性肝炎のうち劇症肝炎）
結節性硬化症(158)
結節性多発動脈炎(42)
血栓性血小板減少性紫斑病(64)
ゲルストマン・ストロイスラー・シャインカー病(23)
限局性皮質異形成(137)
原発性高カイロミクロン血症(262)
原発性硬化性胆管炎(94)
原発性抗リン脂質抗体症候群(48)
原発性側索硬化症(4)
原発性胆汁性胆管炎(93)
原発性免疫不全症候群(65)
顕微鏡的多発血管炎(43)
高 IgD 症候群(267)
好酸球性消化管疾患(98)
　・新生児−乳児食物蛋白誘発胃腸炎
好酸球性多発血管炎性肉芽腫症(45)
好酸球性副鼻腔炎(306)
抗糸球体基底膜腎炎(221)
後縦靱帯骨化症(69)
甲状腺ホルモン不応症(80)
拘束型心筋症(59)
高チロシン血症1型(241)
高チロシン血症2型(242)

高チロシン血症3型(243)
後天性赤芽球癆(283)
膠状滴状角膜ジストロフィー(332)
広範脊柱管狭窄症(70)
コケイン症候群(192)
コステロ症候群(104)
骨形成不全症(274)
5p 欠失症候群(199)
コフィン・シリス症候群(185)
コフィン・ローリー症候群(176)
混合性結合組織病(52)

【さ】

鰓耳腎症候群(190)
再生不良性貧血(60)
再発性多発軟骨炎(55)
左心低形成症候群(211)
サルコイドーシス(84)
三尖弁閉鎖症(212)
三頭酵素欠損症(317)
CFC 症候群(103)
シェーグレン症候群(53)
色素性乾皮症(159)
自己貪食空胞性ミオパチー(32)
自己免疫性肝炎(95)
自己免疫性後天性凝固因子欠乏症(288)
自己免疫性溶血性貧血(61)
シトステロール血症(260)
シトリン欠損症(318)
紫斑病性腎炎(224)
脂肪萎縮症(265)
シャイ・ドレーガー症候群(17)
若年性特発性関節炎(107)
若年発症型両側性感音難聴(304)
シャルコー・マリー・トゥース病(10)
重症急性膵炎
重症筋無力症(11)
修正大血管転位症(208)
ジュベール症候群関連疾患(177)
シュワルツ・ヤンペル症候群(33)
徐波睡眠期持続性棘徐波を示すてんかん性脳症(154)
神経細胞移動異常症(138)
神経軸索スフェロイド形成を伴う遺伝性びまん性白質脳症(125)
神経線維腫症 I 型(34)
神経線維腫症 II 型(34)
神経有棘赤血球症(9)
進行性核上性麻痺(5)
進行性家族性肝内胆汁うつ滞症(338)
進行性骨化性線維異形成症(272)
進行性多巣性白質脳症(25)
進行性白質脳症(308)
進行性ミオクローヌスてんかん(309)
心室中隔欠損を伴う肺動脈閉鎖症(214)
心室中隔欠損を伴わない肺動脈閉鎖症(213)
スタージ・ウェーバー症候群(157)
スティーヴンス・ジョンソン症候群(38)
スミス・マギニス症候群(202)
スモン
脆弱 X 症候群(206)
脆弱 X 症候群関連疾患(205)
成人発症スチル病(54)
脊髄空洞症(117)
脊髄小脳変性症(多系統萎縮症を除く)(18)
脊髄髄膜瘤(118)

※　括弧内の数字は告示番号。赤色の文字の疾病は特定疾患治療研究事業の対象疾病です。
※　赤色下線は2024年4月から新たに対象になったものと名称が変更されたものです。

脊髄性筋萎縮症(3)
セピアプテリン還元酵素(SR)欠損症(319)
前眼部形成異常(328)
線条体黒質変性症(17)
全身性アミロイドーシス(28)
全身性エリテマトーデス(49)
全身性強皮症(51)
先天異常症候群(310)
先天性横隔膜ヘルニア(294)
先天性核上性球麻痺(132)
先天性気管狭窄症／先天性声門下狭窄症(330)
先天性魚鱗癬(160)
先天性筋無力症候群(12)
先天性グリコシルホスファチジルイノシトール（GPI）欠損症(320)
先天性三尖弁狭窄症(311)
先天性腎性尿崩症(225)
先天性赤血球形成異常性貧血(282)
先天性僧帽弁狭窄症(312)
先天性大脳白質形成不全症(139)
先天性肺静脈狭窄症(313)
先天性副甲状腺低形成症(82)
先天性副腎皮質酵素欠損症(81)
先天性ミオパチー(111)
先天性無痛無汗症(130)
先天性葉酸吸収不全(253)
前頭側頭葉変性症(127)
線毛機能不全症候群（カルタゲナー症候群も含む）(340)
早期ミオクロニー脳症(147)
総動脈幹遺残症(207)
総排泄腔遺残(293)
総排泄腔外反症(292)
ソトス症候群(194)

【た】
第14番染色体父親性ダイソミー症候群(200)
ダイアモンド・ブラックファン貧血(284)
大脳皮質基底核変性症(7)
大理石骨病(326)
高安動脈炎(40)
多系統萎縮症(17)
　（1）線条体黒質変性症(17)
　（2）オリーブ橋小脳萎縮症(17)
　（3）シャイ・ドレーガー症候群(17)
タナトフォリック骨異形成症(275)
多発血管炎性肉芽腫症(44)
多発性硬化症／視神経脊髄炎(13)
多発性嚢胞腎(67)
多脾症候群(188)
タンジール病(261)
単心室症(210)
弾性線維性仮性黄色腫(166)
胆道閉鎖症(296)
致死性家族性不眠症(23)
遅発性内リンパ水腫(305)
チャージ症候群(105)
中隔視神経形成異常症／ドモルシア症候群(134)
中毒性表皮壊死症(39)
腸管神経節細胞僅少症(101)
TNF受容体関連周期性症候群(108)
TRPV4異常症(341)
低ホスファターゼ症(172)
天疱瘡(35)

特発性拡張型心筋症(57)
特発性間質性肺炎(85)
特発性基底核石灰化症(27)
特発性血小板減少性紫斑病(63)
特発性血栓症（遺伝性血栓性素因によるものに限る)(327)
特発性大腿骨頭壊死症(71)
特発性多中心性キャッスルマン病(331)
特発性門脈圧亢進症(92)
特発性後天性全身性無汗症(163)
ドラベ症候群(140)

【な】
中條・西村症候群(268)
那須・ハコラ病(174)
軟骨無形成症(276)
難治性の肝炎のうち劇症肝炎
難治頻回部分発作重積型急性脳炎(153)
22q11.2欠失症候群(203)
乳幼児肝巨大血管腫(295)
尿素サイクル異常症(251)
ヌーナン症候群(195)
ネイルパテラ症候群（爪膝蓋骨症候群）／LMX1B関連腎症(315)
ネフロン癆(335)
脳クレアチン欠乏症候群(334)
脳腱黄色腫症(263)
脳内鉄沈着神経変性症(121)
脳表ヘモジデリン沈着症(122)
膿疱性乾癬(汎発型)(37)
嚢胞性線維症(299)

【は】
パーキンソン病(6)
バージャー病(47)
VATER症候群(173)
肺静脈閉塞症／肺毛細血管腫症(87)
肺動脈性肺高血圧症(86)
肺胞蛋白症(自己免疫性又は先天性)(229)
肺胞低換気症候群(230)
ハッチンソン・ギルフォード症候群(333)
バッド・キアリ症候群(91)
ハンチントン病(8)
PCDH19関連症候群(152)
非ケトーシス型高グリシン血症(321)
肥厚性皮膚骨膜症(165)
非ジストロフィー性ミオトニー症候群(114)
皮質下梗塞と白質脳症を伴う常染色体優性脳動脈症(124)
肥大型心筋症(58)
ビタミンD依存性くる病／骨軟化症(239)
ビタミンD抵抗性くる病／骨軟化症(238)
左肺動脈右肺動脈起始症(314)
ビッカースタッフ脳幹脳炎(128)
非典型溶血性尿毒症症候群(109)
非特異性多発性小腸潰瘍症(290)
皮膚筋炎／多発性筋炎(50)
表皮水疱症(36)
ヒルシュスプルング病（全結腸型又は小腸型)(291)
ファイファー症候群(183)
ファロー四徴症(215)
ファンコニ貧血(285)
封入体筋炎(15)
フェニルケトン尿症(240)
複合カルボキシラーゼ欠損症(255)
副甲状腺機能低下症(235)

副腎白質ジストロフィー(20)
副腎皮質刺激ホルモン不応症(237)
ブラウ症候群(110)
プラダー・ウィリ症候群(193)
プリオン病(23)
　（1）クロイツフェルト・ヤコブ病(23)
　（2）ゲルストマン・ストロイスラー・シャインカー病(23)
　（3）致死性家族性不眠症(23)
プリオン病（ヒト由来乾燥硬膜移植によるクロイツフェルト・ヤコブ病に限る）
プロピオン酸血症(245)
閉塞性細気管支炎(228)
ベーチェット病(56)
β－ケトチオラーゼ欠損症(322)
ベスレムミオパチー(31)
ペリー病(126)
ペルオキシソーム病(副腎白質ジストロフィーを除く)(234)
片側巨脳症(136)
片側痙攣・片麻痺・てんかん症候群(149)
芳香族L－アミノ酸脱炭酸酵素欠損症(323)
発作性夜間ヘモグロビン尿症(62)
ホモシスチン尿症(337)
ポルフィリン症(254)

【ま】
マリネスコ・シェーグレン症候群(112)
マルファン症候群／ロイス・ディーツ症候群(167)
慢性炎症性脱髄性多発神経炎／多巣性運動ニューロパチー(14)
慢性血栓塞栓性肺高血圧症(88)
慢性再発性多発性骨髄炎(270)
慢性特発性偽性腸閉塞症(99)
ミオクロニー欠神てんかん(142)
ミオクロニー脱力発作を伴うてんかん(143)
ミトコンドリア病(21)
無虹彩症(329)
無脾症候群(189)
無βリポタンパク血症(264)
メープルシロップ尿症(244)
メチルグルタコン酸尿症(324)
メチルマロン酸血症(246)
メビウス症候群(133)
メンケス病(169)
網膜色素変性症(90)
もやもや病(22)
モワット・ウィルソン症候群(178)

【や】
ヤング・シンプソン症候群(196)
遊走性焦点発作を伴う乳児てんかん(148)
4p欠失症候群(198)

【ら】
ライソゾーム病(19)
ラスムッセン脳炎(151)
ランドウ・クレフナー症候群(155)
リジン尿性蛋白不耐症(252)
両大血管右室起始症(216)
リンパ脈管筋腫症(89)
リンパ管腫症／ゴーハム病(277)
類天疱瘡（後天性表皮水疱症を含む）(162)
ルビンシュタイン・テイビ症候群(102)
レーベル遺伝性視神経症(302)
レシチンコレステロールアシルトランス

			フェラーゼ欠損症(259)				**【特定疾患治療研究事業】**		難治性の肝炎のうち劇症肝炎
			レット症候群(156)				重症急性膵炎		プリオン病(ヒト由来乾燥硬膜移植によ
			レノックス・ガストー症候群(144)				スモン		るクロイツフェルト・ヤコブ病に限る)
			ロスムンド・トムソン症候群(186)						
			肋骨異常を伴う先天性側弯症(273)						

図表２-15⑴　難病に係る医療費助成における自己負担上限額（月額）

(2024年4月現在)（単位：円）

階　層 区　分	階層区分の基準 〔（　）内の数字は，夫婦2人 世帯の場合における年収の目安〕		患者負担割合：2割		
			自己負担上限額（外来＋入院）		
			一般	高額かつ 長期(※1)	人工呼吸器等装着者
生活保護	―		0	0	0
低所得Ⅰ	市町村民税 非課税（世帯）	本人年収～80万円	2,500	2,500	1,000
低所得Ⅱ		本人年収80万円超～	5,000	5,000	
一般所得Ⅰ	市町村民税　課税以上7.1万円未満 （約160万円～約370万円）		10,000	5,000	
一般所得Ⅱ	市町村民税　7.1万円以上25.1万円未満 （約370万円～約810万円）		20,000	10,000	
上位所得	市町村民税　25.1万円以上 （約810万円～）		30,000	20,000	
入院時の食費			全額自己負担		

※1　「高額かつ長期」とは，月ごとの医療費総額が5万円を超える月が年間6回以上ある者（例えば医療保険の2割負担の場合，医療費の自己負担が1万円を超える月が年間6回以上）。

図表２-15⑵　自己負担上限額の負担の考え方

例1）　一般所得Ⅰの者が自己負担上限額（月額：1万円）まで負担する場合

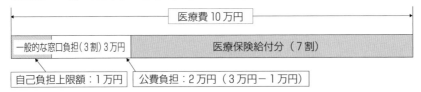

例2）　一般所得Ⅰの者が医療費の2割まで負担する場合

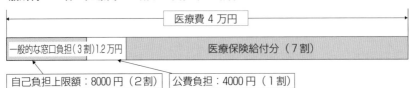

5）小児慢性特定疾病に係る医療費助成制度（小児慢性特定疾病医療費助成）

小児慢性疾患のうち，小児がんなどの特定の疾患については，その治療が長期間にわたり，医療費の負担も高額になることから，患者家庭の医療費の負担軽減を図るなどをするため，昭和49年（1974年）以来，厚生省厚生事務次官通知により「小児慢性特定疾患治療研究事業」が実施されてきました。

この従前の「小児慢性特定疾患治療研究事業」は，児童福祉法に基づく法律補助であるものの裁量的経費で実施されてきましたが，平成26年（2014年）に行われた児童福祉法の改正により，「小児慢性特定疾病に係る新たな医療費助成制度」が創設され，平成27年（2015年）1月から実施されました。

(1)　小児慢性特定疾病に係る医療費助成の対象疾患および対象患者

①　医療費助成の対象疾病

新しい医療費助成の対象疾病は，これまでの

考え方を踏まえ，①慢性に経過する疾病であること，②生命を長期にわたって脅かす疾患であること，③症状や治療が長期にわたって生活の質を低下させる疾患であること，④長期にわたって高額な医療費の負担が続く疾患であること──の４項目を考慮して選定されました。

従前の「小児慢性特定疾患治療研究事業」での対象疾患は11疾患群514疾患でしたが，医療費助成の対象疾病として選定された疾病は14疾病群760疾病（704疾病56包括疾病）となり，児童福祉法第６条の２第１項の規定に基づき，厚生労働大臣により新たな「小児慢性特定疾病」として告示されていました。

その後，2017年度実施分として，「小児慢性特定疾患児への支援の在り方に関する専門委員会」では14疾病について小児慢性特定疾病の要件を満たすと判断し，また，これまで他の小児慢性特定疾病に含まれる疾病として医療費助成の対象としていた４疾病についても疾病の性質上，明示化しました。

以降，順次対象疾病は拡大されました。

2021年度実施分として，29疾病を小児慢性特定疾病の要件を満たすとしましたが，うち４疾病を類似疾病と統合して１疾病とし26疾病について，2021年11月から医療費助成の対象としました。〔16疾患群845疾病（788疾病57包括疾病）〕（**図表２-16　小児慢性特定疾病群**）。

②　医療費助成の対象患者

医療費助成の対象患者は，①児童（18歳未満）であって，小児慢性特定疾病に罹患し，その疾病の状態が厚生労働大臣が定める疾病の状態の程度（認定基準）であると認められる者，②18歳に達する日前から医療費助成の対象となっており，以降も引き続き治療が必要と認められる場合には20歳になる前日までの者，です。

(2)　小児慢性特定疾病に係る患者負担

①　医療費助成の患者負担については，小児慢性特定疾病の特性を踏まえて，負担割合を従前の３割（就学前児童は２割）から２割に軽減し，所得に応じた自己負担限度額を設定しています（**図表２-17「小児慢性特定疾病に係る医療費助成における自己負担上限額（月額）」**）。

②　医療費助成の対象となった者で，「高額な

図表２-16　小児慢性特定疾病群　（2024年4月現在）

①悪性新生物		91疾病
②慢性腎疾患		51疾病
③慢性呼吸器疾患		14疾病
④慢性心疾患		99疾病
⑤内分泌疾患		92疾病
⑥膠原病		24疾病
⑦糖尿病		7疾病
⑧先天性代謝異常		138疾病
⑨血液疾患		52疾病
⑩免疫疾患		56疾病
⑪神経・筋疾患		100疾病
⑫慢性消化器疾患		44疾病
⑬染色体又は遺伝子に変化を伴う症候群		35疾病
⑭皮膚疾患		16疾病
⑮骨系統疾患		17疾病
⑯脈管系疾患		9疾病

「児童福祉法第6条の2第1項の規定に基づき厚生労働大臣が定める小児慢性特定疾病及び同条第2項の規定に基づき当該小児慢性特定疾病ごとに厚生労働大臣が定める疾病の状態の程度」平成26年12月18日厚生労働省告示第475号（令和3年11月1日改正）（疾病名は多数のため省略。845疾病）

医療が長期的に継続する者」または「重症患者基準に適合する者」についてはその負担に配慮し負担の軽減措置を講じています。なお，「高額な医療が長期的に継続する者」とは，「月ごとの医療費が50,000円を超える月が年間６回以上となる者」（例えば医療保険の自己負担割合が２割の場合，自己負担額が10,000円超の月が年間６回以上となる者）です。

③　人工呼吸器など，常時，生命維持装置を装着しており日常生活が著しく制限される者については，負担のさらなる軽減措置を講じています（所得区分にかかわらず月額500円）。

④　受診した複数の医療機関等の自己負担をすべて合算したうえで，自己負担上限額を適用します。なお，「医療機関等」とは，薬局での保険調剤，医療保険における訪問看護ステーションが行う訪問看護を含みます。

⑤　同一世帯内に難病や小児慢性特定疾病の医療費助成の対象患児が複数いる場合，患者が複数となっても世帯の負担が増えないよう，世帯内の対象患児の人数を勘案して自己負担上限額を按分します。

⑥　入院時の標準的な食事療養に係る負担については，1食につき，その額の1／2を自己負担とし，残りの1／2を公費負担とします。

⑦　症状が変動し入退院を繰り返す難病の特性に配慮し，外来・入院の区別はありません。

〔自己負担上限額の按分方法〕

前述⑤の同一世帯内に難病や小児慢性特定疾病の患者が存在する場合，世帯の負担限度額が増えないよう按分します。

> 各患者の負担限度額＝患者本人の負担限度額×（世帯で最も高い者の負担限度額÷世帯における負担限度額の総額）
> 〔世帯の負担限度額（按分した額）の合計は，「世帯で最も高い者の負担限度額」と同じになる〕

以下に，具体例を挙げます。なお，世帯の所得階層が上位の場合とし，（ ）内の金額は自己負担限度額を示します。

例1）Aさん（難病「原則：3万円」），Bさん（難病「高額かつ長期：2万円」）の世帯の場合
Aさん：3万円×（3万円÷5万円）＝18,000円
Bさん：2万円×（3万円÷5万円）＝12,000円
世帯の総額3万円

例2）Cさん（難病「高額かつ長期：2万円」），Dさん（小慢「原則：1.5万円」），Eさん（小慢「高額かつ長期：1万円」）の世帯の場合
Cさん：2万円×（2万円÷4.5万円）＝8,880円
Dさん：1.5万円×（2万円÷4.5万円）＝6,660円
Eさん：1万円×（2万円÷4.5万円）＝4,440円
世帯の総額19,980円

6）肝炎ウイルスに起因する肝炎治療および肝がん・重度肝硬変治療に対する医療費助成

肝炎ウイルスに感染し，あるいは肝炎に罹患した者が多数あり，肝炎が国内最大の感染症となっています。

肝炎は，適切な治療を行わないまま放置すると慢性化し，肝硬変，肝がんといった重篤な疾患に進行するおそれがあるといわれ，肝炎患者に対する良質かつ適切な医療の提供を確保するなどの目的のため「肝炎対策基本法」（平成21年12月4日法律第97号）が制定されています。また，肝炎ウイルスに起因する肝がん・重度肝硬変患

キーワード

医療費通知：保険者が医療機関に支払った医療費の金額を被保険者，被扶養者本人に文書で通知すること。患者のコスト意識の喚起，医療機関による架空請求の抑止など，医療費適正化の一環として行われています。

者の特徴を踏まえ，患者の医療費の負担軽減を図り，患者からの臨床データの収集等を目的とした「がん対策基本法」（平成18年6月23日法律第98号）が制定されています。

（1）ウイルス性肝炎治療に対する医療費助成

ウイルス性肝炎に対する抗ウイルス治療については，月額の医療費が高額になること，また長期間に及ぶ治療による累積の医療費が高額となることから，早期治療の促進などのため，B型ウイルス性肝炎およびC型ウイルス性肝炎の治療に対する医療費助成が平成20年（2008年）度から開始されました。

現在のウイルス性肝炎医療費助成制度（肝炎治療特別促進事業）は次のとおりとなっています。

①実施主体：都道府県（保健所）
②対象者：B型・C型ウイルス性肝炎患者
③対象医療：
《B型慢性肝疾患に対する治療》
・インターフェロン治療
・ペグインターフェロン製剤単独療法
・核酸アナログ製剤治療
《C型慢性肝疾患に対する治療》
・インターフェロン（単剤療法）
・ペグインターフェロンとリバビリンとの併用療法
・ペグインターフェロンとリバビリン・テラプレビルとの3剤併用療法
・ペグインターフェロンとリバビリン・シメプレビルとの3剤併用療法
④自己負担限度額（月額）：
原則1万円〔世帯の市町村民税（所得割）課税年額が235,000円以上（上位所得者層の者）の場合：2万円〕

（2）肝炎ウイルスに起因する肝がん・重度肝硬変治療に対する医療費助成

肝炎ウイルスによる肝がん・重度肝硬変は，肝炎ウイルスに感染してから，慢性肝炎，肝硬変を経て進行していく一連の病態の最終段階であり，その間に患者は長い期間にわたって肉体的，精神的，経済的な負担が強いられます。

「がん対策基本法」では，肝硬変および肝がんの患者に対する支援のあり方の検討など肝炎の克服に向けた取組を一層進めていくものとさ

図表2-17　小児慢性特定疾病に係る医療費助成における自己負担上限額（月額）

(2024年4月現在)(単位：円)

階層区分	階層区分の基準〔（　）内の数字は，夫婦2人子1人世帯の場合における年収の目安〕		自己負担上限額（患者負担割合：2割，外来＋入院）		
			一般	重症(※1)	人工呼吸器等装着者（※2）
生活保護	———		0		
低所得Ⅰ	市町村民税非課税（世帯）	本人年収〜80万円	1,250		500
低所得Ⅱ		本人年収80万円超	2,500		
一般所得Ⅰ	市町村民税　課税以上7.1万円未満（約200万円〜約430万円）		5,000	2,500	
一般所得Ⅱ	市町村民税　7.1万円以上25.1万円未満（約430万円〜約850万円）		10,000	5,000	
上位所得	市町村民税　25.1万円以上（約850万円〜）		15,000	10,000	
入院時の食費			1/2自己負担		

※1　重症とは，①高額な医療が長期的に継続する者（医療費総額が5万円／月（例えば医療保険の2割負担の場合，医療費の自己負担が1万円／月）を超える月が年間6回以上ある場合），②重症患者基準に適合する者，のいずれかに該当。

※2　人工呼吸器等装置者とは，人工呼吸器，体外式補助人工心臓等を一日中装着しており，離脱の見込みがない者。

れており，患者の医療費の負担の軽減を図り，患者からの臨床データの収集，肝がん・重度肝硬変の予後の改善，肝がんの再発の抑制などを目指した，肝がん・重度肝硬変の治療研究を促進するため，「肝がん・重度肝硬変治療研究促進事業」を構築することになりました。（平成30年12月から実施）

①実施主体：都道府県

②対象者：B型・C型肝炎ウイルスに起因する肝がん・重度肝硬変入院医療に関し医療保険各法または高齢者の医療の確保に関する法律の規定による給付を受けている者

・所得制限：年収約370万円未満を対象

※健保の標準報酬月額28万円未満
※国保の年間所得210万円以下

> 70歳未満…医療保険者（介護保険法第7条第7項）が発行する限度額適用認定証または限度額適用・標準負担額減額認定証の所得区分の適用区分が「エ」または「オ」に該当する者
> 70歳以上75歳未満…医療保険者が発行する高齢受給者証の一部負担金の割合が2割とされている者
> 75歳以上…後期高齢者医療被保険者証の一部負担金の割合が1割とされている者（65歳以上75歳未満であって後期高齢者医療制度に加入している者のうち，後期高齢者医療被保険者の一部負担金の割合が1割とされている者を含む）

・研究に協力することに同意し，臨床調査個人票および同意書を提出した者

③対象医療：B型・C型肝炎が原因の肝がん・重度肝硬変と診断されていること（入院・外来）

④自己負担限度額（月額）：1万円

入院・外来ともに，過去24か月間で高額療養費限度額を超えた2月目から助成対象

7）生活保護法による医療扶助

生活保護法には，次の8つの扶助が定められ

ています。①生活扶助，②教育扶助，③住宅扶助，④医療扶助，⑤介護扶助，⑥出産扶助，⑦生業扶助，⑧葬祭扶助（生活保護法第11条）

医療扶助の実施は，要保護者の申請により，福祉事務所が要保護者の収入・資産の状況など生活の困窮度や，医療提供の必要性を調査したうえで行われます。対象者には「医療券」が発行され，保険医療機関に提出して，医療を受けることができます。

生活保護法による医療扶助と各健康保険法との関係は，各社会保険が優先し，患者自己負担相当分について生活保護が適用されます。なお，この場合，国民健康保険法との併用は行われないこととなっています。

8）その他

そのほかに，各種の公費負担医療が実施されていますが，省略します。

健康保険法，国民健康保険法などにおける給付割合は図表2-4(1)（p.40，41）のとおりですが，公費負担医療が適用になった場合は診療費全体が併用の適用になる場合と特定の診療費（診療費全体のうち，投薬，注射，検査などを限定）のみが併用となる場合があります。

このように併用の種類によって患者負担金の計算方法がそれぞれあるので，医事課担当者は，これを十分に理解して計算を行ったり，またコンピュータ処理を行う場合は正しい入力を行わなければなりません。

3．療養担当規則

1 療養の給付

　療養の給付は，被保険者が病気にかかりまたは負傷したとき保険医療機関を通じて，医療サービスを給付することです。

　この療養の給付をするにあたっては，保険医療機関および保険医は，健康保険法第70条（**保険医療機関の責務**），同法第72条（**保険医の責務**）の定めを遵守して，療養の給付を担当し，診療にあたらなければならないとなっています。これらの法律に基づき「**保険医療機関及び保険医療養担当規則**」（療養担当規則）（昭32．4．30厚生省令第15号）が制定され，療養の給付を実施するための基本原則となっています。国民健康保険法においては，健康保険法を準用することとなっています。

　また，「高齢者の医療の確保に関する法律」においては，健康保険と同様に，保険医療機関等または保険医等は，同法第65条（保険医療機関等の責務）の定めを遵守して，同法第71条（療養の給付に関する基準）に従い，後期高齢者医療の療養の給付を取扱い，担当しなければならないとの定めになっています。

(1) 療養の給付の範囲

　保険医療機関が担当する療養の給付および被保険者などが受けることができる療養の範囲は，次のように定められています。①診察，②薬剤または治療材料の支給，③処置・手術その他の治療，④居宅における療養上の管理およびその療養に伴う世話その他の看護，⑤病院または診療所への入院およびその療養に伴う世話その他の看護（健康保険法第63条，療養担当規則第1条）。

　診療に係る一般的方針として，保険医の診療は一般に医師として診療の必要があると認められる疾病または負傷に対し，適確な診断をもととし，患者の健康の保持増進上妥当適切に行わなければならないとされています（第12条）。

　また，診療の具体的方針は次に掲げるところによるとされています（第20条）。

①**診察**：診断を受けるため各種の検査行為およびこれらを基礎としての総合判定，治療方針の決定，療養指導などを行うことです。

②**薬剤の支給**：投薬，注射などおよび処置に用いられるそれぞれの薬剤の支給を行うことです。薬剤は，厚生労働大臣が定める医薬品に限られ，これらは薬価基準に収載されています。

　また，投与量は予見することができる必要期間に従ったものでなければなりません。

③**処置・手術その他の治療**：処置および手術のほか，リハビリテーション，精神病特殊療法などが含まれます。

④**居宅における療養上の管理等**：訪問診療などによる在宅患者に対する医師の医学的管理および訪問看護などです。

⑤**病院または診療所への入院**：患者を病室に入院させ，療養上必要な寝具を備えつけて使用させ病状に応じて診療を行い，療養上必要なことについて適切な注意と指導を行うことです。

2 院内掲示

　保険医療機関は，療養担当規則および医療法の規定により，病院，診療所の入り口，受付または待合所の付近の見やすい場所に医療サービスの内容および費用に関する事項，管理者の氏名，診療に従事する医師の氏名を掲示するよう義務づけられています（「療担規則及び薬担規則並びに療担基準に基づき厚生労働大臣が定める掲示事項等」）。

1）療養担当規則に基づく掲示事項

(1) 保険医療機関及び保険医療養担当規則（第2条の6）による掲示

　病院または診療所の見やすい場所に，次項を掲示しなければならないことになっています。また，原則として，掲示事項をウェブサイトに掲載しなければなりません。

(a) 患者から食事療養（生活療養）標準負担額を超える費用を徴収する場合は，あらかじめ食事の内容および特別の料金に関する事項

(b) 保険外併用療養費（評価療養・患者申出療養・選定療養）の内容と費用に関する事項

(c) 厚生労働大臣が定める掲示事項

　保険医療機関が提供する医療サービスの内容および費用について，患者に情報の提供をする目的から届出事項等を院内掲示の対象としています。

①医科（歯科）点数表に規定する入院基本料に係る届出内容の概要（看護要員の対患者割合，看護要員の構成を掲示）

②DPC制度の対象病院であること

③地方厚生（支）局長への届出事項に関する事項〔診療報酬の算定方法に基づく各種施設基準に適している旨の届出，入院時食事療養・入院時生活療養の費用の額の算定基準に基づく届出等のうち，患者が受けられるサービス等をわかりやすく掲示（①を除く）〕

④一部負担金等の領収書を交付する際に発行することになっている「診療明細書」の発行状況に関する事項

⑤保険外負担に関すること（法令の規定に基づかず，患者から費用の支払いを受けている「サービス，物」について，その項目とそれに要する実費，例えば紙おむつ1枚につき○○円など）

③ 療養の担当者

1）保険医療機関

（1）指定

　病院または診療所が保険医療機関の指定を受けようとする場合には，健康保険法第65条（保険医療機関又は保険薬局の指定）により，病院または診療所の開設者が保険医療機関指定申請書に申請に必要な書類を添付して病院の所在地を管轄する地方厚生（支）局長に申請することになっています。指定を受けた保険医療機関は，その保険医療機関に従事する保険医に療養担当規則の規定による診療を行わせ，療養担当規則の規定によって療養の担当をしなければならないことになっています。

　この指定は，健康保険などによる診療を行うという，地方厚生（支）局長と保険医療機関が締結する一種の公法上の契約です。

（2）指定の更新

　保険医療機関の指定の効力は，指定の日から起算して6年を経過したときはその効力を失うことになっています（健康保険法第68条）。ただし，6年経過後も引き続き保険診療を行う場合には効力を失う6カ月から3カ月前までに別段の申し出をしないときは，引続き指定の更新があったとみなされます。

2）保険医

　医師は，保険医療機関で健康保険による診療に従事するためには，健康保険法第71条（**保険医又は保険薬剤師の登録**）の定めにより保険医として登録を受けなければなりません。

　医師が保険医の登録を受けようとする場合には，管轄の地方厚生（支）局長に保険医登録の申請を行い，地方厚生（支）局長は，政令に定める保険医名簿に登録し，公示のうえ医師に保険医登録票を交付します（「保険医療機関及び保険薬局の指定並びに保険医及び保険薬剤師の登録に関する省令」・昭和32年厚生省令第13号）。

　一度登録を受ければ，登録の取消を受けない限り勤務する保険医療機関を替わったり，住所を変更した場合であっても登録の再申請は必要なく，医師である限り保険医として登録されます。

　登録を受けた保険医は，療養担当規則に定める診療方針などに従って，健康保険などの診療にあたらなければならないこととされています。

キーワード

保険診療：保険医療機関における保険医による診療，または医療保険が適用される診療。健康診断，美容整形，正常分娩，予防注射，歯列矯正などは保険診療となりません。

　保険医療に対して，医師と患者の自由な契約によって行われる診療を自由診療と言います。

④ 保険医の診療方針等

1）診療の一般的方針 (療養担当規則第12条関係)

療養担当規則では保険医の診療は，診療の必要があると認められる疾病または負傷に対して，適確な診断を行い，患者の健康の保持増進のため妥当適切に行わなければなりません。

2）療養および指導 (療養担当規則第13～15条関係)

保険医は，診療にあたっては，懇切ていねいに診療に従事し，療養上必要なことは理解しやすいように指導し，また常に医学の立場を堅持して，患者の心身の状態を観察して心理的な効果をもあげることができるよう適切な指導を患者にしなければならないとしています。また，予防衛生および環境衛生の思想のかん養に努め適切な指導を併せてしなければなりません。

3）転医および対診 (療養担当規則第16条関係)

保険医は，患者の疾病または負傷が自己の専門外にわたるものであるとき，その診療に疑義があるときは，他の保険医療機関に転医させ，また他の保険医の対診を求めるなど診療について適切な措置を講じなければなりません。

4）診療に関する照会 (療養担当規則第16条の2関係)

保険医は，その診療した患者の疾病または負傷について他の保険医療機関または保険医から照会があったときは，適切に対応しなければなりません。

5）特殊療法等の禁止 (療養担当規則第18条関係)

保険診療においては，一般的に認められていない特殊な療法や新しい療法など，厚生労働大臣が定めるもの以外は行ってはならないとしています。

6）使用医薬品および歯科材料 (療養担当規則第19条関係)

①保険診療においては，保険医は厚生労働大臣が定める医薬品，すなわち薬価基準に収載されている医薬品以外の医薬品を患者に施用したり，処方してはいけません。ただし，医薬品医療機器等法に規定する治験薬並びに評価療養に係る同法承認後の薬価基準収載までの期間における医薬品の投与（評価療養第1条第4号）や先進医療及び施設基準第3項の先進医療に係る薬物の使用はこの限りではありません〔「保険外併用療養費に係る厚生労働大臣が定める基準等」（掲示事項等告示）〕。

②歯科における保険診療においても厚生労働大臣が定める歯科材料，すなわち歯科材料価格基準に収載されている歯科材料以外の歯科材料を歯冠修復等に使用してはいけません。ただし，金合金・白金加金を前歯部の金属歯冠修復に，保険診療材料以外の金属を総義歯の床部に使用する場合はこの限りではありません（同掲示事項等告示）。

7）特定の保険薬局への誘導の禁止 (療養担当規則第19条の3関係)

保険医は，処方箋の交付に関し，患者に対して特定の保険薬局において調剤を受けるよう指示などを行ってはならないとし，保険医療機関内に掲示した特定の保険薬局への案内図や受付で配布した特定の保険薬局への地図等を用いることにより，患者を特定の保険薬局に誘導することなどは禁止されています。また，保険医は，処方箋の交付に関し，患者に特定の保険薬局で調剤を受けるよう指示等を行う代償として，保険薬局から金品などの利益を受けてはならないことになっています。

8）指定訪問看護 (療養担当規則第7条，第19条の4関係)

保険医療機関は，患者が指定訪問看護事業者（訪問看護ステーション）から指定訪問看護を

┌─ **キーワード** ─────────────────┐

治験：新しく開発された薬の試験を治験と呼びます。また，それに使用される薬を治験薬と言います。

新しく開発された薬を実際の医療現場で使えるようにするには，人体への効果や安全性を確かめなければなりません。新薬は通常，動物実験を経て効果や安全性について確認したあと，健常人に使用し，その後同意を得た患者に使用して効果と安全性を確認します。最終的には患者だけでなく医者にも効果を知らせないで投与する二重盲検法という治験が行われます。

└──────────────────────────────┘

受ける必要があると認めたときは，患者に対しその利用手続，提供方法，内容などについて十分に説明を行うよう努めなければなりません。

また，保険医は，患者から訪問看護指示書の交付を求められ，その必要があると認めた場合には，速やかに，患者の選定する訪問看護ステーションに交付し，また，指示書に基づき，適切な訪問看護が提供されるよう，訪問看護ステーションおよび従業者からの相談に際しては，指定訪問看護を受ける者の療養上必要な事項について適切な注意，指導を行わなければいけません。

9) 診療の具体的方針（療養担当規則第20条関係）

診療の具体的方針は，前項の1）診療の一般的方針～8）指定訪問看護のほか，次に掲げるものによって行わなければいけません。

(1) 診察

①診察は，患者の職業上および環境上の特性などを顧慮して行います。

②診察を行う場合は，重複投与や相互作用を防止するために患者の服薬状況や服薬歴を確認することとなっています。

③健康診断は，療養の給付の対象として行ってはなりません。

④往診および各種の検査は診療上必要があると認められる場合に行います。

⑤研究の目的で各種の検査を行ってはいけません。ただし，**治験**にかかる診療については評価療養の支給対象とされているため，治験に伴う検査は行ってかまいません。

(2) 投薬

①投薬は，必要があると認められる場合に行います。

②治療上1剤で足りるときは1剤を投薬し，必要があると認められるときに2剤以上を投与します。

③同一の投与は，みだりに反覆せず症状の経過に応じて投薬の内容を変更しなければなりません。

④投薬する場合は，**後発医薬品**（ジェネリック医薬品）（先発医薬品と成分や規格等が同一

図表2-18　処方箋

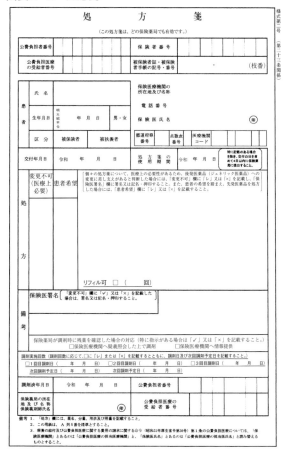

で，治療学的に同等であるとして承認された医薬品）の使用を考慮し，患者が後発医薬品を選択しやすくするための対応に努めなければなりません。

⑤栄養，安静，運動など療養上の指導によって治療の効果をあげることができるときは，みだりに投薬をしてはいけません。

⑥投薬量は，予見することができる必要期間に従ったものでなければなりません。

ただし，厚生労働大臣が定める内服薬および外用薬については，厚生労働大臣が定める内服薬，外用薬ごとに投薬期間に上限が設けられています。

・1回14日分を限度とする内服・外用・注射薬は，㋐「麻薬及び向精神薬取締法」の第2条第1号に規定する麻薬，㋑同法第2条第6号に規定する向精神薬，㋒**新医薬品**であって副作用が確認できていな

い**薬価基準収載後1年以内**の医薬品。

・1回30日分を限度とする内服薬，注射薬は，⑦アルプラゾラム等の内服薬，①フェンタニル等の外用薬，⑦モルヒネ塩酸塩等の注射薬。

・1回90日分を限度とする内服薬は，ジアゼパム等を含有する内服薬など。

⑦注射薬の投与は，患者に療養上必要な事項について適切な注意および指導を行うこととされ，注射薬は厚生労働大臣が定める注射薬に限られ，その投与量は症状の経過に応じたものでなければならないとなっています。この注射薬は，インスリン製剤，ヒト成長ホルモン剤，在宅中心静脈栄養法用輸液，人工腎臓用透析液などであり，その投与量は，厚生労働大臣が定める注射薬ごとに1回14日分，30日分を限度と定められています。

⎧「療担規則及び薬担規則並びに療養基準に基づき厚生労働大臣が
定める掲示事項等」平成18年3月6日厚生労働省告示第107号
（第10　厚生労働大臣が定める注射薬等）⑥⑦共通⎭

（3）　処方箋の交付

処方箋の使用期間は，交付の日を含めて4日以内とします。ただし，長期の旅行など特殊の事情があると認められる場合は，この限りではありません。

保険医は，処方箋を交付する場合には，療養担当規則第23条による様式第2号〔**図表2-18**〕またはこれに準ずる様式の処方箋に必要な事項を記載して交付し，その交付した処方箋に関し，保険薬剤師から疑義の照会があった場合は，適切に対応しなければなりません。

なお，症状が安定している患者について，医師の処方により，医師および薬剤師の適切な連携のもと，一定期間内に処方箋を反復できるリフィル処方箋が定められ，通算3回まで使用できる（2022年4月から適用）。

（4）　注　射

注射は，①経口投与によって胃腸障害を起こすおそれがあるとき，②経口投与をすることができないとき，③経口投与によっては治療の効

図表2-19　電子処方箋の導入

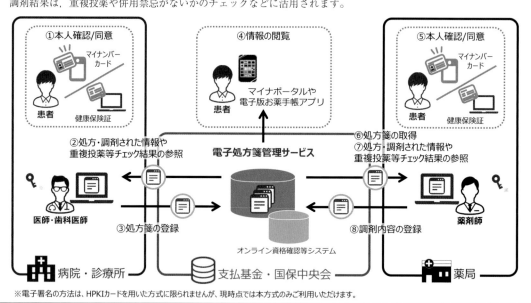

2023年1月26日から，「電子処方箋」の仕組みが始まりました。これまで紙でやり取りしていた処方箋を，オンライン資格確認等システムなどを利用し，「電子処方箋管理サービス」を通して参照できるようになります。

医師や歯科医師は，処方箋を「電子処方箋管理サービス」に送信します。薬剤師はその処方せんを薬局のシステムに取り込み，薬を調剤します。薬を調剤したあと，薬局は調剤結果を「電子処方箋管理サービス」に送信します。調剤結果は，重複投薬や併用禁忌がないかのチェックなどに活用されます。

※電子署名の方法は、HPKIカードを用いた方式に限られませんが、現時点では本方式のみご利用いただけます。

（厚生労働省医薬・生活局「電子処方箋 概要案内」より）

果を期待することができないとき，④迅速な治療の効果を期待するとき，⑤その他注射によらなければ治療の効果を期待することが困難であるとき——に行います。また，後発医薬品を使用するよう努めなければなりません。

注射薬と内服薬との併用は，これによって著しく治療効果をあげることが明らかなとき，または内服薬の投与だけでは治療の効果を期待することが困難である場合に限って行います。

混合注射は合理的であると認められる場合に行います。輸血，電解質，血液代用剤の補液は必要と認められる場合に行います。

(5) 手術および処置

手術は必要があると認められるとき，処置は必要の程度において行います。

(6) リハビリテーション

リハビリテーションは必要があると認められるときに行います。

(7) 居宅における療養上の管理等

居宅における療養上の管理および看護は，療養上適切であると認められる場合に行います。

(8) 入院

①入院の指示は，療養上必要があると認められるとき行うべきものであり，単なる疲労回復，正常分娩，通院の不便などのための入院の指示は行ってはいけません。②保険医は，患者の負担により，患者に保険医療機関の職員以外の者による看護を受けさせてはいけません。

10) 歯科診療の具体的方針（療養担当規則第21条関係）

歯科の保険診療についても医科と同様に具体的方針が定められています。前述した「9) 診療の具体的方針」(1)～(8)のほか歯冠修復および欠損補綴，歯科矯正の治療方針があります。

歯冠修復および欠損補綴において使用する材料は，特例を除き，「特定保険医療材料及びその材料価格」（材料価格基準）において保険で使用できる材料の範囲が定めてあります。それ以外の材料による治療を患者が希望するときは

自由診療となります。

11) その他（保険医療機関の療養担当）

(1) 診療に関する照会（療養担当規則第2条の2関係）

保険医療機関は，患者の疾病または負傷に関して他の保険医療機関から照会があった場合は，これに適切に対応しなければなりません。

(2) 一部負担金等の受領（療養担当規則第5条関係）

①保険医療機関は，患者から一部負担金，入院時食事療養費に係る食事療養標準負担額，入院時生活療養費に係る生活療養標準負担額の支払いを受けなければなりません。

②保険医療機関は，保険外併用療養（評価療養・患者申出療養・選定療養）に係る特別の料金の支払いを受けることができます。

③患者が紹介状なしで地域医療支援病院または特定機能病院および紹介受診重点医療機関を受診する場合は，当該病院は厚生労働大臣の定める金額以上の金額の支払いを受けなければなりません（他の保険医療機関に文書紹介を行う旨の申出を行うも患者が継続して診療を望む再診を含む）。

④後発医薬品のある先発医薬品の処方・調剤に係る療養（選定療養）について，厚生労働大臣が定める額の支払いを受けなければなりません。

(3) 領収証等の交付（療養担当規則第5条の2関係）

保険医療機関は，患者から一部負担金等を受領したときは，正当な理由がない限り，医療費の内容のわかる領収証を無償で交付するよう義務づけられています。

また，電子レセプト請求を行っている保険医療機関は，個別の診察報酬点数の算定項目（投薬等に係る薬剤または特定保険医療材料の名称を含む）がわかる明細書の無償交付が義務づけられています。

なお，公費負担医療に係る給付により自己負担がない患者（全額公費負担の患者を除く）についても，患者に対する情報提供の観点から，

電子レセプト請求を行っている保険医療機関については，自己負担がある患者と同様に，明細書の無償交付が原則義務とされています。

〔第6章保険請求業務＞3．診療報酬の算定と請求＞2患者負担金の算定・徴収を参照〕

(4) 証明書等の交付 （療養担当規則第6条関係）

保険医療機関は，患者から保険給付を受けるために必要な保険医療機関または保険医の証明書，意見書等の交付を求められたときは無償で交付しなければなりません。ただし，①傷病手当金に関する意見書，あん摩・マッサージ等の施術に関する同意書の交付については，交付料として保険診療でレセプトにて請求できます（紛失による再交付は患者の負担として自費扱い）。②出産育児一時金，出産手当金および家族出産育児一時金に関する証明書の交付については患者の負担として自費で請求できます。

(5) 通知 （療養担当規則第10条関係）

保険医療機関は，患者が次項に該当したときは，遅滞なく意見をつけて，その旨を保険者（全国健康保険協会管掌であるならば全国健康保険協会，組合管掌であるならば健康保険組合等）に通知しなければなりません。

①家庭の事情のため退院が困難と認められたとき。

②闘争，泥酔または著しい不行跡によって事故を起こしたと認められたとき。

③正当な理由がなく療養に関する指揮に従わないとき。

④詐欺その他不正な行為により療養の給付を受け，または受けようとしたとき。

〈その他の医療担当規程〉

健康保険法および船員保険法による保険診療は，「保険医療機関及び保険医療養担当規則」に保険医療機関および保険医の責務が規定してあり，これに従い行うことになりますが，健康保険法以外の各諸法についても同様の規定が定められているのでその規程を例示します。

- 指定医療機関医療担当規程 （生活保護法）
  S25.8.23 厚生省告示第222号
- 原子爆弾被爆者に対する援護に関する法律指定医療機関医療担当規程（原子爆弾被爆に対する援護に関する法律）
  H7.6.23 厚生省告示第124号
- 指定療育機関医療担当規程 （児童福祉法）
  S34.9.5 厚生省告示第260号
- 指定養育医療機関医療担当規程 （母子保健法）
  S40.12.28 厚生省告示第573号
- 感染症指定医療機関医療担当規程 （感染症の予防及び感染症の患者に対する医療に関する法律）　H11.3.19厚生省告知第42号
- 高齢者の医療の確保に関する法律の規定による療養の給付等の取扱い及び担当に関する基準　S58.1.20 厚生省告示第14号
- 国民健康保険における療養担当〔国民健康保険法第40条，保険医療機関の責務（健康保険の療担規則に準拠する）〕

4．医療に関する情報の提供・掲示義務

1) 医療法による医療機能情報の提供 （医療情報ネット）

2006年6月に公布された「良質な医療を提供する体制の確立を図るための医療法等の一部を改正する法律」（平成18年法律第84号）により，医療法が改正され，「医療機能情報提供制度」が2007年4月から実施されました。

さらに，「全世代対応型の持続可能な社会保障制度を構築するための健康保険法等の一部を改正する法律」（令和5年法律第31号）により医療法が改正されたことに伴い，医療機能情報提供制度も一部見直しが図られて，2024年4月1日から施行されることになりました。

(1) 目的

医療機能情報提供制度は，医療法第6条の3に基づき，病院等（病院，診療所，歯科診療所，助産所）に対し，かかりつけ医機能*，その他の病院等の機能についての十分な理解のもとに病院等の選択を適切に行うために必要な情報（医療機能情報）について，都道府県知事への報告を義務づけました。

都道府県知事は，報告を受けた医療機能情報を住民・患者に分かりやすいかたちで提供することにより，住民・患者による病院等の適切な選択を支援することを目的とするものです。

従前は，住民・患者が医療機能に関する情報を入手しようとするときは，医療機関等の広告，

注 文 書

2024.4

※この面を弊社宛にFAXして下さい。あるいはこのハガキをそのままご投函下さい。

医学通信社・直通FAX → 03-3512-0250

お客様コード		（わかる場合のみで結構です）		
ご住所〔ご自宅又は医療機関・会社等の住所〕	〒		電話番号	
お名前〔ご本人又は医療機関等の名称・部署名〕	（フリガナ）		ご担当者	（法人・団体でご注文の場合）

〔送料〕1～9冊：100円×冊数，10冊以上何冊でも1,000円（消費税別）

書籍	ご注文部数	書籍	ご注文部数
診療点数早見表 2024年度版 〔2024年5月刊予定〕		医療事務【BASIC】問題集 2024 〔2024年5月刊予定〕	
DPC点数早見表 2024年度版 〔2024年5月刊予定〕		医療事務100問100答 2024年版 〔2024年4月刊〕	
薬価・効能早見表 2024年4月版 〔2024年4月刊〕		入門・診療報酬の請求 2024-25年版 〔2024年7月刊予定〕	
診療報酬BASIC点数表 2024 〔2024年3月刊〕		レセプト請求の全技術 2024-25年版 〔2024年6月刊予定〕	
受験対策と予想問題集 2024年版 〔2024年7月刊予定〕		"保険診療&請求"ガイドライン 2024-25年版 〔2024年7月刊予定〕	
診療報酬・完全攻略マニュアル 2024-25年版 〔2024年6月刊予定〕		介護報酬早見表 2024-26年版 〔2024年5月刊予定〕	
医療事務【実践対応】ハンドブック 2024年版 〔2024年5月刊予定〕		介護報酬パーフェクトガイド 2024-26年版 〔2024年6月刊予定〕	
窓口事務【必携】ハンドブック 2024年版 〔2024年5月刊予定〕		介護報酬サービスコード表 2024-26年版 〔2024年5月刊予定〕	
最新・医療事務入門 2024年版 〔2024年4月刊〕		特定保険医療材料ガイドブック 2024年度版 〔2024年7月刊予定〕	
公費負担医療の実際知識 2024年版 〔2024年4月刊〕		標準・傷病名事典 Ver.4.0 〔2024年2月刊〕	
医療関連法の完全知識 2024年版 〔2024年6月刊予定〕		外保連試案 2024 〔2023年12月刊〕	
最新 検査・画像診断事典 2024-25年版 〔2024年5月刊予定〕		診療情報管理パーフェクトガイド 2023年改訂新版 〔2023年9月刊〕	
手術術式の完全解説 2024-25年版 〔2024年6月刊予定〕		診療報酬Q&A 2023年版 〔2022年12月刊〕	
臨床手技の完全解説 2024-25年版 〔2024年6月刊予定〕		【電子カルテ版】診療記録監査の手引き 〔2020年10月刊〕	
医学管理の完全解説 2024-25年版 〔2024年6月刊予定〕		"リアル"なクリニック経営—300の鉄則 〔2020年1月刊〕	
在宅医療の完全解説 2024-25年版 〔2024年7月刊予定〕		医業経営を"最適化"させる38メソッド 2021年新版 〔2021年4月刊〕	
レセプト総点検マニュアル 2024年版 〔2024年6月刊予定〕		リーダー心得&チームマネジメント術 〔2021年9月刊〕	
診療報酬・完全マスタードリル 2024-25年版 〔2024年6月刊予定〕		デジタル"医業"プロフェッショナル 〔2023年8月刊〕	
		（その他ご注文書籍）	

電子辞書BOX『GiGi-Brain』申込み　　※折返し，契約・ダウンロードのご案内をお送りいたします

□ 『GiGi-Brain』を申し込む　　（□欄に✓を入れてください）

メールアドレス（必須）

『月刊／保険診療』申込み（番号・文字を○で囲んで下さい）　　※割引特典は支払い手続き時に選択できます

① 定期購読を申し込む 〔　　　〕年〔　　　〕月号から　　〔 1年 or 半年 〕

② 単品注文する （　　　年　　月号　　　冊）　　③『月刊／保険診療』見本誌を希望する（無料）

101-8795

308

（受取人）
東京都千代田区神田神保町 2-6
（十歩ビル）

医 学 通 信 社 行

TEL. 03-3512-0251　FAX. 03-3512-0250

||l|l·|l·|l|l·l·|l|l·l|l|l·|l·|·l·l·l·l·l·l·l·l·l·|·l·l·l·l·l·|l|l|l|

【ご注文方法】

①裏面に注文冊数，氏名等をご記入の上，弊社宛に FAX して下さい。
　このハガキをそのまま投函もできます。
②電話（03-3512-0251），HP でのご注文も承っております。
→振込用紙同封で書籍をお送りします。（書籍代と，別途送料がかかります。）
③または全国の書店にて，ご注文下さい。
（今後お知らせいただいたご住所宛に，弊社書籍の新刊・改訂のご案内をお送りい
　たします。）

※今後，発行してほしい書籍・CD-ROM のご要望，あるいは既存書籍へのご意見
　がありましたら，ご自由にお書きください。

図表2-20　全国統一システムのイメージ

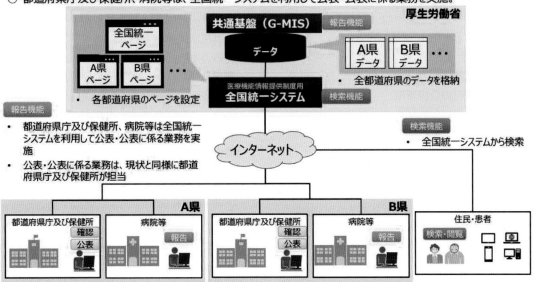

○ 全国統一システムでは、原則全ての都道府県の現行システム及びそのデータを集約する。
　➢ 報告に係る機能を「共通基盤（G-MIS）」が、住民・患者等に公開する機能（検索用Webサイト）を「全国統一システム」がそれぞれ担う。
　➢ G-MISを活用した報告により、病院等の報告負担軽減が期待される。
○ 都道府県庁及び保健所、病院等は、全国統一システムを利用して公表・公表に係る業務を実施。

〔第20回 医療情報の提供内容等のあり方に関する検討会（令和5年1月12日）資料1〕

ホームページ，院内掲示等に限られ，またその情報も医療機関間や地域間で違いがありました。このため，住民・患者が医療機関を適切に選択できるように，医療機能に関する決められた情報の報告を医療機関に義務づけ，それを公表することによって，バラツキのない情報提供の仕組みが構築されました。

※かかりつけ医機能：医療を受ける者が身近な地域における日常的な診療，疾病の予防のための措置，その他の医療の提供を行う機能

(2)　制度の趣旨

・この制度は，病院等が自らの責任において正確かつ適切な医療機能情報を都道府県知事に報告し，報告を受けた都道府県知事は，基本的にその医療機能情報をそのまま公表することとされています。

・病院等は，報告した医療機能情報について誤りがあることに気がついた場合は，速やかに報告内容の訂正を都道府県知事に申し出ることとしし，都道府県知事は申し出内容について是正措置を行います。

・病院等は，都道府県知事に報告した医療機能情報に関して住民・患者からの相談等に適切に応じるよう努めなければなりません。

(3)　医療機能情報の報告時点・報告時期・報告方法

・病院等の管理者は，都道府県知事に対して，原則として，毎年1月1日時点の医療機能情報について，当該年の1月1日から3月31日までの間の1回を含む1回以上，医療機関等情報支援システム（G-MIS）※を経由する方法等により報告しなければなりません（医療法第6条の3）（図表2-20）。

※ G-MIS：厚生労働省が全国の医療機関から医療機関の稼働状況，病床や医療スタッフの状況，受診者数，検査数，医療機器などの確保状況等を一元的に把握・支援するシステムとして，これまで運用を行っており，医療機能情報提供制度についても2024年1月からG-MISにより報告を行うことができるようになりました

・医療機能情報の修正・変更の報告
　ア　病院等の管理者は，「基本情報」に修正または変更があった時点で，都道府県知事

に対して都道府県知事の定める方法により報告をしなければなりません。

イ　病院等の管理者は，基本情報以外の情報については，都道府県知事の定める年1回以上の定期的な報告時期に報告を行うほか，可能な限り速やかな時期に修正・変更の報告を行います。

(4)　医療機能情報の公表

①医療機能情報の公表時期

都道府県知事は，病院等から報告された医療機能情報については，速やかに公表しなければなりません。

②医療機能情報の公表方法

・都道府県知事は，住民・患者への情報提供を行うため，厚生労働大臣が整備する全国統一的な情報システム（医療情報ネット）を活用して，病院等から報告された医療機能情報を公表し，適宜医療情報ネットの情報を更新します（**図表2-21**）。

〔医療機能情報の閲覧は，従前，各都道府県のホームページにおいて閲覧していましたが，2024年4月からは厚生労働省ホームページ（医療）／「医療機能情報提供制度（医療情報ネット）について」，または各都道府県の医療機能情報システムの検索サイトから外部リンク→厚生労働省にて閲覧することになります〕

・都道府県知事は，インターネットを使用できない環境にある住民・患者に配慮し，医療情報ネットを通じた公表に併せて，都道府県担当部署や医療安全支援センター等において，適切な方法により公表しなければなりません。

(5)　医療機関による情報提供

・病院等は，都道府県知事へ報告した医療機能情報について，当該病院において，閲覧に供しなければなりません。その際，書面による閲覧に代えて，電子媒体等による情報の提供を行うこともできます（医療法第6条の3）。

・病院等が医療機能情報の提供を行っていない場合は，都道府県知事は，情報提供を行うよう指導することができます。

【管理，運営およびサービス等に関する事項】

・**基本情報**：病院等の名称，病院等の開設者，病院等の管理者，所在地，電話番号・ＦＡＸ番号，診療科目，診療日，診療時間，病床種別・許可病床数

・**病院等へのアクセス**：病院等までの主な交通手段，駐車場に関すること，ホームページアドレス，外来の受付時間，面会時間など

・**院内サービス等**：院内処方の有無，対応できる外国語，障害者への対応（厚生労働大臣が定めるもの），医療相談の体制など

・**費用負担等**：医療保険・公費負担等の取扱い，室料差額・予約診療などの選定療養，治験の実施，クレジットカードなどによる料金の支払いの可否など

【提供サービスや医療連携体制に関する事項】

医療従事者の専門性・保有する施設設備・対応できる疾患と治療内容（厚生労働大臣が定めるもの），健康診断の実施の有無，地域医療連携体制など

【医療の実績，結果等に関する事項】

人員配置，医療安全対策，院内感染対策，治療結果情報，患者数，患者満足度調査など

2）医療法による掲示義務

医療法（第14条の2）では，患者に知らせるべき必要最小限の情報を病院または診療所の入口，受付または待合所の付近の見やすい場所に掲示することを義務付けています。

掲示事項は次の通りですが，1）医療機能情報で求められるものと同じ項目もあります。

①管理者の氏名

②診療に従事する医師または歯科医師の氏名

③医師または歯科医師の診療日および診療時間

④建物の内部に関する案内（病院に限る）（医療法施行規則第9条の4）

3）保険医療機関及び保険医療養担当規則による掲示義務

保険医療機関及び保険医療養担当規則（第2条の6）では，保険医療機関は，食事療養，生活療養，保険外併用療養費（評価療養，選定療養，患者申出療養），厚生労働大臣が定める事項について，その病院または診療所の見やすい場所に掲示することを義務付けています（詳しくはp.68「3．療養担当規則」を参照）。

5．医療に関する広告と規制

1）医療法の一部改正

医業・歯科医業または病院・診療所に関する広告については，患者等の保護の観点から，医療法（昭和23年法律第205号）やその他の規定により制限されています。

医療機関のウェブサイトについては，医療法上の広告の規制対象とはされていませんでしたが，美容医療など自由診療を行う医療機関を中心に，ウェブサイトに掲載されている情報と受診時の説明・対応が異なるといった理由で，消費者トラブルが発生するようになりました。

そこで，厚生労働省は，医療法に基づかない「医療機関のホームページの内容の適切なあり方に関する指針」（医療機関ホームページガイドライン）」（平成24年9月医政発0928第1号医政局長通知）を定め，関係団体等に自主的な取組を促してきました。

しかしながら，トラブル相談が増大したため，医療機関のウェブサイト等についても法的規制が必要とされ，2017年（平成29年）の通常国会で成立した「**医療法等の一部を改正する法律**」（平成29年法律57号）により，他の広告媒体と同様に規制対象とし，虚偽または誇大等の表示を禁止し，是正命令や罰則等の対象としました（他の広告媒体と同様，詳細な診療内容など患者等が求める情報の円滑な提供が妨げられないよう，一定の条件の下に広告可能の限定を解除することになっています）。

また，従来の「医療広告ガイドライン」，「医療機関のホームページ」については，2つを統合して，新「**医療広告ガイドライン**」（医業若しくは歯科医業又は病院若しくは診療所に関する広告等に関する指針）として通知されました（平成30年5月公布，同年6月施行，**図表2-21**）。

2）医療に関する広告の基本的考え方

医療に関する広告は，次のような患者等の利用者保護の観点から，限定的に認められた以外は，原則として広告が禁止されています。

① 医療は人の生命・身体に関わるサービスであり，不当な広告により受け手側が誘引され，不適当なサービスを受けた場合の被害は，他の分野に比べて著しいこと。

② 医療は極めて専門性の高いサービスであり，広告の受け手はその文言から提供される実際のサービスの質について事前に判断することが非常に困難であること。

2018年の広告規制の見直しは，上記の考えを堅持し，規制対象を従来の「広告」から「広告その他の医療を受ける者を誘引するための手段としての表示」（新しい考え方の「広告」）に拡大し，医療に関する適切な選択が阻害される恐れが少ない場合については，幅広い事項の広告を認めることとしています。

3）医療に関する広告

医療法第2章第2節「医業，歯科医業又は助産師の業務等の広告」の規定による規制の対象となる広告に該当するかどうかは，次の①および②のいずれの要件も満たす場合に，「**広告**」に該当します。

① 患者の受診等を誘引する意図がある場合（誘引性）

② 医業・歯科医業の提供者の氏名または病院・

図表2-21　医療に関する広告規制
【見直し後】

広告その他の表示【法律上「広告」と定義】 （折り込み広告，TVCM，看板， ウェブサイト等）	
虚偽禁止 （直接罰）	
誇大等の禁止について 基準の設定※	
虚偽・誇大等のおそれがある際の 報告徴収・立入検査	
基準違反への 中止・是正命令 （間接罰）	
広告可能事項を 限定等（折り込み広告， TVCM，看板等）	一部限定を 解除

※比較広告，誇大広告，客観的事実であることを証明できない内容の広告，公序良俗に反する内容の広告を禁止

診療所の名称が特定可能である場合（特定性）

例えば、「これは広告ではありません」と記述があるが病院名等が記載されていたり、「医療法の広告規制のため具体的な病院名は記載できません」と記述があるが電話番号やウェブサイトの URL 等の記載があり病院等が特定可能であると、広告として取り扱われます。

ただし、学術論文・学術発表等は、社会通念上、広告と見なしません。また、院内掲示・院内で配布するパンフレット等、医療機関の職員募集に関する広告も広告に該当しません。

新聞・雑誌等での記事は、原則として広告に該当しませんが、費用を負担して記事の掲載を依頼することにより、患者等を誘引する記事風広告は広告規制対象となります。

(1) 広告を行う者の責務

医療広告を行う者は、患者や地域住民等が広告内容を適切に理解し、治療等の選択に役立つよう、客観的で正確な情報の伝達に努めなければなりません。

また、広告は、患者の受診等を誘引するという目的を有しますが、患者や地域住民等の利用者へ向けた、客観的で正確な情報伝達の手段として広告を実施すべきであり、医療機関等が自らの意思により行う必要があります。

(2) 医療に関する広告規制の対象者

広告規制の対象者は、医師・歯科医師、医療機関のみならず、マスコミ、広告代理店、アフィリエイター（サイト運営者など）、患者、一般人なども含まれます。

(3) 広告に該当する媒体の具体例

広告の規制対象となる媒体は、次のようなものが該当します。

・チラシ、パンフレット、ダイレクトメールなどによるもの
・ポスター、ネオンサイン、看板（建物・電車・自動車等に記載されたもの）によるもの
・新聞紙、雑誌、放送、映写などによるもの
・情報処理の用に供する機器によるもの（Eメール、インターネット上の広告等）
・不特定多数の者への説明会等において使用するスライド・ビデオ等によるもの

(4) 広告可能な事項の基本的な考え方

医療法（第6条の5第3号）の規定により、医療を受ける者による医療に関する適切な選択が阻害される恐れが少ない場合として厚生労働省令で定める場合を除き、医療法または医療法第6条の5第3項および第6条の7第3項の規定に基づく「医業、歯科医業若しくは助産師の業務又は病院、診療所若しくは助産所に関して広

図表 2-22　医業等に関して広告できる事項（抜粋）

1．医師または歯科医師であること 2．診療科名（「広告可能な診療科名の改正について」平成20年3月医政発第0331042号医政局長通知） 3．病院・診療所の名称、電話番号、所在地、管理者の氏名 4．診療日・診療時間または予約診療の実施の有無 5．法令の規定に基づき一定の医療を担うものとして指定を受けた場合は、その旨 ・保険医療機関、労災保険指定病院、母体保護法指定医、臨床研修指定病院など 6．地域医療連携推進法人であること 7．施設概要、入院設備の有無、病床種別ごとの病床数、手術室・集中治療室などの施設設備、病院等の従業者の人員配置など 8．医師等の従業者の氏名、年齢、性別、役職、略歴、専門性に関する認定 9．患者・家族からの医療相談、医療安全の確保、個人情報の取扱い、病院・診療所の管理・運営に関すること 10．紹介することができる他の病院・診療所・保健医療サービス等を提供する者の名称、施設等の共同利用の状況 11．診療録その他の諸記録に係る情報を提供できること	12．病院・診療所で提供される医療の内容に関すること ・保険診療で認められている検査・手術その他の治療方法（PET検査による癌検査、白内障の日帰り手術、休祭日の人工透析など） ・評価医療（先進医療、治験など）、患者申出療養 ・選定療法（特別病室、予約診療など） ・分娩など 13．病院・診療所における平均入院日数、患者数、手術件数分娩件数、平均病床利用率、セカンドオピニオンの実績など 14．その他 ・国民健康保険病院・診療所である旨 ・救急病院、休日夜間急患センター、第二次救急医療機関などの医療を担う病院・診療所である旨 ・健康診査の実施 ・保健指導または健康相談の実施 ・予防接種の実施 ・治験を実施している旨 ・患者へのサービス（クレジットのカード使用の可否　貸しテレビ、手話・点字、売店・食堂、駐車場など） 15．その他

告することができる事項」（平成19年厚生労働省告示第108号。「広告告示」）により，医療に関する広告として広告可能な事項は，患者の治療選択等に役立つ情報であることを前提とし，その医療の内容等については，客観的な評価が可能であり，かつ事後の検証が可能な事項に限られます。

（5）　広告可能な事項の具体的な内容

医療法第6条の5〜第6条の8，医療広告ガイドラインにより広告が可能な事項が定められており，これら以外は，文書その他いかなる方法によるを問わず，何人も広告してはならないとしています。

医業等に関して広告できる事項は，次のとおりです（**図表2-22**）。

4）禁止される広告の基本的考え方

医療に関する広告は，患者等の利用者保護の観点から，次の事項は禁止されています。

①虚偽広告（医療法第6条の5第1項）

「どんなに難しい症例でも必ず成功します」，「厚生労働省の許可した○○専門医」，「加工・修正した術前術後の写真等の掲載」等は，患者等に著しく事実に相違する情報を与え，適切な受診機会を喪失したり不適切な医療を受ける恐れがあるので，罰則付きで禁じられています。

②比較優良広告（医療法第6条の5第2項）

「日本一」，「No.1」，「肝臓がんの治療では，日本有数の実績を有する病院です」などは，他の医療機関と自らを比較の対象とし，施設の規模・提供する医療内容等を自らの病院等が他の医療機関より優良である旨は広告として認められません。

③誇大広告（医療法第6条の5第2項）

「知事の許可を取得した病院です」（「許可」を強調表示），「○○学会認定医」（活動実態のない団体による認定），「比較的安全な手術です」などは，施設の規模・提供する医療内容等について，事実を不当に誇張して表現したり，人を誤認させる広告を意味するものであり，広告として認められません。

④公序良俗に反する内容の広告（医療法第6条の5第2項）

わいせつ若しくは残虐な図画・映像，差別を助長する表現等を使用した広告などは，医療に関する広告として認められません。

⑤患者その他の者の主観・伝聞に基づく体験談の広告（医療法第6条の5，医療法施行規則第1条の9第1号）

患者自身の主観に基づく体験談，家族等からの伝聞に基づく主観的な体験談を，当該医療機関への誘引を目的として紹介することは，その医療が個々の患者の状態等により感想は異なるものであり，誤認を与える恐れがあることから，医療に関する広告として認められません。

なお，個人による口コミなどのウェブサイト等への体験談の掲載については，誘引性が認められない場合には，広告に該当しません。

⑥治療等の内容または効果について，患者等を誤認させる恐れがある治療等の前または後の写真等の広告（医療法第6条の5，医療法施行規則第1条の9第2号）

ビフォーアフター写真等は，個々の患者の状態等により当然に治療等の結果は異なるものであることから，誤認させる恐れがある写真等については医療に関する広告として認められません。ただし，手術前後の写真に通常必要とされ

る治療内容・費用等に関する事項・治療等の主なリスク・副作用等に関する事項等の詳細な説明を付した場合には認められます。

⑦その他

・品位を損ねる内容の広告

　費用を強調した広告，提供される医療内容とは直接関係ない事項による誘引など

・他法令または他法令に関する広告ガイドラインで禁止される内容

　（医薬品医療機器等法，健康増進法，不当景品類及び不当表示防止法，不正競争防止法）

5）広告可能事項の限定解除の要件等

(1) 基本的考え方

　医療法または広告告示により広告が可能とされた事項以外は，広告してはならないこととされていますが，同項中の規定により，患者が自ら求めて入手する情報については，適切な情報提供が円滑に行われる必要があるとの考え方から，医療法施行規則第1条の9の2に規定する要件を満たした場合，そうした広告可能事項の限定を解除し，他の事項を広告することができる（**広告可能事項の限定解除**）ことになりました。

　なお，こうした広告可能事項以外の事項についても，医療法第6条の5第2項，医療法施行規則第1条の9に定める広告の内容および方法の基準（比較優良広告，誇大広告など禁止）に適合するとともに，その内容が虚偽であってはなりません。

(2) 広告可能事項の限定解除の具体的な要件

　広告可能事項の限定解除が認められる場合は，以下の①〜④のいずれも満たした場合です。

　ただし，③，④は，自由診療について情報を提供する場合に限ります。

①医療に関する適切な選択に資する情報であって患者等が自ら求めて入手する情報を表示するウェブサイトその他に準ずる広告であること

②表示される情報の内容について，患者等が容易に照会できるよう，問い合わせ先を記載することその他の方法により明示すること

③自由診療に係る通常必要とされる治療等の内容,費用等に関する事項について情報を提供すること

④自由診療に係る治療等に係る主なリスク，副作用等に関する事項について情報を提供すること

6）医業等に係るウェブサイトの監視

　厚生労働省は，医療機関に係るウェブサイトにおいて不適切な表現が認められる等の指摘を踏まえ，平成29年8月から「医業等に係るウェブサイトの監視体制強化事業」を開始し，医療機関のウェブサイトの監視をしています。一般の人からも医療機関のウェブサイトに誇大広告などの表現を見つけたら「医療機関ネットパトロール相談室」への通報を受け付けています。

第3章

患者接遇

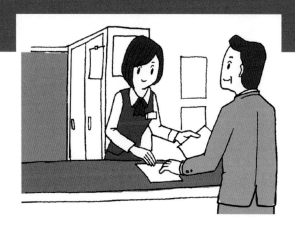

1. 医療事務員の患者接遇

1 患者はなぜ病院を訪れるか

患者は，それぞれ痛みや悩みをもって病院を訪れていますが，職員は接遇の基本として，患者がどのような理由で病院を訪れているかをいつも心しておくことが大切です。

その理由を要約してみると次のことが考えられます。

(1) **早く健康になりたい**

病気の原因を知りたい，早く苦痛からのがれたい，病気のため依存心が強く，神経質になっていて早く不安感を取り除きたいという思い。

(2) **より良い環境で治療を受けたい**

患者の話をよく聞いてもらいたい，十分な説明を受けたい，正しい診療を受けたい，良い接客態度であってほしい，設備がととのっていてほしいという思い。

(3) **安い診療費で**

安い診療費で病気を治したい（治るまでどのくらいの期間と診療費が必要だろうか）という思い。

以上のことをよく理解したうえで，患者個々に適した診療と接遇が必要となります。

2 接遇とはなにか

病院のなかで用いられる，「接遇」という言葉は聞き慣れないものです。接遇とは，広辞苑によれば「もてなし，接待，あしらい」ということであり，また別の辞書によれば"官庁，鉄道などにおいて仕事のうえで一般の人と応接すること"です。

一般の企業では，この接遇に多大の関心を寄せて取り組んでおり，私たちが一流といわれる企業を訪ねていくと，"この会社は良い会社だ"と感じさせられることがあると思います。この点，病院も一般企業と同様に，接遇を大切にしなければなりません。

接遇とは，いろいろな目的をもって病院に来院する患者，面会者，取引き業者などの外来者に対し，温かい心で迎え入れ，誠意をもって応対し，来院の目的を十分に果たし，満足して帰っていただくための応対エチケットということができます。

この応対のエチケットが，患者などの外来者のみに丁寧で，病院内部の職員に対する態度，言葉づかいがよくないと病院全体のイメージダウンとなり，病院の評価に悪影響を及ぼすこととなります。

このような意味において接遇は，外来者および院内の職員間でも大切な応対のエチケットといえます。

3 医事課職員の心構え

受付事務などフロント業務は，病院にとって重要な業務であり，患者と接するときはいつも相手の立場にたって，温かみのある態度や言葉づかいであることが大切です。

そのために各担当者は，与えられた業務の職責を十分に果たすとともに，いつも次のことを心がけておいてほしいものです。

(1) 優しくいたわりの気持ちで接する

(2) 親身になって世話をする

(3) いつも励ましの言葉を忘れずに

4 良い接遇の結果は

病院は，患者への医療サービスの提供および地域住民への保健予防活動や医療相談のサービスを提供していますが，これらは患者および地域住民や保健所などの諸官庁，地域医療機関，病院出入り業者などからの信頼，理解と好意により支持されなければ，その運営を円滑に行っていくことはできません。

一般企業では，新聞，テレビなどを媒体として，その企業の知名度の向上，信頼や理解を得るための広報活動がさかんです。それは，企業が目的とする企業の繁栄と利潤の追求をするためです。

しかし，医療機関は一般企業と同じように広告をすることはできません。医療法により広告可能な事項が定められています。この制約された広告のほかに病院の評価を高めるためには，より良い医療を提供するとともに，医療従事者が，患者，諸関係者との日ごろの接遇活動によって築かれるものが大きいと考えられます。

そのより良い接遇に満足した患者は，数十名の新しい患者を紹介するともいわれていますので，医療事務担当者は，病院の顔ということを心して，一人ひとりが業務に精励することが大切です。

このより良い接遇の結果が，病院の評価につ

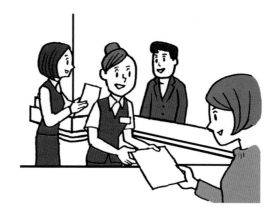

ながっていくことになります。

2．接遇の基本

1 服装と身だしなみ

服装と身だしなみは，その人の人格や教養を表すものであり，病院を訪れる患者やその他の人に不快感を与えないように心がけることは，医療従事者として，また社会人としてのエチケットです。

1）服　装

病院では医師をはじめ各職員の制服として，白衣が多く見受けられます。医事課職員もこの白衣を着用しているところもありますが，最近では，ファッショナブルな制服をとり入れている病院も多くなりました。

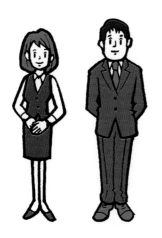

機能性をもった明るい，温かみのある制服で，気持ちよく仕事に取り組んでほしいものです。

服装によっては，患者の受ける印象も違ってきますので，次のことに注意しましょう。
○清潔なもの
○端正なもの
○機能性のある活動的なもの

2）身だしなみ

患者に不快な感じを与えない身だしなみを守ることが大切であり，各自チェックすることも必要です。
○**頭髪**……ボサボサ髪，奇抜な髪は避け，よく手入れをすること
○**顔と化粧**……厚化粧は避けること
○**手と爪**……手は清潔に，爪は伸ばさないこと。マニキュアは避けること
○**履き物**……病院内では音が発生しないものとし，スリッパを禁止しているところもあります
○**服装**……清潔であること。名札をつけること。制服がないときは奇抜な服装を避けること
○**その他装身具**……勤務中はリボン，ネックレス，イヤリングなどは身につけないこと

2 敬語の使い方

患者と職員との対話のなかで，**敬語**が日常的に使われていますが，敬語には次の3つがあります。

(1) 尊敬の対象となる人そのものおよびその人の物・動作を尊敬して表現する語

(2) 尊敬の対象となる人に対する人・物・動作を謙遜して表現する語

(3) 話題についてではなく，話し手が，話しかける相手だけに対して敬意を表現する語

とくに，敬語を必要以上に使うとおかしな対話となり，また，敬語を使わないと無味乾燥な対話となるので，常識をわきまえた作法により敬語を使っていかなければなりません。

(1) **人の呼び方**

① 自分を指すとき
「わたくし」，「わたし」

② 相手を指すとき
「あなた」，「○○さま」

③ 第三者を指すとき
相手が自分より目上の人ならば「あのかた」，相手と対等の人ならば「あの人」。

④ 病院外の人に対し病院内の人の名前を言うとき
敬称は省くこと。ただし，病院外の人が職員の家族，親族の人の場合は敬称をつけます。

⑤ 職員が病院内の人を呼ぶとき
役職者のときは「○○事務長」，「○○課長」，役職者以外のときは「○○さん」。
愛称などで気安く呼んでるのを見かけ

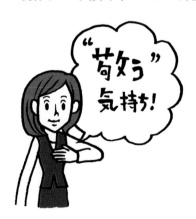

ますが，決してよい印象を受けないので注意を要します。

⑥ 職員が病院外の人を呼ぶとき
「○○さま」，「○○さん」

(2) **慎しむべきことばを避け，遠回しないい方をする**
死→お亡くなり→ご不幸
便所→お手洗，トイレ

(3) **あらわな言葉を避け，和らげた言い方をする**
そこをどいて下さい→少し移動していただけますか

(4) **「お」，「ご」を使うとき**
相手の物や動作を表すときには「お」，「ご」を使用しますが，これは「あなたの」

キーワード

尊敬語と謙譲語

	尊敬語	謙譲語
言う	おっしゃる	申す
する	なさる	いたす
行く	いらっしゃる	参る・伺う
来る	いらっしゃる	参る
いる	いらっしゃる	おる
見る	ごらんになる	拝見する
たずねて行く	いらっしゃる	おじゃまする
与える	たまわる・くださる	差し上げる
食べる	召し上がる	頂く
もらう	お受けになる	頂く・頂戴する
聞く	お聞きになる	伺う・拝聴する
会う	お会いになる	お目にかかる

前置きの言葉

申し訳ございませんが
せっかくでございますが ｝ 面会時間は午後2時から
あいにくでございますが   になっております。
おさしつかえなければ
………いままでかかった病気についてお聞かせいただけますか。
おそれいりますが
………ここは禁煙になっております。
お話中失礼ですが
………この場所は大変混雑してきましたので
ご迷惑とは存じますが
………ご足労願えませんでしょうか。
失礼ですが
………こうではないでしょうか。
たいへん心苦しいのですが
………お釣りをもう一度お改めいただけませんか。
いたりませんが
………一生懸命やらせていただきます。
すみませんが
………少しお待ちいただけますか。

という意味に使われています。

① 相手のからだ　おからだ，ご健康
② 相手の身につけるもの　お召物，お帽子
③ 相手の所有物　お車，ご本
④ 相手の家族　お父様，お母様，お子様
⑤ 相手の動作　おでかけ，おかえり
⑥ こちらの動作が相手に及ぶとき　電話をおかけいたします

その他，日ごろ非常に多く用いられる接頭語で，"おビール"，"おコーヒー"などは行き過ぎであり，丁寧語の使い方に注意が必要です。

敬語の使用は，相手に対して親愛，遠慮，上品，丁寧を表現するものであり，ばか丁寧な敬語の使用は転じて軽侮にもつながりかねず，かえって逆の効果をまねくことがあるので気をつけなければなりません。

敬語は，応対の際の表情，動作，声の調子によって微妙に変化することがあるので，相手を"敬う"という気持ちで応対することが何より大切です。

3．接遇の要領

1 効果的な接遇

接遇の目的は，診療や健康診断その他の用件で来院した人びとに会って，その目的が達成できるように援助をし，その結果が来院した人びとに満足感を与えるとともに病院に対する好意と信頼を得るためのものです。

このため次のことに心がけて応対しなければなりません。

(1) **へりくだらず**
　○常識ある敬語の使用と誠意ある態度で
　○不必要なお世辞は使用しない
(2) **高ぶらず**
　○温かい，親しみのある態度で
　○明るい表情で
　○わかりやすく話す
(3) **いたわりと真心をこめて**

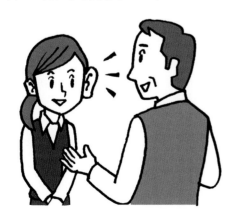

○身分，服装で差別しない，公平に
○やさしく，いたわりの気持で
○いつも励ましの言葉を忘れずに
(4) **親切，丁寧に**
　○患者の身になって思いやりのある心で
　○サービスの心を忘れずに
(5) **迅速かつ的確に**
　○豊富な知識と病院組織・機能を知っていること
　○適切な判断と迅速な処理

2 良い話し方

言葉は，相手に意思を伝達する手段であり，接遇において大切なものは話し言葉です。この言葉を使い誤れば自分の意思が相手に伝達されないばかりか，はなはだしいときはまったく反対の意味にとられることがあります。

話し方には，次の大切な要点があります。

○**正しい言葉で話す**……むやみに外国語は使わない，流行語はなるべく使わない
○**わかりやすい言葉で話す**……専門用語は慎重に使う
○**感じよく話す**……明るくさわやかに話す

このほか，高低の変化をつけて，間をおいて，真心をもって，自信がある話を，上手に要領よくまとめて話すことが大切です。

3 良い聞き方

話し上手は聞き上手ともいわれるが，逆に話上手の聞き下手ともいいます。昔から聞き上手の人は「話三分に聞き七分」といわれ，他人から尊敬され好意をもたれています。話が一方通行にならないようにしなければなりません。

聞き方には，次の大切な要点があります。
○相手の立場になって，親しみをこめて聞く
○途中で言葉をさえぎらないで最後まで注意を集中して聞く
○適切な合づちを打ち，不明な点は質問する
○場合によっては復唱する
○複雑なときはメモをとる
○早合点をしない
○あいまいな返事をしない
○始終礼儀正しく

とくに，窓口業務の場合は多忙であるので，限られた時間を有効に，聞き方の要点をふまえながら用件を聞き，適切な判断をして，患者が納得，理解できるよう迅速に処理しなければなりません。

4 良い言葉

言葉づかいは，話す人の気持ちを表すので，気持ちがすぐれなかったりわだかまりがあっては言葉づかいも不明瞭になります。また，誠意がない応対は，言葉と態度，表情が一致せず言葉自体も口先だけになったりして，相手に不愉快な感じを与えることになります。

このため，接遇にあたっては心身ともに健康であり，好感がもたれる言葉づかいが大切です。

病院で日ごろ使われる接遇の五大用語があるので十分に応用しましょう。
○かしこまりました
○申しわけございません，相すみません
○おそれ入ります
○おまたせしました
○おだいじになさいませ

次に日常の応接語の例を述べます。
――好ましい例（好ましくない例）――
私どもの病院（うちの病院）

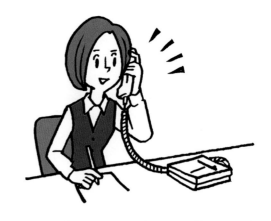

少々お待ちください（ちょっと待ってください）
何科でございますか（何科ですか）
ご本人でいらっしゃいますか（本人ですか）
どんなご用でしょうか（何の用ですか）
いかがでしょうか（どうですか）
どなたでしょうか（だれですか）
ただいま席をはずしております（今席にいません）
ただいますぐ参ります（今すぐいきます）
差支えなければ私が承っておきます（私が聞いておきます）
たずねてまいりますから（聞いてくるから）
はい，かしこまりました（よろしいです）
いたしかねます（できません）
存じません（知りません）

4．電話での接遇

1 電話の対応

電話応対においては，意思や感情が言葉や語調によって相手に伝達されます。

隣の職場であっても，直接に面談することなく電話で用件を伝えるなど，電話は身近な道具ですが，ややもすると相手が見えないためか粗略な取扱い，横柄な態度で通話する人を見かけます。

このような態度での応対は，"以心伝心"といわれるように，相手が見えなくとも，その態度，表情が言葉に反映して相手に伝わるものです。このため，その人の信用をなくすばかりか，病院の信頼まで傷つけられることとなります。

電話での応対は，常に相手が目の前にいるつもりで，態度，表情に注意し，通話することが大切です。

また，その対応は，病院を代表しているのですから"病院の顔"ということを忘れてはいけません。

2 良い電話のかけ方

(1) **準備**
　○話す内容，順序をメモしておく
　○必要な書類，資料を準備しておく
　○相手の電話番号を確かめてからかける
　○記録するメモを準備しておく

(2) **応対**
　○自分の会社（職場）名と名前を名乗り，相手を確かめる
　○簡単なあいさつをする
　○要領よく用件を話す

(3) **終わり**

○場合によっては，相手の理解を確かめる
○簡単なあいさつをする
○自分のほうから静かに受話器を置く

3 良い電話の受け方

(1) **準備**
　○ベルが鳴ったらすぐ受話器をとる
　○同時にメモを用意する

(2) **応対**
　○自分のほうの会社（職場）名と名前を名乗る
　○相手の会社名，名前をメモする
　○途中でことばをさえぎらないで，注意を集中して聞く
　○適切な合づちを打つ
　○聞かれたことは明確に返答し，不明な点はあいまいな返答をしない
　○電話を他の人に代わるときは，用件の要点をつかみ，連絡先にすぐ取り次ぐ
　○不在中にかかった電話は，相手の会社名，名前，電話番号，用件をメモして伝える。とくに5W1Hを忘れずに

(3) **終わり**
　○必要な場合は，要件を確かめておく
　○簡単なあいさつをする
　○相手が電話を切り終わってから静かに受話器を置く

キーワード

5W1H：「When（いつ）」，「Where（どこで）」，「What（なにを）」，「Who（だれが）」，「Why（なぜ）」，「How（どのように）」

第4章

外来業務

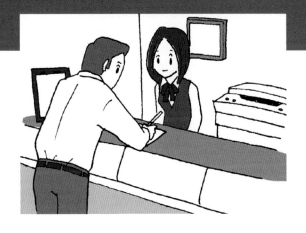

1. 新患受付

1 新患受付とは

　外来の受付には，一般的には新患受付と再来受付があります。新患受付は，初診受付ともいわれ，新たな患者のための受付です。

　患者が初めて来院して外来受診するとき，またはその診療科に初めて外来受診するときに必ず通らなければならない関所のような存在の受付です。

　新患受付は，診療する医師と患者を結び付けるパイプ役の存在であり，初めて来院した患者に病院の職員として初めて接するのが医事課職員であり，その業務が医療事務です。

　初来院の患者は，病院に対し不案内の状況にあり，また病気に対しても不安感を抱いているので，新患受付では親しみをもって患者に納得がいく適切な対応をし，迅速に処理することが必要です。受付にはなじみがうすい新人職員を配置しがちですが，病院の顔というべき受付には，熟達した職員を配置する必要があります。

　なぜなら，病院内の機構・組織を理解したうえで，受診科の選択とその対応ができ，緊急患者の対処や被保険者証の未提出による相談などに対応しながら，診療録の作成などの事務を的確に処理する能力が求められているからです。つまり，十分に医療事務の知識を修得し，患者に親切に，わかりやすく対応できる職員でなければならないということです。

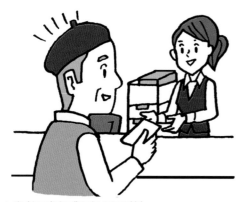
▲患者に安心感を与える受付

2 診療申込書

　診療申込書は，ほとんどの病院の受付に備えつけられていて，初めて受診する患者が記載するようになっています。

　患者のためには，診療申込書の備えつけがなく，受診のための手続きが完了することが望ましいのですが，受診申込みの意思表示として，患者に記載してもらい，受付の職員は症状を聞きながら受診科の選択を行っています。また，患者の氏名，住所，生年月日などが被保険者証の記載内容と異なっていることもあるので，正確を期するために診療申込書が必要となってきます。

　図表4-1は，筆者が勤務していた病院で採用している「診療申込書」です。

3 診療科の選択

　病気やけがのため患者が複数の診療科がある病院を訪れ，診察もしない時点で受付において診療科を決定し，その診療科へ回ってもらうのですから診療科の選択は非常にむずかしいことです。

　例えば，「腹痛」という訴えに該当する診療科は，一般的には内科，消化器科，外科，泌尿器科などですが，女性の場合は産婦人科も考えられます。その症状を聞き，また診療科の振分けに病院内で約束ごとがあるときは，それに従い診療科を選択していると思われます。

　もし，誤った診療科の選択をしたならば，その診療科で相当時間待たされたあげく，診察の結果，当科でないといわれ，ふたたび新患受付で該当科の診療録を作成してもらい，該当科ですぐに診察を受けられるならばまだしも，ふたたび待たされる状況ともなりかねません。

　また，産婦人科，泌尿器科，肛門科へ受診する患者は，部位や症状をはっきりと申し出ない場合もあって，診療科の選択に誤りがあったりするので，患者との対応には十分な心配りをすることが大切です。

図表4-1　診療申込書

診 療 申 込 書

診 療 科 名	カ ル テ 番 号	患 者 番 号	受 付
		－ －	年　月　日

氏名	フリガナ			住所	郵便番号 －		
					(アパート・マンション名, 号室) 電話番号 　（　　　）		
	明・大・昭・平・令　年　月　日生　歳　男・女			保険区分		区分名	
保険者番号				職　業		有効期限	年　月　日
記号・番号				事業所			
被保険者	氏　名		続柄	保険者			
	資格取得　年　月　日	有効期限　年　月　日					
公費負担者番号		区分		公費負担者番号		区分	
公費受給者番号		有効期限　年　月　日		公費受給者番号		有効期限　年　月　日	

申 込 日	年　月　日

● 該当する項目に〇を付けて下さい。
　・仕事上・交通事故・自損事故・その他
● 当病院に受診したことがありますか？
　・はい（　　年　　月頃　　　　科）
　・いいえ
● この診療申込書に健康保険証を添えて
　受付窓口に提出して下さい。

受 診 希 望 科（〇印をして下さい）

01	02	03	04	05
内　科	小児科	外　科	整形外科	脳神経外科
06	07	08	09	10
皮膚科	泌尿器科	産婦人科	眼　科	耳咽科
13	16	29		
歯科口腔外科	麻酔科	放射線科		
25	26	27		
呼吸器科	消化器科	循環器科	健康診断	

保険情報	本人・家族	01 協会管掌	02 船員	03 日雇	04 日雇特別	06 組合管掌	07 自衛官	31〜 共済組合	41 国保7割	42 国保・他	44 国保0割	63 特別退職	67 退職・国保	88 産科自費	89 自費0%	90 自費非課税	91 病院健保	93 保険無実費	99 公害	G0 併用自倍	J0 自倍後20	J1 自倍窓20	J5 労務災害	R0 アフターケア	R4	S1 公務災害

公費情報	10 感染37の2	12 生活保護	15 更正医療	16 育成医療	19 原爆一般	21 精神通院	23 養育医療	39 後期高齢者	51 特定疾患	52 小児慢性疾	53 児童福祉	55 福祉老人	57 神奈川㋹81	58 横浜㋹82	59 神奈川㋹85	委託情報	1 障害80	2 横浜㋹	3 横浜㋹歯	4 国保減免		1 職員	2 職員家族

外国人国籍：	受 付 時 間　：	救 急 隊

　病院の入口に案内係を設置しているところも多くみられます。案内係へ配置される職員は，庶務課職員（守衛を含む），看護職員，医事課職員などが考えられます。

　患者は，どの診療科に申し込めばよいか不安なまま病院を訪れることもあるので，専門的な立場にある看護職員（外来看護係長以上の者など）が受診相談に応じる体制ができればいちばんよいと思います。

　患者にとっても安心して相談をすることがで

きるし，このような体制を採用している病院も多いようです。医事課職員が受診相談に応じる場合は，経験豊富な職員を配置し，さきに述べたように診療科の振分けに病院内で約束ごとがあるときはこれに従い，不明な場合は，各外来と相談しながらすばやく受診科の選択をしていくのがよいと思われます。

　受診科の選択は，たとえ医師が相談窓口にいたとしても，的確な指示がくだせないほどむずかしいといわれています。患者のたらい回しが

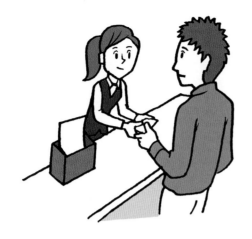

ないよう努力するとともに，誤った選択をした場合でも後処理がすばやくできるような対策を講じておくことが大切です。

4 受給資格（被保険者証など）の確認

患者から疾病・負傷の治療を求められたときは，従来，被保険者証，受給者証，認定証により受給資格の確認をしていましたが，健康保険法の改正により2021年3月から受給資格を確認する方法が変更になりました。

なお，患者から疾病・負傷の治療を求められたときは，受診のたびに受給資格の確認をすることが原則です。

変更後の受給資格を確認する方法は次のとおりです。

1）医療保険制度による受給資格の確認

健康保険法においては，**療養の給付**（疾病・負傷の治療）を受けようとする者は，保険医療機関において電子資格確認その他厚生労働省令で定める方法により，被保険者であることの確認を受け，療養の給付を受けるものとすると定められています（健康保険法第63条第3項）。

国民健康保険法・高齢者の医療の確保に関する法律においても受給資格を確認する方法は，同じ取扱いとなっています。

健康保険法第3条第13項に定める方法（「**電子資格確認**」）のほか，「**厚生労働省令で定める方法**」は，健康保険法施行規則第53条・国民健康保険法施行規則第24条の5・高齢者の医療の確保に関する法律施行規則第30条の3に定めら

れており，
①患者の提出する被保険者証〔**図表4‐4**(1)〜(8)〕
②保険医療機関が過去に取得した患者の資格情報を用いて，保険者に対し，電子情報処理組織を使用して，あらかじめ照会を行い，保険者から回答を受けて取得した資格情報を確認する方法
により受給資格を確認することをいいます。

また，**保険医療機関及び保険医療養担当規則**においては，患者から療養の給付を受けることを求められた場合には，上記の健康保険法の取扱いと同じ方法で療養の給付を受ける資格があることを確認しなければならないと定められています（同療養担当規則第3条）。

ただし，緊急やむを得ない事由によって当該確認を行うことができない患者であって，療養の給付を受ける資格が明らかなものについては，この限りではないとされています。この場合にあっては，事後すみやかに被保険者証を確認する必要があります。

2）公費負担医療制度による受給資格の確認

健康保険法などの医療保険のほかに，国民の医療，福祉の向上・発展および患者の経済的負担の軽減のために，国または地方自治体が医療費の全部または一部を負担する公費負担医療制度があります。個々の法律等に基づき特定の人々を対象に国または地方自治体が医療給付を行っており，国または地方自治体が交付する受療証，認定証，証明証を電子資格確認と併せて確認しなければなりません。

ただし，高齢受給者証，限度額適用認定証，限度額適用・標準負担額減額認定証，特定疾病療養認定証（人工透析治療を必要とする慢性腎不全，血友病，後天性免疫不全症候群）については，被保険者証と同時に電子資格確認により資格の確認ができることになっています。

公費負担医療は，次を参照してください。
イ．第2章医療保険制度等，2公費負担医療制度
ロ．本章8診療録の作成など，4）診療録の記載上の注意事項

図表4-2　個人番号カード（マイナンバーカード）

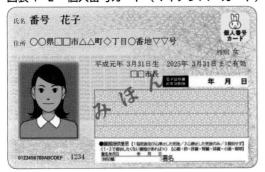

おもて面には，住所・氏名・生年月日・性別が記載され，写真が表示され，身分証明書として利用できます。

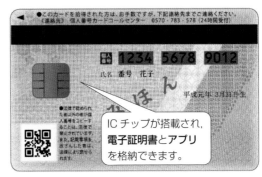

> ICチップが搭載され，**電子証明書とアプリ**を格納できます。

うら面には，マイナンバーが記載され，マイナンバーを証明することができます。

3）電子資格確認による受給資格確認

　電子資格確認とは，**オンライン資格確認**とも呼ばれ，「保険医療機関等から療養を受けようとする者が，保険者に対し，**個人番号カード（マイナンバーカード）**（**図表4-2**）に記録された利用者証明用電子証明書を送信する方法により，被保険者または被扶養者の資格に係る情報の照会を行い，情報通信の技術を利用する方法により，保険者から回答を受けて当該情報を当該保険医療機関等に提供し，当該保険医療機関等から被保険者または被扶養者であることの確認を受けること」（健康保険法第3条第13項）をいいます。

　簡単に述べると，オンライン資格確認とは，患者が保険医療機関備え付けのカードリーダーにマイナンバーカードを置き，そのマイナンバーカードのICチップを利用してオンラインで支払基金，国民健康保険中央会のオンライン資格確認等システムに照会して，受給資格の確認をすることです。（**図表4-3**(1)(2)）

　なお，保険医療機関ではマイナンバーカードを預かることはできません。

　オンライン資格確認で利用するマイナンバーカードは，マイナンバーカードのICチップ内に**利用者証明用電子証明書**[※1]を記録させたもので，これは，あらかじめ被保険者がマイナポータル[※2]で健康保険証として利用する申込をすることが必要です。

※1　マイナンバーカードに登載されている，インターネットのウェブサイトやコンビニ等のキオスク端末にログインする際に利用する電子証明書

キーワード

受給資格と資格の喪失：各種の保険や年金制度において，給付を受けるための資格を受給資格と言います。それぞれの法律で，資格の取得と喪失について定めています。医療保険では，被保険者が保険医療機関で療養の給付を受けるときには，健康保険被保険者証を提出し，資格の確認を受けます。

※2　国が運営するオンラインサービス

　オンライン資格確認は，マイナンバーカードのみならず，保険医療機関に提出した被保険者証等の記号・番号等でも受給資格の確認ができます。

　オンライン資格確認を導入することにより，最新の保険資格を自動的に保険医療機関システムで取り込むことができることから，窓口業務の省力化が図られ，資格過誤によるレセプト返戻が減少することなどが期待されています。

　〔日雇特例被保険者およびその被扶養者の資格確認については，健康保険法の改正（令和元年5月付）による電子資格確認の方法ではなく，従前の取扱いとし被保険者証で受給資格の確認をします〕

4）被保険者証のカード化

　平成13年（2001年）4月に「健康保険法施行規則等の一部を改正する省令」が施行され，被保険者証等の利便性の向上を図るため，被保険者証の個人カード化が定められました。

　従来，原則として被保険者のみに紙製の被保険者証が交付され（1家族に1枚），被扶養者はこの被保険者証の被扶養者欄に名前が列記さ

図表 4-3(1) オンライン資格確認

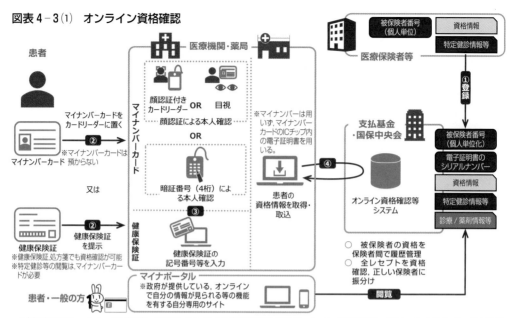

厚生労働省ホームページ〔健康・医療＞オンライン資格確認の導入について（医療機関・薬局，システムベンダ向け）〕

図表 4-3(2) オンライン資格確認

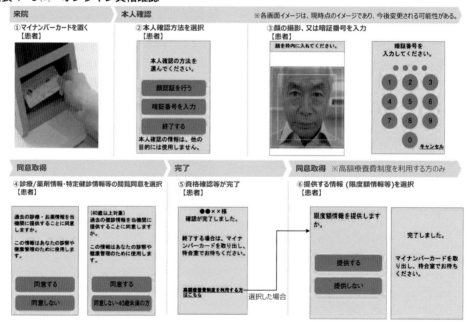

厚生労働省ホームページ〔健康・医療＞オンライン資格確認の導入について（医療機関・薬局，システムベンダ向け）〕

れていましたが，省令の改正により，被保険者および被扶養者に1人1枚ずつ**被保険者証カード**が交付されています。

被保険者証カードは，縦54mm，横86mmのクレジットカードサイズで統一されています。

なお，後期高齢者医療被保険者証などはカード化はされていませんが，被保険者ごとに各1枚の紙製の被保険者証が交付されています。

5）任意継続被保険者証

健康保険の任意継続被保険者が所持する被保険者証は，一般の被保険者が所持するものと同じ様式です。ただし，任意継続被保険者であることと，有効期限が記入されています。任意継

続被保険者は次の３つの条件に該当することが必要で，被保険者の資格を喪失した日に引き続き２年間は任意継続被保険者となることができます。任意継続被保険者の期間については，２年間にかかわらず，任意継続被保険者が，任意継続被保険者でなくなることを希望する旨を保険者に申出し，その申出が受理された日の属する月の翌月１日に資格を喪失することができます。保険料は，従来事業主が負担していた分を含めて任意継続被保険者が負担することになります。

３つの条件とは，①強制被保険者の資格を喪失していること，②資格喪失の日の前日まで継続して２月以上被保険者であったこと（共済組合の組合員を除く）（健康保険法第３条第４項），③資格喪失の日より20日以内に任意継続被保険者の申請をすることです。（健康保険法第37条）

6）被保険者証の返還

保険医療機関は，被保険者証により療養の給付を受ける資格があることを確認した患者に対する療養の給付を担当しなくなったとき，または，正当な理由により当該患者から被保険者証の返還を求められたときは，遅滞なく被保険者証を返還しなければなりません（保険医療機関及び保険医療養担当規則第４条）。

この場合，被保険者証を預かったときは，被保険者証の預り簿を備え付け，必要な事項を記入して管理する必要があります。

7）被保険者等記号・番号等の利用制限

健康保険法では，前述の電子資格確認の仕組

キーワード

健康保険法（健保）：被保険者とその被扶養者の業務外の事由による疾病，負傷，死亡または分娩について保険給付を行うことを目的とした制度です（業務上の事由による場合は労働基準法や労働者災害補償保険法等によって給付されます）。

健康保険事業を運営するため，保険給付を行ったり，保険料を徴収したりする運営主体を保険者といいます。健康保険の保険者には，全国健康保険協会と健康保険組合の２種類があります。

(1) **全国健康保険協会**は，健康保険組合に加入している組合員以外の被保険者の健康保険を取り扱い，被保険者証の発行，保険給付（法定給付），診療報酬明細書の点検，健診や保健指導といった保健事業等を実施します。また，健康保険への加入（適用事務），保険料の納付の手続は，日本年金機構（年金事務所）で取り扱います。

(2) **健康保険組合**は，組合員である被保険者および被扶養者の健康保険を取り扱います。組合は，単一の企業で設立する組合，同種同業の企業が合同で設立する組合などがあります。

国民健康保険法（国保）：わが国の医療保険は，大きく被用者保険（職域保険）と国民健康保険（地域保険）に分かれています。国民健康保険法とは，各種被用者保険の適用を受けていない国民を対象とする医療保険について規定する法律です。保険者は，都道府県または国民健康保険組合となります。被保険者は，都道府県が保険者である場合にはその都道府県内の住民であり，国民健康保険組合が保険者である場合には，同種の事業に従事する者およびその世帯員です。

高齢者の医療の確保に関する法律（高齢者医療確保法）：2008年3月末で老人保健法が廃止され，同年4月より，高齢者の医療の確保に関する法律（昭和57年法律第80号）が施行され，新たな高齢者医療制度が創設されました。

新しい制度は，「後期高齢者医療制度」（75歳以上対象の独立した医療保険制度）と，「前期高齢者医療制度」（65～74歳対象の国保・被用者保険間の医療費負担に不均衡を調整する制度）の2つの柱からなります。

後期高齢者医療制度では，保険者は後期高齢者医療広域連合（都道府県の区域ごとにすべての市町村が加入する広域連合），被保険者は，①75歳以上，②65歳～74歳で一定の障害の状態にあり広域連合の認定を受けた者です。

患者の自己負担割合は，70歳～74歳で現役並所得がある人は2割，75歳以上は1割〔ただし，一定以上所得のある者（現役並の所得がある者除く）は2割，現役並の所得がある者の負担割合は3割〕になります。

保険医療機関及び保険医療養担当規則（療養担当規則）：健康保険による診療を担当する保険医療機関および保険医が従うべき責務を定めた基本原則で，全24条からなります。同規則の第1章では保険医療機関の療養担当を，第2章では保険医の診療方針等を定めています（p.68参照）。

公費負担医療制度：国民の医療，福祉の向上・発展および患者の経済的な負担を軽減するために，国または地方自治体が医療費の全部または一部を負担する制度。公費負担医療は，性格的に原爆医療などの補償的給付，感染症法による結核患者の入院の勧告や措置に伴う医療，同法の結核などの適正医療の普及に関する給付，障害者の自立支援医療など障害者等の更生に関する給付，難病に関する治療研究給付，生活保護などの福祉的給付があります。

図表4-4(1)　健康保険被保険者証

（※性同一性障害のある者の被保険者証には，希望により裏面に性別が記載される）

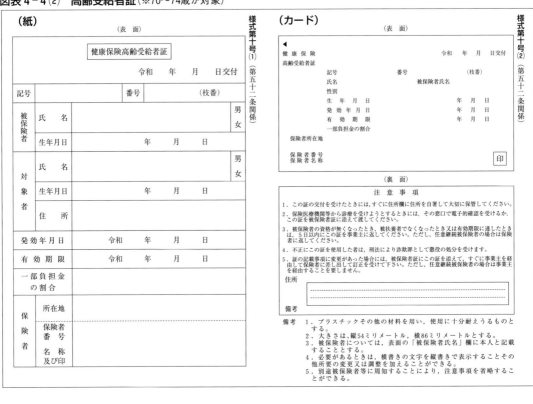

（カード）

（表面）　　　　　　　　　　　　様式第九号(1)（第四十七条関係）

◀

健康保険
被保険者証

　　（被保険者）　　　　　　　　令和　年　月　日交付
記号　　　　番号　　　　（枝番）

氏名
性別
生年月日　　　　　　　　　　年　　　月　　　日
資格取得年月日　　　　　　　　年　　　月　　　日

保険者所在地
保険者番号・名称　　　　　　　　　　　　　　　　印

（裏面）

住所
備考

※　以下の欄に記入することにより，臓器提供に関する意思を表示することができます。
　　記入する場合は，1から3までのいずれかの番号を○で囲んでください。
1．私は，脳死後及び心臓が停止した死後のいずれでも，移植の為に臓器を提供します。
2．私は，心臓が停止した死後に限り，移植の為に臓器を提供します。
3．私は臓器を提供しません。
≪1又は2を選んだ方で，提供したくない臓器があれば，×をつけてください。≫
【　心臓・肺・肝臓・腎臓・膵臓・小腸・眼球　】
〔特記欄：　　　　　　　　　　　　　　　　　　　　　　　〕
署名年月日：　　　　年　　　月　　　日
本人署名（自筆）：　　　　　　　　　家族署名（自筆）：

備考　1．プラスチックその他の材料を用い，使用に十分耐え得るものとする。
　　　2．大きさは，縦54ミリメートル，横86ミリメートルとする。
　　　3．必要があるときは，横書きの文字を縦書きで表示することその他所要の変更又は調整を加えることができる。
　　　4．被保険者に次に掲げる事項を周知するものとする。
　　　　(1)　被保険者証の交付を受けたときは，直ちに住所欄に住所を自署して大切に保管すること。
　　　　(2)　保険医療機関等において診療を受けようとするときは，その窓口で電子資格確認を受けるか，被保険者証を提出すること。
　　　　(3)　被保険者の資格を喪失したときは，5日以内に被保険者証を事業主に提出すること。ただし，任意継続被保険者の場合は保険者に返納すること。
　　　　(4)　不正に被保険者証を使用した者は，刑法により詐欺罪として懲役の処分を受けることがあること。
　　　　(5)　被保険者証の記載事項に変更があった場合には，直ちに事業主を経由して保険者に提出して訂正を受けること。ただし，任意継続被保険者の場合は事業主を経由することを要しないこと。

図表4-4(2)　高齢受給者証（※70～74歳が対象）

（紙）

（表面）　　　　　　　　様式第十号(1)（第五十二条関係）

健康保険高齢受給者証

令和　　年　　月　　日交付

記号		番号		（枝番）	
被保険者	氏　名				男 女
	生年月日		年　　月　　日		
対象者	氏　名				男 女
	生年月日		年　　月　　日		
	住　所				
発効年月日		令和　　年　　月　　日			
有効期限		令和　　年　　月　　日			
一部負担金の割合					
保険者	所在地				
	保険者番号				
	名称及び印				

（カード）

（表面）　　　　　　　　様式第十号(2)（第五十二条関係）

◀

健康保険　　　　　　　　　　　令和　年　月　日交付
高齢受給者証

記号　　　　番号　　　（枝番）
氏名　　　　被保険者氏名
性別
生年月日　　　　　　　　　　年　　月　　日
発効年月日　　　　　　　　　年　　月　　日
有効期限　　　　　　　　　　年　　月　　日
一部負担金の割合

保険者所在地

保険者番号
保険者名称　　　　　　　　　　　　　　印

（裏面）

注　意　事　項

1．この証の交付を受けたときには，すぐに住所欄に住所を自署して大切に保管してください。
2．保険医療機関等から診療を受けようとするときは，その窓口で電子的確認を受けるか，この証を被保険者証に添えて渡してください。
3．被保険者の資格が無くなったとき，被扶養者でなくなったとき又は有効期限に達したときは，5日以内にこの証を事業主に返してください。ただし，任意継続被保険者の場合は保険者に返してください。
4．不正にこの証を使用した者は，刑法により詐欺罪として懲役の処分を受けます。
5．証の記載事項に変更があった場合には，被保険者証にこの証を添えて，すぐに事業主を経由して保険者に差し出して訂正を受けて下さい。ただし，任意継続被保険者の場合は事業主を経由することを要しません。

住所
　　　　　　　　　　　　　　　　　　　　　　　
備考

備考　1．プラスチックその他の材料を用い，使用に十分耐えうるものとする。
　　　2．大きさは，縦54ミリメートル，横86ミリメートルとする。
　　　3．被保険者については，表面の「被保険者氏名」欄に本人と記載することとする。
　　　4．必要があるときは，横書きの文字を縦書きで表示することその他所要の変更又は調整を加えることができる。
　　　5．別途被保険者等に周知することにより，注意事項を省略することができる。

図表4-4(3)　健康保険限度額適用認定証

（※高額療養費制度の適用を受け，窓口での支払いを自己負担限度額までとする際，必要となる）

（表　面）

様式第十三号の二（第百四十三条の二及び第百二十九条の二関係）

健康保険限度額適用認定証

令和　　年　　月　　日交付

被保険者	記　号		番　号		（枝番）	
	氏　名					男女
	生年月日	昭和・平成・令和　　年　　月　　日				
適用対象者	氏　名					男女
	生年月日	昭和・平成・令和　　年　　月　　日				
	住　所					
発効年月日		令和　　年　　月　　日				
有効期限		令和　　年　　月　　日				
適用区分						
保険者	所在地					
	保険者番号名称及び印					

（裏　面）

注意事項
1．この証の交付を受けたときには，すぐに住所欄に住所を自署して大切に保持してください。
2．この証によって療養を受ける際に支払う一部負担金の額は，保険医療機関等又は指定訪問看護事業者ごとに1か月につき，別に定められた額を限度とします。
3．保険医療機関等又は指定訪問看護事業者について療養を受けるときには，その窓口で電子的確認を受けるか，この証を被保険者証に添えて渡してください。
4．被保険者の資格がなくなったとき，被扶養者でなくなったとき，認定の条件に該当しなくなったとき又は有効期限に達したときは，5日以内にこの証を保険者に返してください。ただし，事業主を経由しても差し支えありません。
5．不正にこの証を使用した者は，刑法により詐欺罪として懲役の処分を受けます。
6．表面の記載事項に変更があった場合には，速やかにこの証を保険者に提出して訂正を受けてください。ただし，事業主を経由しても差し支えありません。

備考
1．この証の大きさは縦127ミリメートル横91ミリメートルとする。
2．この証は，対象者ごとにこれを作製すること。
3．「男女」欄は，該当しない文字を抹消すること。
4．対象者が被保険者であるときは，表面の「適用対象者」の欄の「氏名」欄に被保険者本人と記載し，対象者が被扶養者であるときは，それぞれの欄に該当事項を記載すること。
5．適用区分欄には，適用対象者が健康保険法施行令第42条第1項第2号又は第2項第2号に掲げる者である場合は「ア」と，同条第1項第3号又は第2項第3号に掲げる者である場合は「イ」と，同条第1項第1号又は第2項第1号に掲げる者である場合は「ウ」と，同条第1項第4号又は第2項第4号に掲げる者である場合は「エ」と，同条第3項第4号又は第4項第4号に掲げる者である場合は「現役並みⅠ」と，同条第3項第3号又は第4項第3号に掲げる者である場合は「現役並みⅡ」と記載すること。
6．別途被保険者等に周知することにより，注意事項を省略することができる。

図表4-4(4)　限度額適用・標準負担額減額認定証

（表　面）

様式第十四号（第百四十五号及び第百二十九条の三関係）

健康保険限度額適用・標準負担額減額認定証

令和　　年　　月　　日交付

被保険者	記　号		番　号		（枝番）	
	氏　名					男女
	生年月日	昭和・平成・令和　　年　　月　　日				
適用・減額対象者	氏　名					男女
	生年月日	昭和・平成・令和　　年　　月　　日				
	住　所					
発効年月日		令和　　年　　月　　日				
有効期限		令和　　年　　月　　日				
適用区分						
長期入院該当		令和　　年　　月　　日		保険者印		
保険者	所在地					
	保険者番号名称及び印					

（裏　面）

注意事項
1．この証の交付を受けたときには，すぐに住所欄に住所を自署して大切に保持してください。
2．この証によって療養を受ける場合は，次のとおり一部負担金限度額の適用及び食事療養標準負担額又は生活療養標準負担額の減額が行われます。
　(1)　療養を受ける際に支払う一部負担金の額は，保険医療機関等又は指定訪問看護事業者ごとに1か月につき，別に定められた額を限度とします。
　(2)　入院の際に食事療法を受ける場合に支払う食事療養標準負担額又は生活療養を受ける場合に支払う生活療養標準負担額は，別に厚生労働大臣が定める減額された額とします。
3．保険医療機関等又は指定訪問看護事業者について療養を受けるときには，その窓口で電子的確認を受けるか，この証を被保険者証に添えて渡してください。
4．被保険者の資格がなくなったとき，被扶養者でなくなったとき，認定の条件に該当しなくなったとき又は有効期限に達したときは，5日以内にこの証を保険者に返してください。ただし，事業主を経由しても差し支えありません。
5．不正にこの証を使用した者は，刑法により詐欺罪として懲役の処分を受けます。
6．表面の記載事項に変更があった場合には，速やかにこの証を保険者に提出して訂正を受けてください。ただし，事業主を経由しても差し支えありません。

備考
1．この証の大きさは縦127ミリメートル横91ミリメートルとする。
2．この証は，対象者ごとにこれを作製すること。
3．「男女」欄は，該当しない文字を抹消すること。
4．対象者が被保険者であるときは，表面の「適用・減額対象者」の欄の「氏名」欄に被保険者本人と記載し，対象者が被扶養者であるときは，それぞれの欄に該当事項を記載すること。
5．適用区分欄には，適用対象者が健康保険法施行令第42条第1項第5号又は第2項第5号に掲げる者である場合は「オ」と，同条第3項第6号に掲げる者である場合は「Ⅰ」と，同項第5号に掲げる者である場合は「Ⅱ」と記載すること。
6．健康保険法施行規則第62条の3第6項に掲げる者である場合は，適用区分欄に，5記載の適用区分「オ」又は「Ⅰ」に加え，「（境）」と記載すること。
7．別途被保険者等に周知することにより，注意事項を省略することができる。

図表4-4(5)　後期高齢者医療被保険者証

（カード）

（表面）

後期高齢者医療被保険者証　　有効期限　　年　月　日

被保険者番号
住　所
氏　名　　　　　　　　　　　性　別
生　年　月　日　　　　　　　　　　年　　月　　日
資格取得年月日　　　　　　　　　　年　　月　　日
発　効　期　日　　　　　　　　　　年　　月　　日
交　付　年　月　日　　　　　　　　年　　月　　日
一部負担金の割合

保険者番号　　　　　　□□□□□□□□
保険者名
　　　　　　　　　　　　　　　　　　　印

様式第一号（第十七条第一項関係）

（裏面）

備　考

※　以下の欄に記入することにより，臓器提供に関する意思を表示することができます。記入する場合は，1から3までのいずれかの番号を○で囲んでください。
1．私は，脳死後及び心臓が停止した死後のいずれでも，移植の為に臓器を提供します。
2．私は，心臓が停止した死後に限り，移植の為に臓器を提供します。
3．私は，臓器を提供しません。
≪1又は2を選んだ方で，提供したくない臓器があれば，×をつけてください。≫
【心臓・肺・肝臓・腎臓・膵臓・小腸・眼球】
〔特記欄：　　　　　　　　　　　　　　　　　　〕
署名年月日：　　年　　月　　日
本人署名（自筆）：　　　　　　　家族署名（自筆）：

備考　1．プラスチックその他の材料を用い，使用に十分耐え得るものとすること。
　　　2．この証の大きさは，縦54ミリメートル，横86ミリメートルとすること。
　　　3．必要があるときは，横書きの文字を縦書きで表示することその他所要の変更又は調整を加えることができること。
　　　4．被保険者等に次に掲げる事項を周知すること。
　　　(1) 被保険者証の交付を受けたときは，大切に保管すること。
　　　(2) 保険医療機関等において診療を受けようとするときは，その窓口で電子資格確認を受けるか，被保険者証を提出すること。
　　　(3) 被保険者の資格がなくなったときは，直ちに被保険者証を市町村に提出すること。また，転出の届出をする際には，被保険者証を添えること。

（紙）

（表面）

後期高齢者医療被保険者証

有効期限　　年　　月　　日
交付年月日　　年　　月　　日

被保険者番号

被保険者　住　所
　　　　　氏　名　　　　　　　　男・女
　　　　　生年月日　　　　　　　年　月　日

資格取得年月日　　　　　　　　年　月　日

発　効　期　日　　　　　　　　年　月　日

一部負担金の割合

保険者番号並びに保険者の名称及び印　　□□□□□□□□

様式第二号（第十七条第一項関係）

(4) 被保険者証の記載事項に変更があったときは，14日以内に，被保険者証を添えて，後期高齢者医療広域連合あての届書を，市町村に提出すること。
(5) 有効期限を経過したときは，被保険者証を使用することができないこと。また，有効期限を経過した被保険者証を使用して後期高齢者医療給付を受けた場合は，後期高齢者医療給付費の返還を求める場合があること。
(6) 後期高齢者医療広域連合の検証又は更新のため，被保険者証の提出を求められたときは，連やかに，市町村に提出すること。
(7) 特別の事情がないのに保険料を滞納した場合，被保険者証を返還していただくことがあること。
(8) 不正に被保険者証を使用した者は，刑法（明治40年法律第45号）により詐欺罪としての懲役の処分を受けることがあること。

みが法定化されたことから，個人情報保護の観点から，厚生労働大臣・保険者・保険医療機関等は健康保険事業の遂行とこれに関連する事務の目的以外で被保険者等記号・番号等の告知を要求することを，禁止する告知要求制限が創設されました（健康保険法第194条の2第1項）。

8）薬剤情報等の閲覧・提供

　オンライン資格確認の仕組みを活用して，薬剤情報・特定健診情報・医療費通知情報の経年データの閲覧が可能となります。
　健康保険法施行規則では，「保険者は，被保険者等の求めに応じ，当該被保険者等の健康の保持増進のため必要な範囲において，当該被保険者等に対し，当該保険者が保有する当該被保険者等が受けた療養の給付等に関する記録を，電磁的記録を提供する方法により提供すること

ができる」としています（健康保険法施行規則第153条の3）。
　薬剤情報は，患者が保険医療機関を受診し，保険医療機関から毎月請求される医科・歯科・調剤・DPCレセプトから抽出した薬剤の情報です。閲覧できるのは，受診者情報・薬剤情報で，かかりつけ医療機関以外でも患者の情報を確認することができます（令和3年9月診療分のレセプトから抽出を開始し，過去3年間分の情報が閲覧可能となる予定）。

5　健康保険の給付の対象とならないもの

　健康保険上，疾病または負傷に関して保険給付をすることとなっていますが，この疾病，負傷の定義について，以下のように考えられています。医学的に疾病というのは，一般的に健康

図表4-4(6)　特定疾病療養受療証

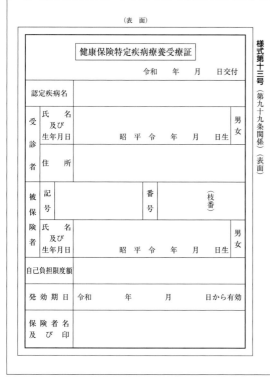

図表4-4(7)　国民健康保険被保険者証

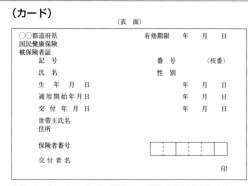

備考　1．プラスチックその他の材料を用い，使用に十分耐え得るものとする。
　　　2．大きさは，縦54ミリメートル，横86ミリメートルとする。
　　　3．一部負担金の割合を減じている市町村については，表面に「一部負担金の割合」欄を設け，その一部負担割合を表示する。
　　　4．必要があるときは，横書きの文字を縦書きで表示することその他所要の変更又は調整を加えることができる。
　　　5．被保険者等に次に掲げる事項を周知するものとする。
　　　　(1)　被保険者証の交付を受けたときは，大切に保管すること。
　　　　(2)　保険医療機関等において診療を受けようとするときは，その窓口で電子資格確認を受けるか，被保険者証を（70歳の誕生日の属する月の翌月（誕生日が月の初日である場合はその月）以後の場合は被保険者証に高齢受給者証を添えて）提出すること。
　　　　(3)　診療を受けるときに支払う金額は，義務教育就学前（6歳の誕生日の前日以後の最初の3月31日まで）の場合は，保険診療の費用（入院時の食事療養に要する費用を除く。）の2割であること。また，70歳の誕生日の属する月の翌月（誕生日が月の初日である場合はその月）以後の場合は，高齢受給者証に示す割合であること。
　　　　(4)　被保険者の資格を喪失したとき又は退職被保険者若しくはその被扶養者となったときには，直ちに被保険者証を市町村に返還すること。また，転出の届出をする際には，被保険者証を添えること。
　　　　(5)　被保険者証の記載事項に変更があったときは，14日以内に，被保険者証を添えて，市町村にその旨を届け出ること。
　　　　(6)　有効期限を経過したときは，被保険者証を使用することはできないこと。また，有効期限を経過した被保険者証を使用して保険給付を受けた場合は，保険給付費の返還を求める場合があること。
　　　　(7)　検認又は更新のため，市町村に被保険者証の提出を求められたときは，速やかに，市町村に提出すること。
　　　　(8)　不正に被保険者証を使用した者は，刑法により詐欺罪として懲役の処分を受けることがあること。
　　　　(9)　特別の事情がないのに保険料（税）を滞納した場合，被保険者証を返還していただくことがあること。また，特別の事情がないのに納期限から1年間経過しても保険料（税）を滞納している場合，被保険者証を返還していただくこと。

でない状態をいいますが，疾病の概念そのものが個人的・時間的に変化するものであり，これを法律的に定義するのは困難です。

このため，健康保険上の疾病は，現在では社会通念上，医師が治療を必要と認める程度の疾病を指し，身体的違和感がなくかつ日常生活や労務に支障がないものは，**保険給付外**とされています。

具体的には，次のようなものが保険給付外と解釈されています。

(1) そばかす・あざ・白斑・にきびなど
身体に違和がなく，労務や日常生活に支障がない程度のもの。

(2) 近視・遠視・斜視・色盲
視力の回復の望めないものは給付外です。
しかし，視力異常を訴え，診察を求め近視と判断した場合は保険給付されます。

(3) 隆鼻術・美容を目的とする瘢痕除去整形手術・その他美容術
単なる美容上の目的をもって行うもの。
ただし，治療上の必要により行われる瘢痕除去整形手術は保険給付の対象とされます。

(4) 健康診断

図表4-4(8) 国民健康保険被保険者資格証明書
（※保険料滞納世帯に交付される）

(紙)

（表 面）

様式第一号の三（第六条関係）

○○都道府県国民健康保険被保険者資格証明書				
有効期限　　年　　月　　日まで 交付年月日　　年　　月　　日交付				
記号		番号		（枝番）
[世帯主]	住所			
	氏名			男・女
[被保険者]	氏名			男・女
	生年月日		年　　月　　日	
交付者	保険者番号並びに交付者の名称及び印	□□□…□		

※裏面省略，大きさは縦128mm・横91mmとすること。

キーワード

労働者災害補償保険法（労災保険）：労働者が業務上の災害（業務災害），または通勤途上の災害（通勤災害）に見舞われた場合の保険給付および労働福祉事業の推進について定められています。対象者は，"官公庁の勤務者"以外の労働者です。なお，官公庁の勤務者には国家（地方）公務員災害補償法が適用され，公務災害又は通勤災害に対し療養補償・休業補償等の補償が行われます。

(5) 予防接種
単に予防的に行うことは給付外ですが，発病を防止する必要から行う破傷風，狂犬病，麻疹（同一家族に感染のおそれがあるとき），血清注射，ワクチンなどの注射は保険給付として認められます。

(6) 正常妊娠および正常分娩

(7) 経済的理由による人工妊娠中絶術

(8) 業務上の事由または通勤による労働者の負傷，疾病（**労働者災害補償保険法**が適用されます）。

6 健康保険の給付制限

被保険者，被扶養者が次に該当するときはその者に健康保険の給付制限が行われます。

(1) 自己の故意の犯罪行為により，または故意に事故を起こしたときは保険給付は行われません（健康保険法第116条）。ただし，自殺未遂が精神疾患等に起因するものと認められる場合は，「故意」には該当せず，保険診療等の対象となります。（「自殺未遂による傷病に係る保険給付等について」平成22年5月21日厚労省保険課長等連名通知）

(2) 闘争，泥酔または著しき不行跡によって事故を起こしたときは，全部または一部について保険給付が行われないことがあります（健康保険法第117条）。

(3) 次に該当する場合においては疾病，負傷または出産に関して，その期間は給付を行いません。
①少年院などに収容されているとき
②刑事施設，労役場その他これに準ずる施設に拘禁されたとき（健康保険法第118条）
これらの制限理由は，公費負担があるた

めです。

(4) 正当な理由なしに療養に関する指示に従わない者に対して保険給付の一部を制限することができます（健康保険法第119条）。

保険給付の制限は，保険者が認定するので，保険医療機関としては被保険者証を提出された場合は保険診療として扱います。

なお，療養の給付の制限事由は，通常，保険医などの届出によって判明することとなります。

7 保険者への通知

保険医療機関は，患者が次に該当する場合には，遅滞なく，意見を付して，その旨を保険者である全国健康保険協会または健康保険組合に通知しなければなりません（療養担当規則第10条）。

(1) 家庭事情などのため退院が困難であると認められたとき

(2) 闘争，泥酔，または著しい不行跡によって事故を起こしたと認められたとき

(3) 正当な理由がなくて，療養に関する指揮に従わないとき

(4) 詐欺その他不正な行為により，療養の給付を受け，または受けようとしたとき

8 診療録の作成など

1）診療録とは何か

診療録は，患者の診療に関して，時間的な経過を記録することによって，将来の診療に役立てたり，他の医療従事者との意見交換の資料，医療機関にとって医療の法律的証拠，臨床研究の資料，病院の管理資料などの目的で作成された重要な記録です。

これらの記録について，「医師（歯科医師）は，診療をしたときは，遅滞なく診療に関する事項を診療録に記載しなければならない」（医師法第24条，歯科医師法第23条）と定められており，記載事項については，

①診療を受けた者の住所，氏名，性別，年齢

②病名および主要症状

③治療方法（処方および処置）

④診療年月日

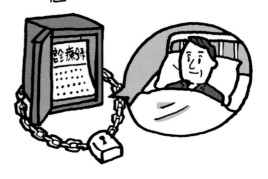

患者個人に関する記録

を記載しなければならない（医師法施行規則第23条）——と定められています。

また，療養担当規則第22条（診療録の記載）でも，保険医は，患者の診療を行った場合には，遅滞なく診療録に診療に関し必要な事項を記録しなければならないと定めています。

(1) 診療録のフォーマット

保険医療機関で使用する**診療録**は，療養担当規則第22条によって診療録の様式が定められています。この診療録は，様式第1号またはこれに準ずる様式のものとされています。一般的に**法定診療録**と呼ばれる診療録は，従前はB列5番でしたが，平成6年（1994年）3月通知でとくに大きさを定めていないものの，行政文書のA判化等によりA列4番の大きさが望ましいとされました。具体的には診療録の表紙にあたる「受診者，傷病名」などの欄がある様式第1号㈠の1，「既往症・原因・主要症状・経過等」，「処方・手術・処置等」の欄がある様式第1号㈠の2，「診療の点数等」の欄がある様式第1号㈠の3（**図表4−5**）からなっています。

また，歯科診療録は，「受診者，傷病名」などの欄がある様式第1号㈡の1と「月日，部位，療法・処置，点数，負担金徴収額」の欄がある様式第1号㈡の2からなっています。

この法定診療録は，多くの病院および診療所で使用されていますが，既往症，主要症状，理学的所見などを分類せずにすべてまとめて記載するようになっていて，医師によってまちまちの記載ともなりかねません。このため，病院によっては，法定診療録のすべての項目を具備したうえで，機能的に使用できるようにレイアウ

図表4-5　診療録

様式第1号（一）の1

様式第1号（一）の2

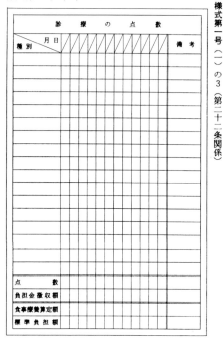

様式第1号（一）の3

トを変更したり，必要な項目，文字を追加した診療録が作成されています。

このように項目を変更・追加した診療録は，一般に**準用診療録**と呼ばれていて，療養担当規則第22条の「これに準ずる様式」に該当します。

(2)　診療録の記録者

様式第1号またはこれに準ずる様式の診療録は，健康保険法などにいう療養の給付をする際に必要とするものですので，その記載は，詳細かつ正確なものでなければなりません。

診療録に誰が記載するかで分けてみると，医師以外が記載してよい部分と保険医の責任において記載する部分があります。医師以外が記載できるのは，患者の基本情報（氏名，生年月日，性別，住所，保険情報など）と診療点数等（種別，点数，負担金徴収額など）であり，傷病名，既往症，主要症状，経過，処方，手術，処置などは保険医の責任で記載します。

(3)　整備・保存・守秘義務

保険医療機関は，法定（準用）診療録に，療養の給付の担当に関し必要な事項を記載し，療

養の給付以外（自由診療）の診療録と区別して記録・整備しなければならないことになっています（療養担当規則第8条）。また，診療録は病院に勤務する医師が記載したものは，その病院の管理者が**完結の日から5年間保存**しなければなりません〔医師法第24条第2項（**診療録の記載及び保存**），療養担当規則第9条（**帳簿等の保存**）〕。その他，診療録以外の療養の給付に関する帳簿，書類その他の記録は完結の日から3年間保存しなければならないことになっています（療養担当規則第9条）。

診療録は，患者個人に関する記録であり，医師，薬剤師またはこれらの職にあった者が，正当な理由がないのに，その業務上に知り得た人の秘密を漏らしたときは，刑法第134条（**秘密漏示**）にて罰せられることになるので，注意が必要です。

2）診療録の種類など

（1）各科診療録と1患者1診療録

診療録についてはさきに述べましたが，実際に診療録を作成するにあたっては，複数の診療科を有する病院とそうでない病院の場合によって取扱いが異なっています。

単科病院の場合は，1患者1診療録制が採用されていますが，複数科を有する病院の場合は，各科診療録制が多く採用されています。しかし，最近では，複数科を有する病院が1患者1診療録制を採用するケースが多くなりつつあり，同一の患者にかかわる各科の診療内容（症状，経過，治療方法など）が1つの診療録に記載されます。

1患者1診療録制には，①各科の医師が，1つの診療録に記載されている各科の診療行為を確認しながら，総合的な判断により診療することができる，②重複投与，重複検査などが防止でき，むだを省くことができるなど長所も多いのですが，診療録が厚くなって取扱いに不便となることもあります。一方，各科診療録制の場合は，各科ごとの診療録に各科ごとの症状，経過，処方，処置などが記載されているので，同一科の疾患にかかわる診療経過が同一科の診療録に継続的に，見やすく一貫性をもって記載されること，そのほか，診療録の搬送，受診順番

の確認などの面でもいろいろと利点があります。

最近では医療機関による情報技術（IT）の活用が急速に進展し始めています。診療録の電子化すなわち**電子カルテ**が多くの医療機関で導入されています。

診療録は，患者氏名・生年月日・保険証情報などの患者基本情報や診察結果の傷病名，既往症・主要症状・経過，手術処置，各種検査報告，指導説明，処方などを記録したものですが，電子カルテは診療録の有する情報を電子化して記録し，保存されたものと言えます。

電子カルテは，情報の記録と同時に他部門との情報の共有が優れており，また，診療部門から検査・放射線・投薬などの行為を検査部門等に依頼する指示機能，結果を診療部門に配信・表示する機能をもつオーダーエントリーシステムと組み合わせることにより，さらに電子カルテの機能が生かされます。

診療情報の記録・保存する機能を目的とするものを電子カルテ，情報の伝達を目的とするものをオーダーエントリーシステムと別々に呼んだり，オーダーエントリーシステムを含んだものを広い意味での電子カルテシステムと呼んだりします。電子カルテの導入によって，1患者1診療録化し，患者の情報を共有化して重複投薬やむだな検査を防ぐことができ，また，情報の活用が期待されます。この電子カルテを医事会計システムと組み合わせることで診療報酬の算定などの事務の業務を効率化できるほか，紙製の診療録の保管庫や保管室が不要となるなど，経費削減につなげることもできます。

また，複数の医療機関が電子カルテを活用して地域医療ネットワークを構築して，患者の診療情報を共有して診療に役立てようとする動きもあります。今後ますます地域医療に情報技術を活用した取り組みがなされるでしょう（**地域医療情報システム**）。

（2）外来診療録と入院診療録

病院では，患者が入院した際には，新たに**入院診療録**を作成し診療内容を記載しています。法的には外来診療録と入院診療録とを区分する必要はないようですが，病院では入院期間中の診療記録を入院診療録に記載し，外来の診療記

図表4-6　経過要約（サマリー）

	経　過　要　約				
病歴，外来№.					
氏名	様　才	入院	年	月	日
		退院	年	月	日
		手術	年	月	日
傷病名			年	月	日

1

2

3

4

5

当科初診　年　月　日

（在院日数　　　日）

記載者

科（署名）

録を外来診療録に記載して区分しています。

　これは入院の場合は，診療内容も濃くなり，診療データが増えることによって診療録が厚くなり，取扱いが容易でないためです。そこで，退院時に入院診療中の経過，データについて**経過要約書（サマリー）（図表4-6）**を作成し，外来診療録に貼付することによって，入院中の診療内容を把握しながら退院後の外来診療を続けることができます。

（3）　外来診療録の色別

　外来診療録の整理，保管については，中央保管，各科保管が考えられますが，いずれにしても，その取扱いをスムーズに進めるには，診療録番号の付与，診療録の色分けなどが必要となってきます。

　特に，診療録の保管・管理を1カ所で行う中央保管の場合で，各科診療録制を採用している場合は，診療録に診療科名のゴム印を押印または印刷することによって，診療録の科別の整理をすることができますが，たとえば，診療録の

上部に色付けを行うことによって，診療録の仕分け，整理の作業を正確に，迅速に進めることができます。また，診療録を収納箱に保管するとき番号順や50音順などに並べますが，診療録番号または50音などをブロックごとに色分けすることによって，診療終了後の診療録の整理，仕分けが容易となり収納誤りを防止することができ，収納された診療録の誤収納の発見も容易にできます。

　このように多数の診療録を取り扱ううえで，正確かつ迅速に業務を進めるためには，診療録番号を付与したり，診療録の一部を科ごとに色分けしたりすることなどが必要となってきます。

3）診療録の作成方法

　診療録の上部部分にある受診者の氏名・生年月日・保険証情報などの欄は，受付時に医事課職員によって記載されなければならない項目であり，その記載方法は手書きによる方法またはコンピュータを利用して印字する方法があります。

⑴　手書きによる場合

　患者から提出された被保険者証，高齢受給者証などの受給資格証や診療申込書を参照しながら，受付事務員が万年筆やボールペンなどで記載していく方法です。

　記載事項は，患者の基本情報である氏名，生年月日，性別，保険証番号，記号・番号，公費負担医療制度による公費負担者番号および受給者番号などがあり，診療報酬の請求に必要な項目でもあるので，記載誤りがないように注意が

◀キーワード▶

電子カルテ：カルテ（診療録）などの診療情報を電子化して，電子媒体に記録したものです。
　医療機関内部の情報化の程度に応じて，様々な展開が期待できます。例えば，診療録だけでなく検査・画像データや看護記録，その他の電子化された患者情報も同一画面上で操作できます。院内LANによって他の場所から患者情報を参照できます。手書きカルテより読みやすくなり，患者に対するインフォームド・コンセントやカルテ開示に活用できます。医事部門との連携にも確実性が増し，有用です。
　なお，運用を行ううえでは，保存義務のある情報の真正性・見読性・保存性が確保されている必要があります。

サマリー：入院患者の治療内容や経過の要約。

　退院時に作成されるものを**退院時サマリー**（要約）と言い，診断名，転帰，入院時の症状と所見，入院後の経過などを記載します。これは，記録として残すだけでなく，退院後外来受診などで診療を円滑に行うことを目的にしています。特定機能病院や診療録管理体制加算を算定する病院は必ず作成する必要があります。

　入院患者の看護内容を要約したものを**看護サマリー**と言い，施設間で継続的な看護を実施する場合などに作成されます。

必要です。特に，受診者の氏名は，あて字で記載することなく，被保険者証などに記載されているものに忠実でなければなりません。また，診療録は，医師以外にも医療機関内の関係者が見ることもあるので，丁寧に，わかりやすい字で記載することが必要です。

(2)　コンピュータによる場合

　コンピュータを利用した診療録の作成方法は，医事会計システムの端末機から診療録に記載しなければならない患者基本情報を入力し，プリンターによって診療録用紙に印字する方法です。このため，手書きによる診療録より見やすい診療録が作成されます。

　この場合，新患者登録の際に誤入力がないように注意が必要です。

4）診療録の記載上の注意事項

　診療録の記載上の注意事項は，「診療報酬請求書等の記載要領等について」（昭和51年8月7日保険発第82号），別紙2（診療録等の記載上の注意事項）に定められています。

第1　一般的事項

1．診療録，歯科診療録及び処方箋（以下「診療録等」）の様式については，「保険医療機関及び保険医療養担当規則」（昭和32年厚生省令第15号）による（p.102 図表4−5）。
2．処方箋の用紙は，A列5番を標準とする。なお，診療録及び歯科診療録の用紙については，用紙の大きさに特段の定めはないが，A列4番とすることが望ましい。
3．医療保険単独の者に係る診療録等については公費負担医療に係る欄は空欄のままとし，公費負担医療単独の者に係る診療録等については療養の給付に係る欄は空欄のままとして差し支えない。

4．公費負担医療に係る診療録等については，「保険医療機関」とあるのは公費負担医療の担当医療機関と，「保険医氏名」とあるのは公費負担医療の担当医氏名と読み替える。

第2　診療録等の記載上の注意事項（共通）

1．「公費負担者番号」欄
(1) 医療券等に記入されている公費負担者番号8桁を記載する。

法別番号	都道府県番号	実施機関番号	検証番号

(2) 1種の公費負担医療が医療保険と併用される場合は，当該公費負担医療に係る分は左上部の該当欄に記載する（以下左上部の該当欄に記載される公費負担医療を「第1公費」という）。
(3) 2種の公費負担医療が医療保険と併用される場合は，「法別番号及び制度の略称表」〔**p.106 図表4−7(1)〜(2)**〕に示す順番により，先順位の公費負担医療を「第1公費」とし，後順位の公費負担医療に係る分は右下部の該当欄（歯科診療録では「備考」欄。以下同じ）に記載する（以下右下部の該当欄に記載される公費負担医療を「第2公費」という）。
(4) 公費負担医療単独の場合は，左上部の該当欄に記載する。
(5) 公費負担医療のみが2種併用される場合は，第1公費に係るものは左上部の該当欄に，第2公費に係るものは右下部の該当欄に記載する。
　なお，特例的に，生活保護法による医療扶助，感染症法による結核患者の適正医療及び障害者総合支援法の3種の公費負担医療による精神通院医療等の併用の場合があるが，この場合にあっては，生活保護法に係る公費負担者番号は「保険者番号」欄に，公費負担医療の受給者番号は「被保険者証・被保険者手帳の記号・番号」欄に記載し，感染症法による結核患者の適正医療に係る分は左上部の該当欄に，障害者総合支援法に係る分は右下部の該当欄に記載する。
(6) 同種の公費負担医療で住所変更により月の途中において公費負担者番号が変更となった場合は，変更前の公費負担医療に係る分は第1公費とし，変更後の公費負担医療に係る分は第2公費として取り扱う。
　なお，該当欄に書ききれない場合は，「備考」欄に記載する。
2．「公費負担医療の受給者番号」欄
(1) 医療券等に記入されている受給者番号7桁を記載する。

受　給　者　区　分（6桁）		検証番号

(2) その他は，1．の(2)から(6)までと同様である。

(1)

区　分		法別番号	制度の略称
全国健康保険協会管掌健康保険（日雇特例被保険者の保険を除く）		01	（協会）
船員保険		02	（船）
日雇特例被保険者の保険	○一般療養（法第129条，第131条及び第140条関係）	03	（日）
	○特別療養費（法第145条関係）	04	（日特）又は（特）
組合管掌健康保険		06	（組）
防衛省職員給与法による自衛官等の療養の給付（法第22条関係）		07	（自）
高齢者の医療の確保に関する法律による療養の給付		39	（高）
国家公務員共済組合		31	（共）
地方公務員等共済組合		32	
警察共済組合		33	
公立学校共済組合、日本私立学校振興・共済事業団		34	
特定健康保険組合		63	（退）
国家公務員特定共済組合		72	
地方公務員等特定共済組合		73	
警察特定共済組合		74	
公立学校特定共済組合、日本私立学校振興・共済事業団		75	

（社会保険制度）

（注）63・72～75は，特例退職被保険者，特例退職組合員及び特例退職加入者に係る法別番号である。

(2)

区　分		法別番号	制度の略称
戦傷病者特別援護法による	○療養の給付（法第10条関係）	13	―
	○更生医療（法第20条関係）	14	―
原子爆弾被爆者に対する援護に関する法律による	○認定疾病医療（法第10条関係）	18	―
感染症の予防及び感染症の患者に対する医療に関する法律による	○新感染症の患者の入院（法第37条関係）	29	―
	○新感染症外出自粛対象者（法第50条の3）		
心神喪失等の状態で重大な他害行為を行った者の医療及び観察等に関する法律による医療の実施に係る医療の給付（法第81条関係）		30	―
感染症の予防及び感染症の患者に対する医療に関する法律による	○結核患者の適正医療（法第37条の2関係）	10	（感37の2）
	○結核患者の入院（法第37条関係）	11	（結核入院）
精神保健及び精神障害者福祉に関する法律による	○措置入院（法第29条関係）	20	（精29）
障害者総合支援法による	○精神通院医療（法第5条関係）	21	（精神通院）
	○更生医療（法第5条関係）	15	―
	○育成医療（法第5条関係）	16	―
	○療養介護医療（法第70条関係）及び基準該当療養介護医療（法第71条関係）	24	―
麻薬及び向精神薬取締法による入院措置（法第58条の8関係）		22	―
感染症の予防及び感染症の患者に対する医療に関する法律による	○一類感染症等の患者の入院（法第37条関係）	28	（感染症入院）
	○新型インフルエンザ等感染症外出自粛対象者（法第44条の3の2）		
児童福祉法による	○療育の給付（法第20条関係）	17	―
	○肢体不自由児通所医療（法第21条の5の29関係）及び障害児入所医療（法第24条の20関係）	79	―
原子爆弾被爆者に対する援護に関する法律による	○一般疾病医療費（法第18条関係）	19	―
母子保健法による養育医療（法第20条関係）		23	―
児童福祉法による小児慢性特定疾病医療支援（法第19条の2関係）		52	―
難病の患者に対する医療等に関する法律による	○特定医療（法第5条関係）	54	―
特定疾患治療費，先天性血液凝固因子障害等治療費，水俣病総合対策費の国庫補助による療養費及び研究治療費，茨城県神栖町における有機ヒ素化合物による環境汚染及び健康被害に係る緊急措置事業要綱による医療費及びメチル水銀の健康影響による治療研究費		51	―
肝炎治療特別促進事業に係る医療の給付及び肝がん・重度肝硬変治療研究促進事業による高療該当肝がん・重度肝硬変入院関係医療に係る医療費の支給		38	―
児童福祉法の措置等に係る医療の給付		53	―
石綿による健康被害の救済に関する法律による医療費の支給（法第4条関係）		66	―
特定B型肝炎ウイルス感染症給付費等の支給に関する特別措置法による定期検査費及び母子感染防止医療費の支給（法第12条第1項及び第13条第1項関係）		62	―
中国残留邦人等の円滑な帰国の促進並びに永住帰国した中国残留邦人等及び特定配偶者の自立の支援に関する法律第14条第4項に規定する医療支援給付（中国残留邦人等の円滑な帰国の促進及び永住帰国後の自立の支援に関する法律の一部を改正する法律附則第4条第2項において準用する場合を含む）		25	―
生活保護法による医療扶助（法第15条関係）		12	（生保）

（公費負担医療制度）

106

図表4-8　都道府県番号表　〔「診療報酬請求書等の記載要領等について」（昭和51年8月7日保険発第82号）別紙2「診療録等の記載上の注意事項」別添2の別表2〕

都道府県名	コード	都道府県名	コード	都道府県名	コード
北 海 道	01 又は 51	石 川	17 又は 67	岡 山	33 又は 83
青 森	02 又は 52	福 井	18 又は 68	広 島	34 又は 84
岩 手	03 又は 53	山 梨	19 又は 69	山 口	35 又は 85
宮 城	04 又は 54	長 野	20 又は 70	徳 島	36 又は 86
秋 田	05 又は 55	岐 阜	21 又は 71	香 川	37 又は 87
山 形	06 又は 56	静 岡	22 又は 72	愛 媛	38 又は 88
福 島	07 又は 57	愛 知	23 又は 73	高 知	39 又は 89
茨 城	08 又は 58	三 重	24 又は 74	福 岡	40 又は 90
栃 木	09 又は 59	滋 賀	25 又は 75	佐 賀	41 又は 91
群 馬	10 又は 60	京 都	26 又は 76	長 崎	42 又は 92
埼 玉	11 又は 61	大 阪	27 又は 77	熊 本	43 又は 93
千 葉	12 又は 62	兵 庫	28 又は 78	大 分	44 又は 94
東 京	13 又は 63	奈 良	29 又は 79	宮 崎	45 又は 95
神 奈 川	14 又は 64	和 歌 山	30 又は 80	鹿 児 島	46 又は 96
新 潟	15 又は 65	鳥 取	31 又は 81	沖 縄	47 又は 97
富 山	16 又は 66	島 根	32 又は 82		

図表4-9　全国健康保険協会管掌健康保険の保険者番号一覧表

支 部 名	1.被保険者（日雇特例被保険者を除く）				支 部 名	1.被保険者（日雇特例被保険者を除く）			
	法別番号	都道府県番号	保険者別番号	検証番号		法別番号	都道府県番号	保険者別番号	検証番号
北 海 道	01	01	001	6	滋 賀	01	25	001	8
青 森	01	02	001	5	京 都	01	26	001	7
岩 手	01	03	001	4	大 阪	01	27	001	6
宮 城	01	04	001	3	兵 庫	01	28	001	5
秋 田	01	05	001	2	奈 良	01	29	001	4
山 形	01	06	001	1	和 歌 山	01	30	001	1
福 島	01	07	001	0	鳥 取	01	31	001	0
茨 城	01	08	001	9	島 根	01	32	001	9
栃 木	01	09	001	8	岡 山	01	33	001	8
群 馬	01	10	001	5	広 島	01	34	001	7
埼 玉	01	11	001	4	山 口	01	35	001	6
千 葉	01	12	001	3	徳 島	01	36	001	5
東 京	01	13	001	2	香 川	01	37	001	4
神 奈 川	01	14	001	1	愛 媛	01	38	001	3
新 潟	01	15	001	0	高 知	01	39	001	2
富 山	01	16	001	9	福 岡	01	40	001	9
石 川	01	17	001	8	佐 賀	01	41	001	8
福 井	01	18	001	7	長 崎	01	42	001	7
山 梨	01	19	001	6	熊 本	01	43	001	6
長 野	01	20	001	3	大 分	01	44	001	5
岐 阜	01	21	001	2	宮 崎	01	45	001	4
静 岡	01	22	001	1	鹿 児 島	01	46	001	3
愛 知	01	23	001	0	沖 縄	01	47	001	2
三 重	01	24	001	9					

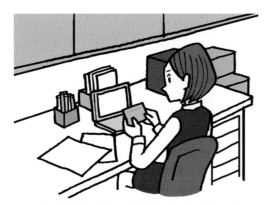

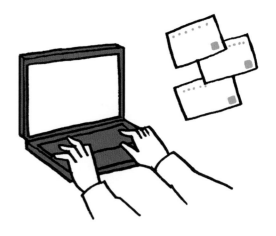

▲外来受付の端末で保険証をみながら登録

3．「保険者番号」欄

(1) 設定された保険者番号8桁（国民健康保険については6桁）を記載する。なお，国民健康保険の場合は右詰めで記載する。

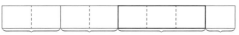

法別番号　都道府県番号　保険者番号　検証番号

(a)**保険者番号**は，次のように算用数字を組み合わせたもので構成される。

	法別番号	都道府県番号	保険者別番号	検証番号	備考
国民健康保険以外	2桁	2桁	3桁	1桁	（計8桁）
国民健康保険（退職者医療を除く）	—	2桁	3桁	1桁	（計6桁）

(b)**法別番号**は，医療保険制度の各区分ごとに**図表4-7**(1)に定める番号である。

(c)**都道府県番号**は，(d)の保険者等の所在地の都道府県ごとに**図表4-8**（p.107）に定める番号である。

(d)**保険者（市町村）別番号**は，協会管掌健康保険にあっては協会の都道府県支部ごとに厚生労働省保険局が，船員保険にあっては厚生労働省保険局が，国民健康保険にあっては国民健康保険事業を行う市町村または国民健康保険組合ごとに都道府県が，また，組合管掌健康保険にあっては健康保険組合ごとに地方厚生（支）局が，後期高齢者医療にあっては後期高齢者医療広域連合が，共済組合および自衛官等の療養の給付にあっては各主管官庁が定める番号である。

(e)**検証番号**は，次により算出した番号である。

　① 法別番号，都道府県番号および保険者別番号の各数に末尾の桁を起点として順次2と1を乗じる。

　② ①で算出した積の和を求める。ただし，積が2桁となる場合は，1桁目と2桁目の数字の和とする。

　③ 10と②で算出した数字の下1桁の数との差を求める。これを検証番号とする。ただし，1の位の数が0のときは検証番号を0とする。

> なお，都道府県・公費負担者番号および後期高齢者医療・公費負担医療の受給者番号における検証番号の算出方法は，「保険者番号」欄の検証番号と同じ方法です。

（例）

法別番号　都道府県番号　保険者（市町村）別番号

```
 0  6    1  3    0  4  ⑧   ⇦起点
 ×  ×    ×  ×    ×  ×  ×      下1桁の数
 2  1    2  1    2  1  2        ⇓
 0+ 6 +  2+ 3 +  0+ 4 + (1+6)= 22
```

10 − 2 = 『8』……検証番号

> 全国健康保険協会管掌健康保険の保険者番号は，前記（a）のように8桁の算用数字の組み合わせです（p.107 **図表4-9**）。
> 法別番号（2桁）は，次のようになっています。
> ① 協会が管掌する健康保険（日雇特例被保険者は除く）は「01」
> ② 日雇特例被保険者（特別療養費受給者を除く）は「03」
> ③ 日雇特例被保険者のうち特別療養費受給者は「04」

(2) 公費負担医療単独の場合及び公費負担医療と公費負担医療の併用の場合（以下「公費負担医

108

療のみの場合」という）は，別段の定めのある場合を除き，記載しない。

(3) 月の途中において保険者番号の変更があった場合は「備考」欄に変更後の保険者番号を記載する。

4.「被保険者証・被保険者手帳」欄の「記号・番号」欄《（処方箋にあっては，「被保険者証・被保険者手帳の記号・番号」欄）

健康保険被保険者証，国民健康被保険者証，退職者医療被保険者証，船員保険被保険者証，受給資格者票及び特別療養費受給票等（以下「被保険者証等」）の「記号及び番号」欄の記号及び番号を記載する。また，後期高齢者医療被保険者証の「被保険者番号」欄の被保険者番号を記載する。

被保険者証等の「記号及び番号」欄に枝番の記載がある場合は，併せて枝番を記載する。なお，電子資格確認の場合は，オンラインにより提供された情報から記載を行う。

協会管掌健康保険の被保険者証の記号は，事業所ごとに設定した8桁ないし7桁の数字，任意継続被保険者は5で始まる8桁の数字，日雇特例被保険者は7で始まる8桁の数字とされています。また，被保険者の番号は，7桁以内の数字とされています。

組合管掌健康保険の場合は，記号は4桁以内の数字，番号は7桁以内の数字とされています。

被保険者証などから記号・番号や保険者名を診療録に記載する際，見誤ったり，記載を誤ったりしたため，診療報酬明細書の返戻および過誤整理の対象となるケースが非常に多くあります。返戻および過誤整理を受けると，その返戻分に対する診療報酬額が支払われないとともに，後処理のため多くの時間と手間がかかるので，注意して記載し，再確認することが大切です。

第3　診療録の記載上の注意事項

1.「受診者」欄

(1) 「氏名」欄には，受診者の姓名を記載する。

(2) 「生年月日」及び「性別」欄には，受診者の生年月日を記載するとともに，性別の該当するものを○で囲む。

受付の際，患者が申し出た氏名，生年月日などと被保険者証に記載されている内容が異なっていることがあるので注意が必要です。また，後日，未収金が発生し督促状を発送することも考えられるので，住所にはマンション・アパート名まで，事業所の名称・住所は省略することなく，記載しておくことがよいでしょう。

①性別については

性別に由来する特有の疾患や診療行為があることから，被保険者証の表面に性別欄を設け，戸籍上の性別を記載することになっています。しかしながら，性同一性障害のある被保険者から被保険者証の表面に戸籍上の性別を記載してほしくない旨の申し出があり，やむを得ない理由があると保険者が判断した場合は，保険者の判断のもと被保険者証の表面の性別欄には「裏面参照」と記載し，裏面の備考欄に「戸籍上の性別は男（女）」と記載してよいことになりました（「被保険者証の性別表記について」平成24年9月21日保険局保険課等事務連絡）。

したがって，このような被保険者証を確認した時には，性別を被保険者証の裏面で確認します。

②氏名表記について

性同一性障害を有する者が，被保険者の氏名欄について，戸籍上の氏名と異なる氏名（通称名）の記載を希望した場合，保険者がやむを得ないと判断した場合は，被保険者証の表面には通称名を，裏面に戸籍上の氏名を記載する等，保険者の判断により被保険者証における氏名表記の記載方法を工夫してもよいことになりました。（「被保険者証の氏名表記について」平成29年8月31日保保発0831第3号保険局保険課長通知）

※1 診療報酬請求に係る場合は，被保険者証の表面の氏名欄の氏名で請求すること。

※2 カルテや診療券等に係る場合は，患者へ配慮して取扱うこと，すなわち表面の氏名欄の氏名で取扱う。

（3） 「住所」欄には，受診者の住所及び電話番号を記載する。なお，電話番号については記載を省略しても差し支えない。

（4） 「職業」欄には，受診者の職種名を記載する。なお，業務上の疑いがない場合等特に必要がない場合には，記載を省略しても差し支えない。

（5） 「被保険者との続柄」欄には，被保険者と受診者との続柄を記載する。なお，被扶養者であることが明らかである場合等特に必要がない場合には，記載を省略しても差し支えない。

2．「被保険者証・被保険者手帳」欄の「有効期限」欄

被保険者証等の有効期限を記載する。

3．「被保険者氏名」欄

被保険者の姓名を記載する。

4．「資格取得年月日」欄

被保険者の資格取得年月日等を記載することを原則とするが，必要のない場合は記載を省略しても差し支えない。

5．「事業所（船舶所有者）」欄

（1） 「所在地」欄には，被保険者の勤務する事業所の所在地及び電話番号を記載することを原則とするが，当該事業所の本社等の所在地及び電話番号を記載することでも差し支えない。なお，必要のない場合は記載を省略しても差し支えない。

（2） 「名称」欄には，被保険者の勤務する事業所の名称を記載することを原則とするが，当該事業所の本社等の名称を記載することでも差し支えない。なお，必要のない場合は記載を省略しても差し支えない。

6．「保険者」欄

（1） 「所在地」欄には，被保険者が管掌されている保険者の所在地及び電話番号を記載することを原則とするが，必要のない場合は記載を省略しても差し支えない。

（2） 「名称」欄には，被保険者が管掌されている保険者名を記載することを原則とするが，必要のない場合は記載を省略しても差し支えない。

7．「傷病名」欄

傷病名は，原則として，「電子情報処理組織の使用による費用の請求に関して厚生労働大臣が定める事項及び方式並びに光ディスク等を用いた費用の請求に関して厚生労働大臣が定める事項，方式及び規格について」（令和4年4月22日付保発0422第1号）（本通知が改正された場合は，改正後の通知による）別添3に規定する傷病名を用いること。

8．「職務」欄

（1） 「上」には，船員保険の被保険者又は共済組合の船員組合員について，その療養の給付の原因となった傷病が，職務上の事由による取扱いに該当する場合に〇で囲む。

（2） 「外」には，当該者の傷病の原因が職務外の事由による場合に〇で囲む。

9．「開始」欄

受診者が当該医療機関において，医療保険，後期高齢者医療又は公費負担医療で診療を開始した年月日を記載する。

10．「終了」欄

受診者の傷病が転帰した年月日又は医療保険，後期高齢者医療若しくは公費負担医療が終了した年月日を記載する。

11．「転帰」欄

受診者の傷病に関する診療行為の終了原因について該当するものを〇で囲む。

> とくに，治ゆまたは中止は，以降の受診の際に初診料を算定できるか否かの判断をするうえで大切なものです。

12．「労務不能に関する意見」欄

（1） 「意見書に記入した労務不能期間」欄には被保険者が保険給付を受けるため，保険医の意見を求めた場合において療養のため労務不能であったと認められた期間を記載する。

（2） 「意見書交付」欄には，被保険者に保険給付を受けるために必要な意見書を交付した年月日を記載する。

13．「入院期間」欄

保険給付を受けるために必要な意見書に記載した入院期間を記載する。

14．「業務災害又は通勤災害の疑いのある場合は，その旨」欄

業務災害又は通勤災害の疑いが認められる場合には，当該傷病名及び当該傷病原因を記載する。

15．「備考」欄

保険診療又は後期高齢者医療に関し必要な事項を記載する。

16．「既往症・原因・主要症状・経過等」欄

受診者の病歴，受診に係る傷病の原因，傷病に関する主要症状及び受診中の経過等について必要な事項を記載する。

17．「処方・手術・処置等」欄

受診者に対し行った診療行為について内容を記載する。

18．「診療の点数等」欄

（1） 「月日」欄：受診者に対し療養の給付等を行った月日を記載する。

（2） 「種別」欄：受診者に対し療養の給付等を行った診療行為名を記載し，算定した点数を記載する。なお，「月日」欄と「種別」欄の配置を縦横逆にしても差し支えない。

（3） 「点数」欄：受診者に対し療養の給付等を行った月日ごとに算定した点数の合計を記載する。

（4） 「負担金徴収額」欄：医療機関において徴収した負担金の額を記載する。

（5） 「食事療養・生活療養算定額」欄：受診者に対し，食事療養又は生活療養を行った月日ごとに算定した金額の合計を記載する。

（6） 「標準負担額」欄：食事療養に係る食事療養

標準負担額又は生活療養に係る生活療養標準負担額を記載する。

(7)　「備考」欄：療養の給付等につき算定した点数の計等を記載する。

19. その他

様式第1号㈠の2及び㈠の3（**p.102 図表4-5**）を一葉にまとめること，㈠の3の記載事項を上下2欄に分けること等は差し支えない。

⑨　新患者登録

1）新患者登録

　新患受付で行う業務は，さきに述べたように患者との応対，診療科の選択，診療録の作成などがありますが，ほとんどの医療機関で導入されている医療事務用コンピュータの端末機から初来院患者の患者属性情報〔患者登録番号（ID No.），氏名，生年月日，性別，住所など〕と保険情報（保険，公費他）の患者基本情報を入力したあと内容チェックを行い，正しければ患者データベースに登録します。この登録した患者基本情報は永久的に保存されます。患者登録が終わると同時に，診察券の自動発行，診療録の発行，外来会計票の発行などを行います。

　この新患者登録は，その後における患者基本情報の変更，外来会計および入院会計，病名登録，患者検索，再来受付業務など事務的な業務のほか，診療・検査の医療行為を行うための基本となる大切な業務です。患者基本情報の登録は正確さが要求されます。誤った登録は誤った一時負担金の算定，誤った診療報酬明細書の作成などにつながるので，慎重かつ正確・迅速に処理されなければなりません。

2）コンピュータによる新患者登録の実際

　新患受付に設置された端末機により初来院患者の患者基本情報を登録することは，病院内における医療事務および関連職場の患者に関する業務をコンピュータ処理するうえでの出発点であり，基本となることがらです。登録の実際についてHAPPYシリーズ〔㈱東芝の医業システム〕（以下，コンピュータシステムの例示は同システムを指す）を例にとって説明してみます。

　患者登録業務は，基本業務メニューの一環で

あり，その業務メニュー構造図は**図表4-10**のとおりとなっています。また，患者登録業務の処理形態は，**図表4-11（p.113）**のように被保険者証および診療申込書を参照しながら氏名辞書，保険記号マスタ，住所マスタなどを使用して入力作業を行い，患者データベース（患者DB）に登録し，また，登録されたDBを変更処理する処理形態を示しています。

　次に，実際の画面展開は，**図表4-12（p.113）**のとおりですが，入力項目の概略について説明してみます。

(a)　ワークステーション立上げでホストコンピュータより点数マスタ，病名マスタ等の変更分をとり込み業務選択画面を表示します。

(b)　業務選択画面では，基本業務のメニューを選択します。

(c)　基本業務メニューの中から患者登録業務を選択します。

(d)　患者登録画面では，患者氏名，性別，生年月日を入力し，二重登録でないか調べます。患者DB（データベース）を検索し同一の患者がすでに登録されていると二重登録疑いとして画面に登録済の患者を表示します。

　表示された画面から二重登録と判明したらキャンセルキーを押すことで氏名の入力画面に戻ります。同名異人であれば強制的に登録します。

　二重登録については，同一患者でありながら新たな診療科の受診申込みをするとき姓名の読み方を変える患者がいます。これでは二重登録疑いとして表示されないのでその対応として，診療申込書での受診歴の設問およびすでに診察券が発行されているかなどの確認も必要です。

　患者登録画面（**図表4-13**）では，患者から提出された診療申込書および被保険者証を参照しながら，患者属性情報として患者氏名，性別，生年月日などを，保険情報として被保険者証の保険者番号，記号・番号などを入力します。

　入力が終わったあとに，患者登録画面の入力済データを再度確認したのち終了キーを押下して新患者登録業務を終了することになります。この業務の終了と同時に，プリンターに診療録の作成が，**オートエンボッサー**に診察券作成の命令が下されます。

図表4-10　業務メニュー

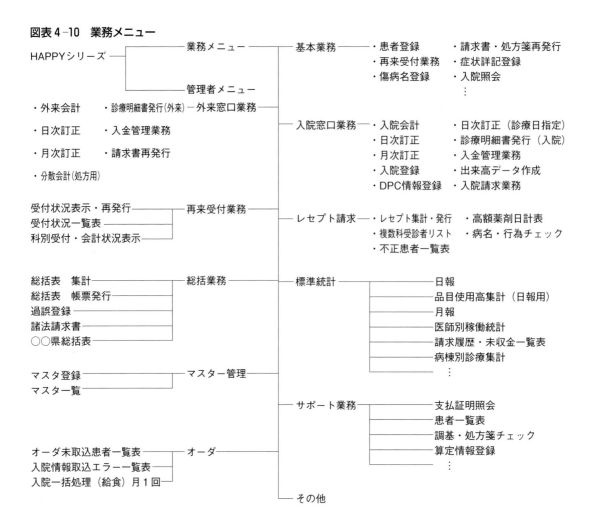

3）新患者登録時の注意点

（1）　新患者登録の基本

　登録業務を行う際に患者から提出された診療申込書および被保険者証の記載内容に不一致，例えば氏名，生年月日が相違していることがあります。このようなときは，被保険者証に記載してあるものを基本として患者登録し，被保険者証に誤りがあるときは，保険者によって被保険者証が訂正されたものを確認のうえ登録変更処理を行うことが必要です。

キーワード

オートエンボッサー：新患登録をすることによって自動的に診察券を作成・発行する機械です。

（2）　患者登録番号（患者ID）

　患者登録番号は，1患者に1登録番号を付与することを基本とします。この登録番号は，その患者のみに永久的に付与されるものであり同一の患者IDを複数の患者に付与したり，また，同一の患者に複数の異なった患者IDを付与しないよう注意が必要です。患者登録番号は診療録番号として使用することもあります。

（3）　生年月日欄

　年号コードの入力誤りが発生します。初診料，再診料，手術料などには乳・幼児加算があり，加算対象者でありながら年号コードを誤ると自動加算されないこととなります。

　また，生年月日によっては，前期高齢受給者の該当患者であるにもかかわらず被保険者証のみを提出し，高齢受給者証を提出しない患者が

図表4-11　患者受付業務の処理状態

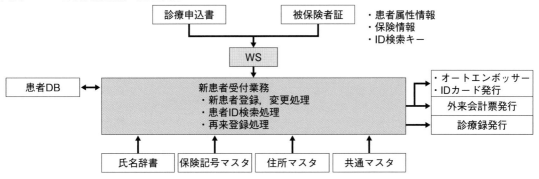

図表4-12　患者登録画面フロー

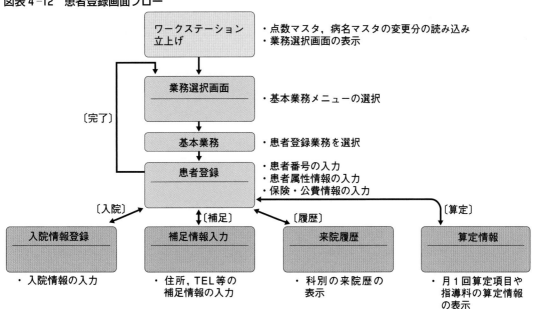

あるので，単に生年月日を入力するだけでなく，その他のことにも注意して作業をすることが必要です。

(4)　カルテ No. の欄

カルテ番号は，主にカルテの整理・保管をするために利用するものです。従前からは，診療科別に連番または年が変わるごとに年号を付した連番，姓名の読み方を数字化するなどでしたが，今日では，患者登録番号を付番する病院が多くなっています。

(5)　住所欄

住所の登録は郵便番号を入力することにより区市町村名まで表示できる方法が多く採用され，補足作業として丁目番地を入力することで簡単に登録できるようになりました。住所の登録によって患者がどこの地域から多く来院しているかなど，患者の診療圏（地域別患者数）の把握に役立てることもできます。

(6)　保険者名欄

被保険者証に記載されている8桁の保険者番号を入力する場合は，保険者番号の検証番号と同様になるように，コンピュータのプログラムにチェック機構を設計してあるので，誤入力したときはエラー表示され，登録できないシステムになっています。

図表4-13　患者登録の主な手順

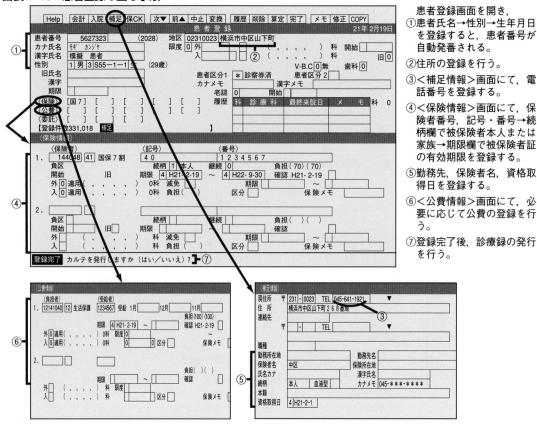

患者登録画面を開き，

①患者氏名→性別→生年月日を登録すると，患者番号が自動発番される。

②住所の登録を行う。

③＜補足情報＞画面にて，電話番号を登録する。

④＜保険情報＞画面にて，保険者番号，記号・番号→続柄欄で被保険者本人または家族→期限欄で被保険者証の有効期限を登録する。

⑤勤務先，保険者名，資格取得日を登録する。

⑥＜公費情報＞画面にて，必要に応じて公費の登録を行う。

⑦登録完了後，診療録の発行を行う。

しかし，国民健康保険（退職者医療を除く）の保険者番号（6桁）を入力する場合は，HAPPY-ACS独自に設定した法別番号（給付割合別の番号）を付加して入力するため，コンピュータで計算した8桁末尾の検証番号と国民健康保険の6桁末尾の検証番号が不一致であっても独自の法別番号と保険者番号が入力できるようになっています。

このことから，独自設定した給付割合別の法別番号の誤入力が発生した場合は，誤った一部負担金が算定され，誤った給付割合の診療報酬明細書が作成され，誤った診療報酬請求書が国保連合会に提出するおそれがあります。

なお，法別番号をもたない国民健康保険，労災，自費などのような場合は，HAPPY-ACS独自に設定した法別番号を次のように定め，付加して使用します。

国民健康保険の10割給付の場合：41，9割給付の場合：42，8割給付の場合：43，7割給付の場合：44，労災の場合：R0～R4，公務災

害の場合：S1～S3，自費の場合：88～92，自賠：J0～J9であり，また，50台は，その他の県市区町村の条例による医療扶助などに使用します。

(7)　記号・番号欄

被保険者証の記号番号は，算用数字で設定されたものが多く，また桁数も多いです。このため数字を見誤ったり，勘違いした誤入力が多く，診療報酬明細書の資格関係誤りのなかで二番目に誤りが多く，誤った診療報酬明細書はすべて返戻（へんれい）につながるので，注意して入力することが必要です。

(8)　本人・家族の欄

この欄は，健康保険の本人または家族を区分するための入力の欄であり，1または2の単純な数字の入力にもかかわらず，ときおり誤りが発生し，記号・番号の入力誤りに次いで多い項目です。

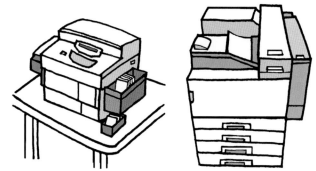

▲オートエンボッサーから診療券が発行される

この誤りは，誤った一部負担金の算定や使用する診療報酬明細書の様式誤りにつながるので注意が必要です。

⑼　開始日，終了日欄

この欄は，被保険者証および医療券に有効期限が記載してある場合は原則として入力しますが，国民健康保険のようにどの被保険者証にも有効期限が記載されている場合は一般的には，入力していないケースが多くあります。これは，市町村が被保険者証を更新する際に注意すればよいからです。しかし，入力を必要とするものとしては，資格喪失が判明したときはその喪失日を，任意継続および公費負担などにあっては，これらの被保険者証・各種医療券に有効期限が記載されているので，その有効期限を入力します。これによって受給資格有効期限切れの診療であることをコンピュータによってチェックすることができます。

⑽　負担者の欄

公費負担者番号は，各法別に定められており，例示してみると**図表4-14**のようになっています。

4）時間外における新患者登録

時間外では，コンピュータを停止しているケースもあり新患者の登録作業ができません。このようなときは，患者登録番号は，コンピュータにより出力した患者登録番号表（検証番号付）を使用し，診察券の発行は，オートエンボッサーを OFF ラインに切り換えて，手動で入力し発行します。新患者に付与した患者登録番号は，診療申込書（**p.91 図表4-1**）に記入して担当者に引継ぎます。したがって，時間外および休祭日に取り扱った患者分は，時間外明けまたは休祭日明けに一括して患者登録をすることになります。

最近では，コンピュータを24時間運用する保険医療機関もみられるようになり，新患者登録，窓口会計もできるようになっています。

5）被保険者証など受給資格証の種類

診療録の作成の項で述べたように，診療録を作成するときは，被保険者証等〔**p.96～100 図表4-4⑴～⑻**〕および各種医療券を確認しなければなりません。医療保険制度のなかで被保険者証および各種医療券は，数多くあります。とくに，各保険者が発行する被保険者証や市町村条例に基づいて発行される医療受給者証の記号などは各々違いますので，注意して被保険者証などを確認する必要があります。その被保険者証など受給資格の種類は次のとおりです。

・**健康保険法**

健康保険被保険者証，健康保険特例退職被保険者証，健康保険高齢受給者証，健康保険特別療養証明書，健康保険特定疾病療養受療証，健康保険限度額適用認定証，健康保険限度額適用・標準負担額減額認定証，健康保険被保険者受給資格票，健康保険被保険者特別療養費受給票

・**船員保険法**

船員保険被保険者証，船員保険高齢受給者証，船員保険療養補償証明書（下船後の療養補償），そのほか健康保険法に類似したもの

	生活保護法	障害者総合支援法（育成医療）	母子保健法（養育医療）	特定疾患治療	小児慢性特定疾患
東京都	—	16, 13, 601, 2	23, 13, 601, 3	51, 13, 701, 6	52, 13, 601, 7
千代田区	12, 13, 101, 7	—	—	—	—
中央区	12, 13, 131, 4	—	—	—	—
港　区	12, 13, 161, 1	—	—	—	—
新宿区	12, 13, 201, 5	—	—	—	—
神奈川県	—	16, 14, 601, 1	23, 14, 601, 2	51, 14, 701, 5	52, 14, 601, 6
横浜市	—	16, 14, 602, 9	23, 14, 602, 0		52, 14, 602, 4
鶴見	12, 14, 101, 6	—	—	—	—
神奈川	12, 14, 102, 4	—	—	—	—
西	12, 14, 103, 2	—	—	—	—
川崎市	—	16, 14, 603, 7	23, 14, 603, 8		52, 14, 603, 2
川崎	12, 14, 131, 3	—	—	—	—
田島	12, 14, 132, 1	—	—	—	—
大師	12, 14, 133, 9	—	—	—	—
横須賀市	12, 14, 401, 0	16, 14, 604, 5	23, 14, 604, 6		52, 14, 604, 0

〔保険者番号の構成は法別（2桁），府県番号（2桁），実施機関番号（3桁），検証番号（1桁）の順〕

・国家公務員共済組合法

組合員証など健康保険法に類似したもの

・地方公務員等共済組合法

組合員証など健康保険法に類似したもの

・公立学校教職員共済組合法

組合員証など健康保険法に類似したもの

・国民健康保険法

国民健康保険被保険者証，国民健康保険被保険者資格証明書，国民健康保険高齢受給者証，国民健康保険標準負担額減額認定証，国民健康保険特定疾病療養受療証，国民健康保険限度額適用認定証，国民健康保険限度額適用・標準負担額減額認定証，国民健康保険特別療養証明書

・高齢者の医療の確保に関する法律

後期高齢者医療被保険者証，その他

・各種公費負担医療制度

各法による医療券〔法別番号表（**p.106 図表4-7**）〕

・労働者災害補償保険法

療養補償給付たる療養の給付請求書など

・国家（地方）公務員災害補償法

療養の給付請求書

・地方自治体で施行する医療助成制度

各自治体で発行した医療受給者証

6）被保険者証などの提出がないときの取扱い

救急患者が被保険者証を持参しないで来院した場合の取扱いは，①患者が申し出た保険資格を信用して保険扱いにし，後日，被保険者証の確認を行う方法，②とりあえず自費扱いし，約束日までに被保険者証を提出してもらい，確認のうえ初診日までさかのぼって保険扱いする方法，③被保険者証の提出がない診療日は自費（1点単価10〜20円）扱いし，被保険者証を提出した日から保険扱いする方法——があります。

これらのどの方法を採用するかは，病院の方針によって選択され，決定されています。なお，自費扱いしたときは，患者が保険者から療養費の支給（診療費の払戻し）を受けるため療養費支給申請書の記載を求められるので，病院は証明書を無料で交付しなければなりません。

10 診察券

1）診察券の役割

最近では，病院であれ，診療所であれ必ずといってよいほど診察券が発行され，利用されています。これは病院にとって利点があり，患者にとってもなんらかの便利さがあるために，病院側で用意し発行していることにほかなりません。

この診察券も紙製からプラスチック製へと材質も変わってきました。これに加え磁気ストライプ付の診察券，漢字出力の診察券が増加しており，診察券の記載事項・入力情報にも変化が生じています。また，今後はICカードを利用す

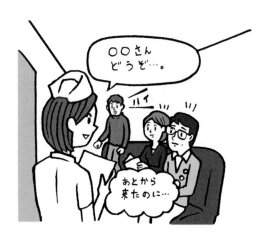

図表4-15　インプリンター

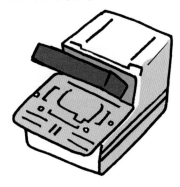

る時代になり，ICカード診察券に患者基本情報やその他の多くの情報を入力することによって，その利用方法も特段の変化をきたすことはまちがいありません。診察券のいくつかの役割について考えてみたいと思います。

(1)　受診の意思表示

　患者は，再来受付の開始を待つため，早朝から病院玄関で開門時間まで並んでいるのが現状でしょう。玄関の開門時間は病院によってまちまちですが，この時間帯は再来受付に関係する職員が勤務していなかったり，勤務していたとしても少人数であったりして患者との満足な対応が不足している可能性が大です。受付時間を何時にするかは病院および患者にとっても大切なことですが，病院は患者サービスの向上のためには受付が無人であったり機械だけに頼ることなく，職員が直接的に対応する姿勢が大切です。

　いずれにしてもこのような状態で，再来受診の申込みを診察券の投函または再来自動受付機の操作によって受診の意思表示があったものとして，診療録の抽出など次の業務へ移行していくことになります。

(2)　受診順番の確保

　再来患者の診察にあたっては予約制の実施が多くの医療機関で見受けられ，その予約時間は30分から60分の時間枠内で患者の希望する時間を決めているようです。

　再来患者の診療順番は，一般的に予約した時間枠内で診察券を投入した順番であることが多

く，診察の順番が狂ってくると待ち時間とのかねあいもあってトラブルのもとになるため，診察券を投函する受付箱の1つをとっても順番が狂わないよう工夫を凝らしています。

　再来自動受付機を設置している病院では，患者自身が診察券を再来自動受付機に挿入またはタッチさせて操作することにより再来受付票が発行されるようになっています。この再来受付票には受付時間および受付番号などが記載されており，このため診療の順番が狂うこともなくなり，おおよその待ち時間が判明するなど改善が図られてきています。このように，診察券を受付箱へ投函または再来自動受付機に診察券を挿入・操作することにより診察の順番を決める役割を果たしています。

(3)　診療録の抽出

　診察券は診療録の抽出に利用されており，診察券に診療録番号を付記又は記録することにより診療録の抽出に利用されていることは従来から変わらない診察券の重要な役割です。

　診療録の抽出は，次のような方法がとられています。①診察券を見ながら診療録を抽出する，②インプリンター（**図表4-15**）を利用して診察券の文字を会計用基本伝票などに刷り込み，その伝票を見ながら診療録を抽出する，③磁気ストライプ付診察券の情報を磁気カードリーダーに読み取らせ，その情報をもとにカルテ自動検索機で診療録を抽出する，④再来患者が操作した再来自動受付機の情報をもとに診療録を抽出する——などがあります。

4章
外来業務

新患
再来

117

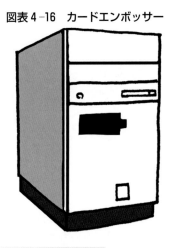

(4)　各種伝票の発行

　処方箋や検査伝票など各種伝票の発行は，紙製診察券の場合は患者姓名・生年月日・患者登録番号などの欄にボールペンや万年筆を使用して記載し発行されてきましたが，プラスチック製の診察券の採用によりインプリンターを利用して短時間で簡単に各種伝票に文字を刷り込んで発行できるようになってきました。とくに，プラスチック製の診察券を利用した各種伝票の発行は印字文字が統一字体で読みやすく，印字位置の固定化により，コンピュータ処理がなされる医事課，検査科，薬剤部などでは伝票処理能力が非常に向上しました。またインプリンターにネームプレートを装着することによってそのネームプレートに刻印された伝票の発行場所（診療科・病棟など）・指示医などを伝票に併せて印字することができるため，患者属性情報，指示医などがもれることなく鮮明に印字されるようになってきました。

　最近では，オーダエントリシステムが導入され，必要な伝票はプリンターにより発行されるか，または，伝票を発行しないで端末機の操作により電子情報により検査等の指示ができるようになりました。

(5)　患者の確認などに利用

　病院では患者の取り違えで，患者に迷惑をかけたり，医療事故を起こさないよう，患者が持参している診察券で本人であることを確認しています。そのほか，患者の一部負担金は，病院の会計窓口で現金で受領することが一般的です

が，最近では患者の待ち時間短縮など患者サービスの向上や業務の効率化の観点から，会計窓口の付近に現金自動払込機（ATM）を置き，患者が診察券をATMに差し込むことにより，一部負担金請求額を確認し現金を投入してもらう方式がとられています。このように，患者の一部負担金の受領の際にも利用されています。

(6)　その他

　診察券の裏面には，病院案内および注意事項などが記載されており，患者への病院案内として利用されており，また宣伝効果も期待できます。

2）診察券の記載事項など

(1)　材質，大きさ

　コンピュータの導入に伴って，現在ではプラスチック製の診察券がほとんどです。プラスチック製でも患者属性情報を記憶させることができる磁気ストライプ付のものと，そうでないものに分けられます。プラスチック製のほかは従来から採用されている厚手紙による名刺大の診察券があります。これらはそれぞれの使用目的によってどちらを採用するかが決まってきます。

　プラスチック製診察券の大きさは一般的に幅85mm×縦54mmであり，厚さはインプリンターとの関係があり0.75mm以上となっています。

　紙製の診察券の大きさは限定されませんが，持ち歩き，収納に便利な名刺大の大きさで，厚手紙を使用しています。

(2)　診察券の記載事項

　診察券の記載事項については，その目的にあった簡潔なものが必要ですが，プラスチック製の診察券には，具体的にどのような事項が印刷または刻印されるべきでしょうか。

　診察券の表面については，エンボスの関係から一般的に上半分と下半分に使い分けられています。すなわち，上半分には診察券であることの表示，病院の名称，病院のマークなどがあり，下半分にはカードエンボッサー（診察券の刻印装置）（**図表4-16**）の刻印位置の関係から一般的に患者属性情報，すなわち患者登録番号，氏名，生年月日，性別を刻印し，その文字を見や

図表4-17　診察券

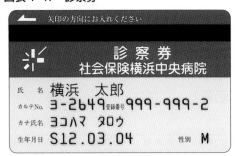

すくするため刻印部分の表面に着色します。そのほか表面の上半分の上位に磁気ストライプを設け患者属性情報を記録します。

　診察券の裏面については，病院の名称，住所および電話番号，診療受付時間，休診日の案内，被保険者証に変更があったときの案内，受診時の注意事項のほか被保険者証の検認チェックなど病院によって様々です。裏面の記載事項は，なるべく簡単明瞭に最低必要なものに限るべきであり，多くの注意事項の記載は患者にとって読みづらいものとなりかえって逆効果となりかねません。

　なお，表面の刻印は下半分に3～4行として，1行に19文字とするのが一般的です。診察券の見本は，**図表4-17**のとおりです。

　患者登録番号の設定：患者登録番号は，将来のことも考慮して何桁にするか，その配列方法をどのようにするかが問題です。1行当たりの文字数は19桁が可能ですが，現実には番号の桁数を6～7桁とこれに検証番号（CD＝チェックデジット）1桁を加えた7～8桁を採用しているところが多いようです。あくまでも将来を見越した桁数の設定が必要です。その配列方法となるとさまざまです。コンピュータ処理により業務を進めるときには，その桁数に制限はありませんが，手作業で作業をしていく過程で一見して数字を記憶できる桁数は4～5文字といわれています。これからすると，検証番号を加えた数字を効率的に配列する必要があります。

　磁気ストライプ：この部分には，患者属性情報を電子情報として記録するものです。具体的には，患者登録番号（ID番号），カルテ番号，患者氏名，生年月日，性別，などが考えられます。磁気ストライプの採用により，待ち時間の

短縮など患者サービスの向上，事務の省力化など利点が多くあります。

(3) 診察券の発行方法

　プラスチック製の診察券を発行するためには，カードエンボッサー，カラーチッパーが必要です。カードエンボッサーとはプラスチック製の診察券に文字を刻印し凸文字を作成するものであり，カラーチッパーはエンボッサーにより打ち込まれた文字を見やすくするため凸文字表面に着色させるものです。

　カラーチッパーは，カードエンボッサーに内蔵されており，刻印，着色と一連の流れによって診察券は作成されます。その方法は，カードエンボッサーとコンピュータを回線でつなぎ，新患者登録をしたときに必要なデータがカードエンボッサーに送信され自動的に診察券が発行されます。

11 外来指示票の発行

　医事業務で扱う伝票はいろいろありますが，診療報酬を算定する収益情報として診療部門で

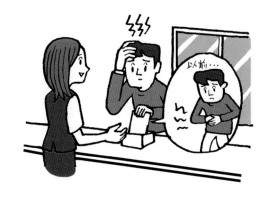

図表4-18 外来指示票（例）

<table>
<tr><td>
☐ 生理機能検査　☐ 単純X線撮影　検体検査
☐ 超音波検査　☐ 造影X線撮影　☐ 血液検査
☐ トレッドミル検査　☐ CT検査　☐ 尿検査
☐ 心エコー検査　☐ MRI検査　☐ 便検査
</td></tr>
</table>

| 科コード | .004 |

社会保険横浜中央病院

整形外科
〔外来指示票〕

カルテNo.		患者番号		性　別	受付番号	受付時間	前回退院日	前回来院日
患者氏名			様				算定済指導料／算定日／算定料	
生　年　月　日		最　終　来　院　日		初診料算定日	初診料算定科			
	オ　　ヶ月							

保　険　者　番　号	被　保　険　者　記　号・番　号	保険カナメモ	有効期限	保険確認日	続柄・継続
公　費　区　分　名	公費負担者番号・公費受給者番号	負　担　率	有効期限	一部負担金	減免区分

1	時間外	2	休日	3	深夜	4	特例		21	救急車来院	22	直接来院	23	紹介状持参	24	特定療養	20	診断書×（　）枚

01	初診	―	外来診療料	―	同日外来診療料	―	入院中	02	集団栄養指導	03	難病外来指導	05	栄養指導
11	他科初診	12	初診時自費	13	他法初診	14	他法再診	15	（T）				

上：創傷処置（縫合なし）下：OP後創傷処置	+31	皮内・皮下及び筋肉		98	血沈	10	ギプス		
	ガーゼ	（枚）	+33	点滴	+32	静脈		固定			134	手指及び手	490

30	MS冷シップ	（枚）	0.81	166	関節腔内注	80	165	靜脈内注射	25	99	治療装具の採型ギプス	700	137	足（片側）	490
31	ソフラチュール10×1（枚）	47	71	注 デカドロン注3.3mg	（V）	210					治療装具の採型ギプス	200	140	半趾（片側）	780
32	100㎡未満	45	72	1%キシロカイン注	（㎖）	113	100	絆創膏固定術（鎖骨骨折固定術）	500	143	内反足矯正	950
33	100㎡以上 500㎡未満	55	73	生食 20㎖	（A）	64	101	絆創膏固定術（助骨骨折固定術）	500	146	上肢（片側）	1200
34	500㎡以上 3000㎡未満	85	74	生食 100㎖	（V）	97	102	固定術後の包帯交換	49	149	下肢（片側）	1200
35	3000㎡以上 6000㎡未満	155	75	生食 500㎖	（V）	114	103	絆創膏固定術（足関節捻挫）	500	152	体幹より四肢にわたる	1700
36	6000以上	270	76	アルツディスポ	（A）	1885	135	アンクルフィット	500		+1シーネ +2シャーレ	―
37	アクリノール液 （㎖）	0.78	167	スベニールディスポ1%2.5㎖	1885				155	アルフェンスシーネ 2号	567
	創傷処理（縫合）	77	エルシトニン注20U	（A）	1316	104	クラビクルバンド（　）	4200	156	アルフェンスシーネ 3号	567
38	長さ5cm未満	470/1250	78	シオゾール10mg	（A）	376				157	アルフェンスシーネ 10号	133
39	長さ5cm以上10cm未満	850/1680	79	シオゾール25mg	（A）	396	199	ポルタレンサポ 50mg	79	158	アルフェンスシーネ 12号	133
40	長さ10cm以上する	1320/2000	80	ノイトロピン特号3cc	（ ）	185				159	アルフェンスシーネ 13号	133
+2	筋肉臓器に達する	168		バルクス注10μg2㎖	6491	105	腰椎バンド		160	ソフトスプリント L	850
41	真皮縫合加算	460	81	パンスポリン1gキット	1522	106	（消炎鎮痛処置・腰部固定帯 使用初回加算）	215	161	ソフトスプリント M	850
42	デブリード加算（初回）	100	82	硫酸アミカシ萬有100	（A）	423	107	ソフトドルフ（自費）	2100	162	ソフトスプリント 3S	567
	手術	83	硫酸アミカシ萬有200	（A）	739	108	三角布	420	163	ソフトスプリント SS	567
43	筋肉内異物摘出術	2840	84	トリガーポイント注射	80	109	ステーリストリップ（ 袋）自費	240	164	ソフトスプリント S	567
44	Kワイヤー除去（部位　）	470	85	（同）肩甲上神経ブロック	170	110	シルキーポアドレッシング（ 袋）自費	50			
45	陥入爪（簡単なもの）	1400	86	（同）坐骨神経ブロック	90	111	面談料（生命保険会社症状説明）	4300		リハビリ	
46	足底異物除去術	3190	87	（同）腕神経叢ブロック	170		関節脱臼徒手整復術		95	消炎鎮痛処置	35
47	手掌異物除去術	3190		穿刺			小児用口徒手整復 112	800	66	介達牽引	35
	骨折経皮的鋼線刺入固定術	88	血腫穿刺	80		手指 113 足 114	800	190	脳血管リハ（Ⅱ）	190
	前腕 56 下腿 57	3600	89	関節穿刺・粘（滑）液含	100		肩鎖 115	800	191	運動器リハ（Ⅰ）	170
	手 58 足 59 その他 60	1660	90	ガングリオン穿刺	80		手 116 足 117	1000	192	呼吸器リハ（Ⅰ）	170
	その他	91	腰腫穿刺	80		肘 118 胸鎖 119	1000	193	心大血管リハ（Ⅱ）	100
48	他К×P診断（躯幹）	85		切開			股 120 肩 121 膝 122	1580			
49	他К×P診断（その他単純）	43	92	径10cm未満	470				小児創傷処置（6歳未満）	
50	他К×P診断（断層）	96	93	径10〜20cm未満	820		骨折非観血的整復術		170	直径2.5cm未満	450
51	弾性包帯 2裂（労）	74	94	径20cm以上	1470		手 124 足 125 膝蓋骨 126	1440	171	直径5cm未満	500
52	弾性包帯 3裂（労）	45					鎖骨 127	1440	172	直径5cm以上10cm未満	950
53	弾性包帯 4裂（労）	36					下腿 128 前腕 129	1780	173	直径11cm以上	1450
54	診療情報提供書Ⅰ	250					大腿 130	1600	174	直径2.5cm未満（筋肉・臓器に達する）	1250
55	診療情報提供書Ⅱ	500					上腕 131 肩甲骨 132	1600	175	直径5cm未満（筋肉・臓器に達する）	1400
56	訪問看護指示料	300				133	テゾー固定（コメント）	―	176	直径5cm以上10cm未満（筋肉・臓器に達する）	1850
									177	直径11cm以上（筋肉・臓器に達する）	2200

120

医師が直接行った注射・検査・処置・手術などの診療行為を記載する外来指示票（**図表 4 −18**）があります。この外来指示票は外来診療部門で日常的に行われる注射・検査・処置・手術などの診療行為を印刷したもので，診察券とインプリンターを利用して発行します。伝票は，医師・看護師の事務的作業が増加することを極力抑え，診療行為の記入の省力化や記入もれの防止を図り，また診療報酬の算定にあたって正確かつ迅速に処理できるものでなければなりません。伝票の発行はコンピュータの操作によるプリンターでの発行もあります。

なお，この外来指示票は病院において必ず作成しなければならないものとして例示したものではありませんが，医師により直接行われた注射・検査・処置・手術などの診療行為の料金化

にあたり請求もれがないように考えられた伝票です。

12 診療録などの診療科への搬送

新患受付で新患者登録と同時に作成された診療録，診察券，外来指示票は診療のため診療科へ搬送しなければなりません。搬送については，だれが行うか病院によって様々ですが，診療科まで患者が搬送したり，病院職員が搬送したり，機械によって搬送することが考えられます。

一般的に，初診の診療録は診療記録がないことから患者に外来まで持参してもらうケースが多いと思われます。2 回目以降の診療の場合，診療録の中央保管のときは機械による搬送か職員による搬送を行います。

2．再来受付

1 再来受付とは

再来受付とは，新患受付と呼応して使用されている表現方法です。新患受付での対象患者は，その病院に初めて，またはその病院で受診している診療科以外の診療科を申し込む者ですが，再来受付は，患者が以前に受診した診療科にふたたび診療を申し込む場所です。

申込み方法は，病院によってさまざまですが，一般的には，病院が発行した診察券を再来受付に提出することによって始められます。

新患受付で診療を申し込んだときは，通常，初診料を算定しますが，再来受付では，再診料または治癒後の診療申込みのため初診料を算定することがあり，再来受付であるからといってすべての患者に再診料を算定するとは限りません。

2 再来受付の方法

再来患者の受付方法は，診療録の保管状況によって異なっています。最近ではコンピュータの導入によって，診療録が各科に分散して保管

されている場合と中央で一括して保管されている場合により，その取扱い方法に違いがあります。

1）コンピュータを利用しないとき

診療録の保管方法には，各科に分散して保管整理する各科保管方法と全科の診療録を 1 カ所に一括して保管整理する中央保管方法があります。これらの保管方法の違いにより再来受付方法はいくつか考えられます。

診療録が，各科保管方法の場合は，各科に診察券受付箱を備えつけ，その受付箱には診察，投薬，検査などの投入口を設けて，患者は来院した目的に沿った投入口に診察券を投入します。診察券を投入した患者はその診療科の待合室で診察や処方箋の発行を待つこととなり，検査などの予約患者は準備された手続きによって検査する場所などにおもむき，指示されていた内容の検査，レントゲン，手術を受けます。

診療録が，中央保管方法の場合，1 カ所の再来受付に備えつけられた各科の診察券受付箱に診察券を投入したあとは，受診する診療科の待合場所におもむき診察，処方，検査などのために待機します。職員は投函された診察券によっ

て診療録を抽出する作業に入っていきます。抽出された診療録はインプリンターと診察券を利用し，あるいは手書きによって発行した外来基本伝票とともに，診療録フォルダーに収め職員が各外来まで搬送しています。また病院によってはフォルダーに納めた診療録と基本伝票を患者に渡し，受診希望科まで搬送させていますが，好ましい状態であるとはいえません。

２）コンピュータを利用したとき

　コンピュータを利用した受付方法はいくつか考えられますが，近年導入されたのが再来自動受付機を利用した方法です（**図表4-19**）。
　患者が磁気ストライプ付の診察券を再来自動受付機に挿入することによって受付機のディスプレイに受診科が表示され，患者は受診希望科をタッチスクリーンにより入力（選択）します。受付機は，画面および音声による案内が可能です。また受診科は複数を選択でき，受付機の操作を終了することによって，受診票（受付票）が発行されるとともに，診察券が排出されます。

受診票には，患者姓名などの患者属性情報および受付日，受付時間，受診科，受診科の受付番号などが印字されています。患者は，発行された受診票によりその受診科での診察順位が何番であるか確認ができるので，診察までの不安な気持ちで待ち続けることの解消に役立ちます。
　近年は患者の診療待ち時間の解消と診察の集中を防ぐために予約制度（予約システム）を導入する病院が増えています。
　再来受付機と組み合せることにより，よりいっそうの効果が期待できます。
　再来自動受付機の操作が完了することによって，データはホストコンピュータに送信されます。診療録の各科保管を採用している場合では，1つの方法としてホストコンピュータの指示により各科に設置してあるプリンターから外来基本伝票を発行させ，これによって職員は診療録保管庫から診療録を抽出します。また診療録の中央保管を採用している場合では，ホストコンピュータの指示により中央受付に設置してあるプリンターから外来基本伝票が発行されるとと

図表4-19　再来自動受付機

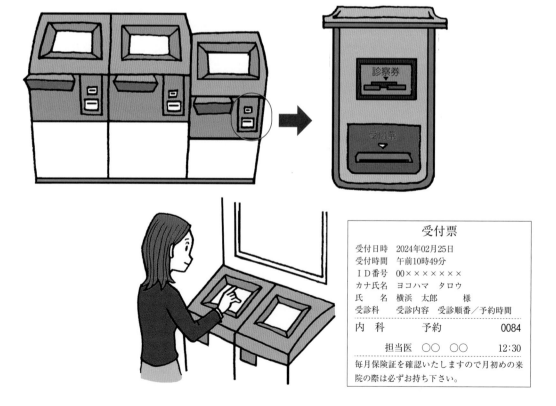

受付票		
受付日時	2024年02月25日	
受付時間	午前10時49分	
ID番号	00×××××××	
カナ氏名	ヨコハマ　タロウ	
氏　名	横浜　太郎　　　様	
受診科	受診内容	受診順番／予約時間
内　科	予約	0084
	担当医　○○　○○	12:30

毎月保険証を確認いたしますので月初めの来院の際は必ずお持ち下さい。

もに，診療録抽出指示および各科への診療録送付表が発行されます。これらによって，診療録を保管庫より抽出し，メッセンジャーまたは機械によって診療録を各科に搬送します。

③ 再来受付時における受給資格の確認

再来患者から療養の給付を求められたときも，受診のたびに受給資格の確認をすることが原則であり，その受給資格の確認は，「**第4章外来業務，1．新患受付，④受給資格の確認**」と同じ方法で行います。

しかし，受診のたびに受給資格の確認をすることは，実務的には事務の煩雑さがあることから，月ごとの初回受診日に受給資格を確認していることが実情です。受給資格を確認したときは，紙カルテの場合は所定の場所に確認日を記入し（**図表4-20**），コンピュータを利用している場合は確認日を入力しておくことが必要です。

健康保険法の改正による電子資格確認等（令和2年10月1日施行，令和3年3月適用）は再来予約患者の受給資格を事前に一括して照会し，受給資格を確認することができることから，事務の省力化につながる武器になりそうです。

これにより，最新の受給資格を確認できない

患者のみ集中的に受給資格等を確認することができ，効率化が図られます。

④ 新患者登録後における変更処理

新患者受付後において，なんらかの事由で登録事項を変更しなければならないことがあります。変更事項のうち，患者の保険情報に関することがほとんどであり，特別な事情を除き変更を病院側で察知することは不可能のため，最低月1回の受給資格の確認をすることによって知り得る情報といえます。被保険者証の提示については，初診または再診の患者に口頭，文書，院内掲示などの方法によって患者に協力を要請し，受給資格を確認する必要があります。

登録事項に変更がある場合は，診療録に記載してある記号・番号，保険者名などを確実に変更することおよびコンピュータに登録されている事項も変更，訂正することが大切です。

とくに，診療録の各科保管では外来部門で，コンピュータ上の変更処理がすぐできないときは，院内連絡票，受給資格証のコピーなどで変更担当者へ連絡するなど業務が複雑にならないルールでコンピュータ登録事項の変更をする必要があります。

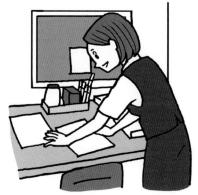

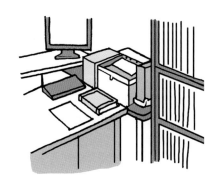

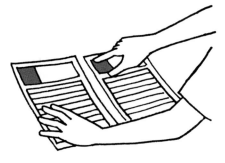

図表4-20 診療録の被保険者証確認欄（例）

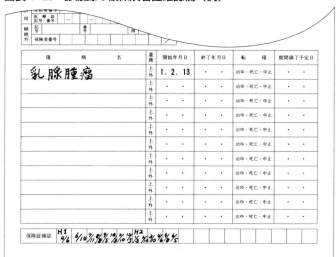

傷　病　名	業務	開始年月日	終了年月日	転　帰	期間満了予定日
乳腺腫瘍	上外	1. 2. 13	・　・	治ゆ・死亡・中止	・　・
	上外	・　・	・　・	治ゆ・死亡・中止	・　・
	上外	・　・	・　・	治ゆ・死亡・中止	・　・
	上外	・　・	・　・	治ゆ・死亡・中止	・　・
	上外	・　・	・　・	治ゆ・死亡・中止	・　・
	上外	・　・	・　・	治ゆ・死亡・中止	・　・
	上外	・　・	・　・	治ゆ・死亡・中止	・　・
	上外	・　・	・　・	治ゆ・死亡・中止	・　・
	上外	・　・	・　・	治ゆ・死亡・中止	・　・
	上外	・　・	・　・	治ゆ・死亡・中止	・　・
	上外	・　・	・　・	治ゆ・死亡・中止	・　・

受給資格証の確認や変更処理のため，患者に負担をかけるようなことがあると患者に面倒がられて被保険者証の提示の協力が得られないことにもなりかねず，ひいては**過誤調整**（レセプトの返戻など）に結びつくことがあります。

なお，診療録の記載事項の訂正およびコンピュータ上の変更処理事項は次のようなものがあります。

　＊姓……婚姻関係
　＊住所または住所コード，電話番号……転居，住居表示の変更
　＊記号・番号，保険者……更新，移管，就職，退職，転居
　＊保険資格の有効期間……資格期間の限定，更新
　＊本人，家族の変更……就職，退職
　＊公費負担者番号，公費負担医療の受給者番号……疾病の該当，非該当
　＊後期高齢者医療……年齢の該当
　＊公費分患者負担額……計算基礎の変更

キーワード

過誤調整（過誤査定）：審査支払機関で一度審査されたレセプトが，保険者の再審査請求に基づき減点されること。過誤の例として，適応外とされる薬剤処方（病名の記載漏れなどによる），過剰な検査，保険変更の未届けなどが多くあります。支払基金や国保連合会の審査会で減点される場合は，当月査定などと言います。

　＊公費負担医療による診療科および入院，外来の限定

5　診療録の各科保管と中央保管

近年，診療報酬業務において，DPC制度（急性期入院医療に係る診断群分類別包括評価）の導入を契機に，電子カルテの導入が大規模医療機関を中心に拡大しています。こうしたことから紙の診療録は，少しずつなくなっていくと思われますが，大部分の医療機関は紙の診療録を採用しており，その保管・管理は大切なことです。次のようなことを参考に取扱うことが必要です。

診療録の保管については，外来患者数や施設構造に影響されることが大きいものです。

各科保管は，外来の各科に診療録の保管器具を設置し，診療録を保管整理する方法です。各科保管管理では，その取扱者は看護部または事務部（医事課）のどちらかです。

医事課が担当する場合は，職員を各科へ派遣して診療録の保管管理に当たらせますが，人員配置および業務について次のようなことに留意する必要があります。①診療科ごとに患者数が違うため作業量が平均化せず診療科によって繁閑の差が大きい，②このため，ひまな時間の有効利用ができない，③各科へ固定的配属の傾向が強くなり，配置異動がむずかしくなる，④担

当者が休暇をとったとき補充がむずかしい，⑤各科統一的な業務であるにもかかわらず，担当者の個性が出てきて統制がしにくい。その反面，①担当科の業務を熟知する，②患者と顔見知りとなり患者に安心感を与え，患者サービスの向上が期待できる——という利点もあります。

　中央保管については，各科の診療録を1カ所に集め保管整理する方法です。

　中央保管管理では，①統一的な業務ができる，②効果的な人員配置ができる，③集中処理による効率化——などの利点があり，最近では診療録をコンピュータで管理する方向に進み，このため診療録の保管も中央化が進んでいます。

⑥ 診療録の保管方法と保管器具

　診療録の保管方法は，診療録の量や保管器具の種類によって異なりますが，診療録が紙製ですので，重ねて収納したり，縦方向または横方向に立てて収納する方法があります。また，診療録の保存性，抽出性からアクリル製のホルダーや紙製のカバーに納めている病院もあります。

　保管器具には，次のようなものがあります。

①棚

　一般的に，カルテ棚，カルテ箱といわれる木製またはスチール製の保管器具で，スペースもあまりとらず，もっともよく採用されている保管器具です。棚自体には施錠することができないものが多いので，棚を置いている部屋の管理を十分にすべきです。

②ファイリングキャビネット

　スチール製で，数段ある引き出し式のものです。これは，比較的多く採用されている保管器具であり，引き出して手元から奥の方向に収納するものです。診療録は縦方向または横方向に立てて収納するもので，仕切り板に見出しをつけることにより，比較的容易に診療録の抽出と収納ができます。

③移動式保管庫

　棚を多く使用すると場所もその分だけ必要となってきますが，移動式保管庫の場合は，床に

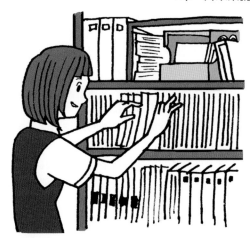

▲各科でのカルテ管理

レールを敷き，棚が移動できるよう設計されたもので棚の変形といえます。利用しないときは棚と棚を密着させることができ，多量の診療録を保管することができます。移動する方法は，電動，ハンドル操作，手押しのものがあります。

④電動式回転棚

　多数棚の中の1段の棚板ごと垂直方向に回転するカルテ保管庫で，高度な機能をもった保管庫はコンピュータと接続可能です。スペースの有効利用のため立体的に省スペース化した電動化機器であり，ボタン操作により段単位で目的の段が現れ，その中から診療録を取り出します。

⑤自動保管庫

　診療録の保管庫は，棚からキャビネットへと移り，移動式保管庫，電動式回転棚へとカルテ保管器具の発展はめざましく，設置スペースの狭小化，収納能力の増大，業務の効率化という利点の反面，保管庫の維持費増は否めません。

　再来受付の端末機からカルテ番号を入力するか，また，IDカード読取機によってカルテ番号を読み取り，ホストコンピュータの指示で診療録を抽出する自動抽出機もありますが，電動化機器に情報検索機能をもたせた自動保管庫があります。これは，コンピュータと接続して，診療録管理の省力化，無人化を図ろうとする**中央管理システム**です（**図表4-21**）。

　患者がIDカードを再来自動受付機に挿入し，受付機を操作することによってホストコンピュ

ータを経由して自動保管庫に付属しているミニコンピュータにカルテ検索，抽出の指令が出され，自動保管庫の昇降走行装置が作動して，目的のカルテを抽出してくるシステムです。予約患者の場合は，ホストコンピュータに蓄積されている予約データをもとにホストコンピュータによって同様に診療録を自動的に抽出できます。抽出された診療録は，自動搬送システムにより入出庫台車によって各科外来に届けられます。用済みの診療録は，自動保管庫の返却機能によって自動的に収納されますが，多量に抽出された診療録のうち不戻りの診療録も生じます。このためコンピュータの記憶機能によって不戻り診療録のチェックをすることによって多量のカルテ管理が可能となっています。

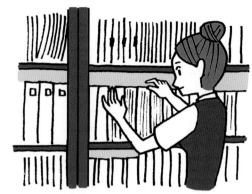
▲保管室でのカルテ管理

7 診療録の整理方法

　診療録の整理番号は，療養担当規則などではとくに定められていませんが，多量の診療録の中から来院した患者の診療録を迅速に抽出する方法，または収納する方法として病院独自で診療録に整理番号すなわちカルテ番号が付与されています。診療録の整理番号は，50音順といった方法から，診療録の抽出・収納を機械化するため患者登録番号を利用するようになってきました。

　最近では特に，診察録および診療情報の適切な管理は，病院において提供される医療の質に大きな影響を与えると考えられ，その重要性が強く認識されるようになってきました。

　このため，診療録管理部門が病院の組織上，独立しており，専任の職員を配置して診療情報の管理を行い，診療を支援する中央部門のひとつとして位置づけされるようになっています。

　こうしたことから，診療録の管理では，患者

の情報が一元管理されるように，同姓同名の患者が存在しても取り違えが発生しにくい1患者1ID制を採用し，1診療録または1ファイルの形式で中央保管が望ましいとされています。

　病院，診療所においては，その規模等に応じた診療録の整理方法があると思われますが，財団法人日本医療機能評価機構による病院機能評価では，診療録管理の重要性から，診療録の整理番号は1患者1ID制（入院・外来共通）を必須とし1患者1診療録を求めています。

1）1患者1診療録1ID制による整理法

　同姓同名などが原因の診療録の取り違えの防止，検査・投与などの重複防止，診療情報の共有化など診療録管理の観点から最も望ましい整理法と思われます。この場合，診療録の管理は中央保管が望ましいといえます。

2）氏名による整理法

　患者姓名の呼称の最初のふり仮名によって，50音順に診療録を整理する方法です。この方法は，1日の患者数が比較的少ない診療所や小規模の病院，各科カルテ保管に適した方法であり，診察券，診療録の姓名にふり仮名を振ることで

図表4-21　自動保管庫によるシステム

```
IDカード ──→ 再来自動受付機 ──────→ ホストコンピュータ ─┐
　挿入　　　受付機の操作　　　　　　　　　指示　　　　　　│
                                                          │
各科外来 ←── 入出庫台車 ←── 自動搬送機 ←── 自動保管庫 ←┘
　カルテ搬送　　　　　　　　　　　　　自動検索抽出・収納
```

すむので便利ですが，診療録数が多くなるとある特定の姓名が多くなり，1つの棚に集中して探しにくくなることもあります。

3）123・12方式，13・12方式

この方法は，姓名を一定の法則のもとに番号化したものであり，このため姓名が判明すれば診療録も抽出できる利点があり，どのような病院，診療所でも使用できる方法です。

4）番号による整理法

この方法は，1日の外来患者数が多い病院で，各科一連番号や全科一連番号の方法で採用されています。各科一連番号は，暦年ごと各科別に1，2，3，…と順次固定番号を付する方法であり，そのままの状態であると毎年おなじ番号が存在するので，番号の前に西暦の下2桁を冠して，たとえば，90-1345として利用することが多いようです。全科一連番号は，科別を区別することなく全科の診療録に暦年ごとに順次固有番号をつける方法です。

患者が診察券を忘れて来院した場合など姓名と番号に直接的な関連性がないので，患者名からカルテ番号を，カルテ番号から患者名を索引できる索引簿を作成することが必要です。

5）診療録の色別

診療録を中央保管している場合の診療科別仕分けは，全科とも同色であれば神経を使う作業ですが，診療録のある部分を科別に着色することによって，仕分け作業が非常に楽になるし，また同じ科の診療録にあっても50音順ごとに，ア行，カ行，…ごとに，または暦年番号ごとに，診療録のある一部分を着色することによって診療録の仕分け作業が迅速かつ効率的にできます。また誤収納も即座に発見できるので利用する価値があります。

6）アリバイガイド

診療録は，診療以外にも必要があってカルテ庫から取り出されることが多く，患者が来院して診療録がないといって騒ぐことも多いものです。このようなとき，診療録貸出簿を作成せず，取り出された診療録のあったところに診療録番

号，患者姓名，貸出先などを記入したカードを挿入しておきます。これをアリバイガイドといい，診療録と同等以上の大きさで，目につきやすい色を使用します。診療録が返却されたときは，このアリバイガイドと引き換えに，所定の位置に診療録を戻します。

8 診療録の置換更新

診療録の抽出，収納をスムーズにするためには，現在通院中または通院の可能性のある患者の診療録（アクティブなカルテ）と使用していない診療録（インアクティブなカルテ）に区分して管理することが必要です。使用している診療録は，受付の身近なところにおき，使われなくなった診療録は，部屋のスペースをあまりとらない移動式保管庫などに保管しておくことが望ましいといえます。

1）置　換

外来における診療録の保管，整理は，患者の最終来院月を基礎として定期的に置換え作業を行う必要があります。その時期は月末に行うことが望ましく，保管区分は当月分，先月分，それ以前と区分すると便利です。取り出しやすい場所には，当月分，先月分，それ以前1年分を

図表 4-22　診療録等の保存期間

項目と内容	保存期間	法令名
診療録　（完結の日から）	5年間	医師法第24条第2項 歯科医師法第23条2項 保険医療機関及び保険医療養担当規則第9条 高齢者の医療の確保に関する法律の規定による療養の給付等の取扱い及び担当に関する基準第9条 感染症指定医療機関医療担当規程第11条
診療に関する諸記録 　病院日誌，各科診療日誌，処方箋，手術記録，看護記録，検査所見記録，エックス線写真，入院患者および外来患者の数を明らかにする帳簿，入院診療計画書	2年間	医療法施行規則第20条第10項
帳簿等の保存　（完結の日から） ・療養の給付の担当に関する帳簿および書類その他の記録 ・療養の給付および保険外併用療養費に係る療養の取扱いに関する帳簿および書類その他の記録 ・診療および診療報酬の請求に関する帳簿および書類 ・診療報酬の請求に関する帳簿その他の書類 ・診療および診療報酬の請求に関する帳簿およびその他の物件 ・じん肺健康診断およびじん肺健康診断（事業者の指定医師以外）に関する記録	 3年間 3年間 3年間 3年間 5年間 7年間	 保険医療機関及び保険医療養担当規則第9条 高齢者の医療の確保に関する法律の規定による療養の給付等の取扱い及び担当に関する基準第9条 感染症指定医療機関医療担当規程第11条 指定養育医療機関医療担当規程 指定医療機関療養担当規程（難病）第6条 指定小児慢性特定疾病医療機関療養担当規程第8条 じん肺法第17条第2項
エックス線写真 　（病院の人員，施設・記録） 　（帳簿等の保存） 　（帳簿等の保存） 　（帳簿等の保存） 　（記録の作成及び保存等）	 2年間 3年間 3年間 3年間 7年間	 医療法施行規則第20条第10項 保険医療機関及び保険医療養担当規則第9条 高齢者の医療の確保に関する法律の規定による療養の給付等の取扱い及び担当に関する基準第9条 感染症指定医療機関医療担当規程第11条 じん肺法第17条第2項

保管し，それより前の分は1年単位の区分で別の場所に保管するとよいでしょう。当月分の管理区分は，レセプトへの病名記入・コンピュータによる病名登録のために，また年単位の管理区分は，法定保存期間を経過したかどうかを判断するために便利です。

2）厚くなった診療録の更新

慢性疾患に罹患した長期通院患者の診療録は厚くなる一方です。厚くなった診療録は抽出や収納がしづらく，また，医師が古い病歴をみるのに不便です。このため，その患者の古い病歴を**要約（サマリー）**した記録を作成し，新しい診療録に貼付して診療録の更新をしたほうがよいでしょう。更新された診療録はただ単に分冊したのみであるからインアクティブな診療録として処理することなく，別な管理をしておき，治癒又は通院しなくなったときは1つの診療録としてまとめて編綴しておくべきです。

9　診療録等の保存期間など

1）診療録等の保存期間

診療録などの保存期間は，医療法や他の法律，規則等によって**図表4-22**のように定められています。

2）診療録等の保存

診療録等は，療養担当規則，医療法，医師法等の規定により種類ごとにそれぞれの期間を保険医療機関で保存しなければならないことになっていました。しかし，診療録等は従来の紙の媒体によるもののほか，技術等の進歩により電子媒体によるものも存在するようになりました。

また，保存する場所についても，保険医療機関内のみならず効率的な保存場所の確保の観点から，外部保存も利用されるようになってきました。

(1) 診療録等の外部保存

このため，通知により，外部保存を認める記録等および外部保存を行う際の基準が定められています（「診療録等の保存を行う場所について」平成14年3月29日厚生労働省医政局長・医薬食品局長・保険局長通知，最終改正平成25年3月25日）。

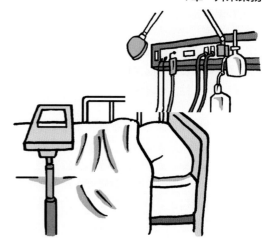

(1) 外部保存を認める記録等

①医師法第24条に規定されている診療録

②歯科医師法第23条に規定されている診療録

③保健師助産師看護師法第42条に規定されている助産録

④医療法第46条第2項に規定されている財産目録，第51条の2第1項に規定されている事業報告書等，監事の監査報告書および定款または寄附行為など

⑤医療法第21条（病院），第22条（地域医療支援病院），第22条の2（特定機能病院）に規定されている診療に関する諸記録，第22条および第22条の2に規定されている病院の管理・運営に関する諸記録

⑥診療放射線技師法第28条に規定されている照射録

⑦歯科技工士法第19条に規定されている指示書

⑧薬剤師法第27条に規定される調剤済みの処方箋

⑨薬剤師法第28条に規定されている調剤録

⑩外国医師等が行う臨床修練に係る医師法第17条等の特例等に関する法律第11条に規定されている診療録

⑪救急救命士法第46条に規定されている救急救命処置録

⑫医療法施行規則第30条の23第1項，第2項に規定されている帳簿（X線装置等の使用時間および放射線照射装置等の手入等に関する帳簿）

⑬保険医療機関及び保険医療養担当規則第9条に規定されている診療録等

⑭保険薬局及び保険薬剤師療養担当規則第6条に規定されている調剤済みの処方箋及び調剤録

⑮臨床検査技師法等に関する法律施行規則第12条の3に規定されている書類

⑯歯科衛生士法施行規則第18条に規定されている歯科衛生士の業務記録

⑰高齢者の医療の確保に関する法律の規定による療養の給付の取扱い及び担当に関する基準第9条に規定されている診療録等

⑱高齢者の医療の確保に関する法律の規定による療養の給付の取扱い及び担当に関する基準第28条に規定されている調剤済みの処方箋お

キーワード

カルテ開示：カルテ（診療録）を患者等の求めに応じて開示すること。患者の自己決定権を重視するインフォームド・コンセントの理念等に基づき，「診療情報提供等に関する指針の策定について」（平成15年医政発第0912001号通知）において，カルテなど診療情報提供の取扱いが定められています。

患者等がカルテ開示を求めた場合，医療機関側は原則として応じなければなりません。なお，開示した医療機関の管理者は，その患者等から，カルテ開示に要した費用を徴収することができます。

医療秘書：一般の秘書業務に加え，医学，医療事務，診療録管理などの知識を身に付け，医療機関で仕事をする秘書（MS:medical secretary）のこと。職種によって，個人秘書，医局秘書，病棟秘書などに分類され，医療機関によって呼称はさまざまです。

医師事務作業補助者：医師の指示のもとで，診断書などの文書作成補助，診療記録への代行入力，医療の質の向上に資する事務作業（診療に関するデータ整理，院内がん登録等の統計・調査，医師の教育や臨床研修のカンファレンスのための準備作業等）並びに行政上の業務（救急医療情報システムへの入力，感染症サーベイランス事業に係る入力等）を行う者のこと。医科診療報酬では，入院基本料等加算として，医師事務作業補助者の配置を評価する「医師事務作業補助体制加算」が設けられています。

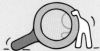

および調剤録

(2) 診療録等の外部保存を行う際の基準
①電子媒体により外部保存を行う場合
・記録の真正性，見読性および保存性の確保を満たすこと。
・電気通信回線を通じて外部保存する場合には，保存する情報処理機器を，病院等が適切に管理する場所または行政機関等が開設したデータセンター等および医療機関等が民間事業者等との契約に基づいて確保した安全な場所に置くこと。
・患者のプライバシー保護に十分留意し，個人情報の保護が担保されていること。
・外部保存は，病院等の責任で行うとともに，事故等が発生した場合の責任の所在を明確にしておくこと。
②紙媒体のままで外部保存を行う場合
・外部保存する記録等が必要に応じて直ちに利用できる体制を確保しておくこと。
・患者のプライバシー保護に十分留意し，個人情報の保護が担保されていること。
・外部保存は，病院等の責任で行うとともに，事故等が発生した場合の責任の所在を明確にしておくこと。

(3) 電子媒体により外部保存を行う際の留意事項
①外部保存を行う病院等の管理者は運用管理規程を定め，これに従い実施すること。
②①の運用管理規程の作成にあたっては，「民間事業者が行う書面の保存等における情報通信の技術の利用に関する法律等の施行等について」（平成17年3月31日保発第0331005号厚生労働省保険局長等）の第三に掲げられている事項を定めること。

第5章

入退院業務

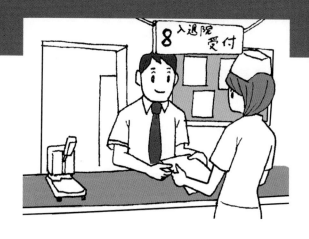

1．入院手続き

病院本来のあるべき機能は，入院診療を主とするものといっても過言ではありません。

診療所が外来の機能をもち，患者が入院を必要とするときには病院へ紹介するなど病院と診療所との連携を図るべきですが，けっしてそれがうまくいっているとはいえず，このため病院では病床の有効的な利用の向上を図るため，入院患者を外来患者のなかから得ているのが現状です。

病院の機能を安定的・継続的に維持していくためには，診療行為に応じ適正な診療報酬をうけ，健全な経営を行っていくことが必要です。それにより，はじめて医療機器の整備などができ，患者サービスの向上にもつながっていきます。このようなことから，医師による入院指示から入院受付，入院予約などの事務的業務までの処理形態を確立し，病床の効率的運用を図り，また，診療体制，看護体制などを整え，よりよいサービスを提供する必要があります。

1 入院指示

入院に関して，療養担当規則では「保険医療機関は，患者の入院に関しては，療養上必要な寝具類を具備し，その使用に供するとともに，その病状に応じて適切に行い，療養上必要な事項について適切な注意及び指導を行わなければならない」（第11条），また，「イ　入院の指示は，療養上必要があると認められる場合に行う。ロ　単なる疲労回復，正常分べん又は通院の不便等のための入院の指示は行わない」（第20条

七）と定められています。

具体的な入院の指示は，担当医師が医師の裁量権に基づき入院の適応に関する判断を行い，入院の決定は当該病院の院長が行うことが原則です。

病院の場合は院長から担当医師に入院決定権を暗黙の状態で委任した形がとられていますが，基本的にはあくまでも院長に入院決定権があり，事務的には入院手続きが完了したときが正式な入院決定とすべきです。

患者が入院を要するに至る条件として，①通院では治療が困難である，②通院では診断が困難である，③常時経過を観察する必要がある——などが考えられます。

また入院の経緯としては，①当該病院に通院中の患者，②他の医療機関から入院を依頼された患者，③他の医療機関から紹介を受け，当該病院で検査を受けた患者，④救急車などにより搬送された患者——というように大まかに区分することができます。

また，①救急車などで搬送された重症の患者，②通院中であった患者が悪化したため緊急入院させて検査，治療を必要とする——などの即時入院と，①病室が満床である，②入院が必要であるが急を要さない，③手術日を設定したうえで入院日を決める——などの予約入院に分けることができます。

予約入院または即時入院のいずれでも入院の条件に該当するときは，医師は，口頭での指示は誤解を生じやすく医療過誤（医療事故）の原因ともなりかねないので，緊急を要する場合を除き，文書での指示が必要です。緊急入院であっても事後すみやかに指示票を発行する必要があります。この入院指示票は，病院で統一されたものまたは診療科の特性をいかした指示票（**図表5−1**）が必要です。

入院指示票には，①患者の基本情報，②入院年月日，③入院時診断名または診断不明の場合は主症状，手術目的の入院では予定手術日，④入院の経緯，⑤入院病室の条件，⑥食事指示（食種，治療食），⑦その他——などの記載が必

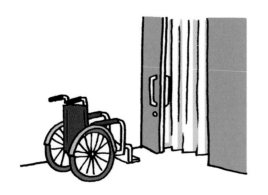

図表5-1　入院指示票

<table>
<tr><td colspan="2" rowspan="2"></td><td colspan="3">内 科 入 院 指 示</td><td colspan="2" rowspan="3"></td></tr>
<tr><td colspan="3">内　呼　消　循　腎</td></tr>
<tr><td colspan="2"></td><td colspan="3">病　名＿＿＿＿＿＿＿＿＿＿＿＿　病棟＿＿＿＿＿＿</td></tr>
</table>

食　事	一般食：常食　全粥　5分粥　3分粥　流動食　ブレンダー123 特別食：糖尿食123456　心臓食123　胃潰瘍食　3分　5分　全　常 　　　　高脂血食123　高血圧食123　肝臓食1234 　　　　腎臓食1234　透析食12　膵臓食　流　3分　5分　全　常1　常2 　　　　主食の指定→　常食or全粥 禁食、その他（　　　　　　　　　　　）	2000 Kcal	糖尿6 腎臓4 透析2
飲　水	フリー、禁、フリーチェック、制限（　　　　　　）ml/day	1800	糖尿5 腎臓3 透析1 高脂血3 高血圧3
安　静　度	院内フリー、棟内フリー、トイレ洗面のみ可、ポータブルトイレのみ可、ベッド上安静	1600	糖尿4 心臓3 腎臓12 高脂血2 高血圧2
移　送	歩行, 車椅子, ストレッチャー		
検　温	1検、3検（各勤）、副検（　　）時間毎	1500	糖尿3
血　圧	1検、3検（各勤）、副検（　　）時間毎	1400	糖尿2 心臓2 高脂血1 高血圧1
SpO2	なし、1検、3検（各勤）、副検（　　）時間毎		
蓄　尿	なし、24時間毎、8時間毎、4時間毎、（　　）時間毎	1200	糖尿1 心臓1
血糖検査	なし、FBSのみ、各食前チェック、スライディングスケール		
入　浴	可、禁、シャワーのみ、清拭のみ		
その他	酸素投与（　　　）l/min　カヌラorマスク、フォーリー挿入、内服　可or中止 体重測定　腹囲測定　毎日、（　　）/週、		

□　内科入院基本セット		□　糖尿病オプション	
尿一般	尿一般、沈渣	生化学	HbA1c、アルブミン
血液	血算、血小板、血液像	DM関連	尿NAG（蓄尿、部分尿）、尿中アルブミン、
生化学	SCR2＋CRP＋HDL·C、血糖	SRL	尿中β2·MG（蓄尿、部分尿）、血中β2·MG
感染症	RPRカード、HBs抗原、HCV抗体	□　消化器オプション	
便	便中ヘモグロビン精密測定	レントゲン	腹部立位＆臥位　or　ポータブル腹部1R
心電図	生理検査室　or　ポータブル	免疫	CEA、CA19·9、AFP
レントゲン	胸部1方向　or　ポータブル胸部1R	SRL	

□　呼吸器オプション		□　肝臓オプション	
レントゲン	胸部側面R→L	生化学	アルブミン、NH3
SRL		血液2	PT、ヘパプラスチンテスト
追加検査（○で囲む）		SRL	PIVKA·II
抗生剤テスト		□　循環器オプション	
喀痰培養（一般細菌、Tb）、尿培養、便培養、喀痰細胞診		生化学	CPK、CPK·MB
血液型（ABO＆Rh）		SRL	
前回入院　カルテ　XP			
その他			

医師名＿＿＿＿＿＿＿＿＿＿

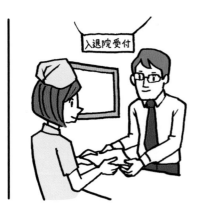

要であり，これに入院日以降の指示も併記できるようになっている様式も考えられます。

　主治医は，入院指示票を発行するにあたり，患者に対して可能な限り予測される入院予定期間や入院によって疾病が改善可能な部分，退院時の予後の状態を説明することが必要であり，これによって，患者にとっても見通しのきいた入院生活を送ることができ，積極的に疾病回復に取り組む姿勢も生まれます。入院指示を受けた患者は，主治医から発行された指示票を入院受付係に提出して入院の申込みをします。

② 入院の受付

　入院の受付は，病院によって担当職種が異なっており，例えば，医事課入院係，外来の看護師，専任の病床管理者などとまちまちです。

　外来の看護師が取り扱っている場合は比較的小規模病院が多く，病棟の責任者と連絡を取りあいながら病床管理を行っています。中・大規模の病院では，ベテランの医事担当者や副総師長クラスを病床管理者とし，入・退院患者，予約患者などをすべて把握しながら，病床の適切で効率的な運用を図っています。入院の受付担当者は病床管理者と空床状況の連絡をとりながら，医師による入院指示に従い，入院手続きをとり，患者を病棟に案内し，入院させます。

1）入院予約

　外来診療の結果，担当医から入院をすすめられたが，即時入院を要しない患者や満床のため入院できない患者および患者の都合で入院を後日とした患者などは，入院日が決定するまで自

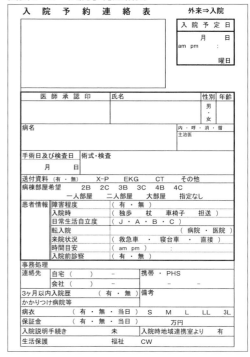

図表 5-2　入院予約連絡表

宅で待機してもらうことになります。この場合は，入院受付係は，担当医が発行した入院指示票を患者から受領するとともに，予約患者として登録（**図表5-2**）します。そのうえで入院にあたって必要なことがらを十分に説明することが大切です。

　例えば，①病室の確保ができ入院日を決定した場合の連絡先を確認する，②入院の際に提出願う入院申込書などの所定の様式を渡して書き方などを説明する，③被保険者証の確認について説明する，④入院時の持参品，⑤診療費の支払いなど——です。

　空床待ちなど優先順位が下位の入院予約患者の場合は，救急度の高い患者が次々と入院するとなかなか入院することができず，待機期間が長期化することがあります。このようなときは，患者の病態に変化をきたし入院指示事項の変更が必要になったり，また，患者の都合により他院に入院したため，入院予約を取り消すことが必要になったりするので，主治医と連絡をとりながら適切な処置がとれるようにしなければなりません。このようなことから，入院指示票または入院予約整理簿を随時点検し，担当医また

は患者と密な連絡をとりながら予約事務を行う必要があります。

2）入院決定と連絡

　病院によっては，1病棟1診療科という病棟割をしているところと，どの診療科の患者でも入院を可能とする混合病棟として編成しているところがあります。とくに，満床に近い混合病棟への入院にあっては，各診療科ごとの連絡がうまくいかず，どの患者を優先すべきか問題が生じる場合もあります。このようなことを防止するため，即応性，即決性のある入院調整ができるシステムを設ける必要があります。

　入院順位は，例えば，救急度，重症度，早期治療を必要とする度合い，他院からの紹介などを基準として優先順位を内規として定めておくことが必要です。担当者は，この内規に従って予約者のなかから順次優先順位を決めることが理想的です。しかし，優先順位が下位であった患者の病態が急に変化することもあるので，即座に変更措置ができ，入院決定ができる方法を考慮しておくことも必要です。

　入院の指示をされた患者の入院指示票には主治医から入院順位の指示がされるようにしておき，入院受付係はこれに従い入院優先順位を決定し，病床管理担当者と連絡を密にとりながら，空床が生じたときには優先順位が先順位の患者に入院を決定し，入院日その他の必要事項を患者に連絡します。また入院予約した患者の入院日が決定したときは，主治医，病棟，寝具係など関係先には必ず通報されるよう院内体制を確立しておくことも大切です。

3）即時入院

　入院には，予約入院のほかに救急患者が救急室や外来診療科で救急診療を受けたのち，①事務手続きを後回しにして一刻も早く病室や，入院を前提として手術室に収容するなど即時入院（このようなときは，当然ながら診療を最優先させるべきであり，事務手続きはその後すみやかに進めるべきです）と，②緊急を要さないが事務手続き終了後にただちに病室に収容させる即時入院――があります。救急患者のなかには姓名などが不明の場合もあるので，過誤防止の

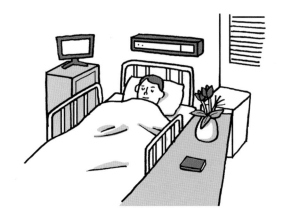

ため仮姓名を付したり，所轄の警察署へ身元調査を依頼したり，また場合によっては，福祉事務所へ生活保護法の適用申請のための連絡も必要となることがあります。

4）入院受付事務

　入院する患者は心身両面にわたって病んだり傷ついた状態にあるので，患者のニーズにそった配慮をし入院がスムーズに行われるようにする必要があります。

（1）入院受付

　患者が入院する際に必要な書類（例えば，入院申込書，身元保証書，質問票，患者の希望による**特別室への入院承諾書**など）の交付や受領の業務，病棟への入院案内があり，また病院外から患者にかかわる照会に関することや，面会に関する案内などがあります。

（2）入院診療録の作成および関係書類の取り揃えと病棟への搬送

　入院の診療録は，第1は医師が書く記録，第2は医師以外の医療従事者（主として看護師）が書く記録，第3は検査結果記録などの構成からなっており，その記録事項なども多く，結果的には分量も多くなるので，外来診療録と区別して準備されることが多い。退院後は入院診療録として別に保管・管理し，また保存利用しやすいように作成します。

　入院受付事務員は，この**入院診療録（図表5－3）**の表紙を作成するほか，ベッドネーム，病室入口の名札を入院受付で作成している場合

図表5-3　入院診療録（見本）

入 院 診 療 録

	部長印	受持医印

診 療 科 名		患 者 番 号	病 棟	
		－ －	受持医	

氏		住		
名	年　月　日生　　歳	所		
		保険区分		公費区分
保険者番号		続　柄		職　業
記号・番号				

被保険者	氏　名		資格取得	年　月　日	有効期限	年　月　日

当科初診　平成・令和　　年　　月　　日	AM・PM　　時	入院区分　1. 再入院	入院経過 1.予約 2.救急（紹介を含）3.紹介（救急除く）4.その他
入　院　　　令和　　年　　月　　日	AM・PM　　時	在院日数　　　　日	
退　院　　　令和　　年　　月　　日			

転　科	⇒　令和　　年　　月　　日　　科より転科	診療圏 1. 2. 3. 4. 5. 6. 7. 8. 9. 0.
	⇒　令和　　年　　月　　日　　科へ転科　［受持医　　　　］	

兼　科	1. 内　2. 呼　3. 消　4. 循　7. 児　8. 外　9. 整　10. 形　12. 脳　17. 皮 18. 泌　22. 産　23. 婦　24. 眼　25. 耳　28. 放　29. 歯　33. 口腔　32. 麻 （平成　年　月　日　～　平成　年　月　日）

他科依頼	1. 内　2. 呼　3. 消　4. 循　7. 児　8. 外　9. 整　10. 形　12. 脳　17. 皮 18. 泌　22. 産　23. 婦　24. 眼　25. 耳　28. 放　29. 歯　33. 口腔　32. 麻

保険区分	1. 政府　2. 船員　3. 日雇　5. 共済　6. 組合 8. 国保　9. 労災　12. 生保　98. 自費　99. その他　［本人/家族］	保険表示

職　業	1. 技術者　2. 専門家　3. 事務系　4. 販　売　5. 運輸通信　6. 作業員　7. 労務者 8. 保安　9. サービス　10. 農　業　11. 林　業　12. 漁　業　13. 無　職　14. その他

診　断　名	転　帰	※ 病歴コード
1.	1. 治癒　2. 軽快　3. 不変　4. 増悪 5. 転科　6. 死亡(AM/PM　：　)　7. 転医 8. 検査終了　9. 診断のみ　10. その他	
2.	1. 治癒　2. 軽快　3. 不変　4. 増悪 5. 転科　6. 死亡(AM/PM　：　)　7. 転医 8. 検査終了　9. 診断のみ　10. その他	
3.	1. 治癒　2. 軽快　3. 不変　4. 増悪 5. 転科　6. 死亡(AM/PM　：　)　7. 転医 8. 検査終了　9. 診断のみ　10. その他	

剖　検	入院後48時間以内死亡	術後30日以内死亡	感染症		
	1. 有	1. Yes	1. Yes	1.Wa-R	（＋・－・未）
				2.HB	（＋・－・未）
				3.HCV	（＋・－・未）
血液型　　A・B・AB・O・Rh＋・－			4.その他	（＋・－・未）

手　術　名	手　術　日	麻　酔	※ 病歴コード
1.	年　月　日 手術時間　　：　　：ｰ	1.全麻　2.脊椎　3.硬膜外 4.伝達　5.局所　6.無麻酔 7.その他	
2.	手術日 年　月　日 手術時間　　：　　：ｰ	1.全麻　2.脊椎　3.硬膜外 4.伝達　5.局所　6.無麻酔 7.その他	

分娩種別	1. 正常　2. 異常　3. 早産　4. 流産　5. 死産　6. 帝王切開	新生児入院　1. 有	1 病歴受領済 2 病歴登録済
児の状態	1. 低出生体重児（2500㌘未満）2.極低出生体重児（1500㌘未満）3.超低出生体重児（1000㌘未満）		

入院1号用紙　15.1. 3,000 (A)

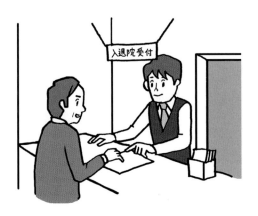

もあります。また外来での諸記録は入院診療の参考とするため，外来診療録，心電図記録，レントゲンフィルムなど関係書類を取り揃えて病棟へ搬送します。その関係書類は，外来➡入院受付経由➡病棟，または外来➡病棟と流れ，その取扱いも病院によって異なっています。

(3) 入院時の受給資格の確認

　入院時の受給資格の確認は，初診受付時，再診受付時とも変わらず同じ方法で行う必要があります。※詳しくは，第4章外来業務，1．新患受付，④受給資格の確認を参照

　入院時または入院後に会社を辞めて受給資格を喪失することもありますので，注意が必要です。

(4) 費用負担の説明

　患者にとって診療の経過や病状の回復状況がもっとも気にかかる点ですが，それ以外に診療費をどのくらい用意すればよいかも心配です。その意味からも入院診療費および室料差額などの概算額や1月当たり請求回数，納入日および納入方法について詳しく説明することが大切です。

　とくに，**室料差額**は，患者の希望により特別室（1人室または2人室）に収容したときに徴収するものですが，特別室の収容に関しては患者への説明が不十分であるため，室料差額の支払いに関し問題が生じやすいものです。このため，患者には誤解が生じないよう特別室の設備構造，料金などを説明し，患者側の同意を確認のうえ収容を行う必要があります。この同意の確認は，料金などを明示した文書に患者側の署

図表5-4　入院診療計画書

入 院 診 療 計 画 書

（患者氏名）○○　○○ 殿

交付日：　○○年○○月○○日

病　棟（　病　室　）	○棟　階病棟○○号室 入院日：2020/　/
主治医以外の担当者名	病棟スタッフ一同 看護師長：○○　○○ 担当看護師：○○　○○
在宅復帰支援担当者名	（退院調整看護師）
病　　　　　　　名 （他に考え得る病名）	胃腸炎，脱水
病　　　　　状	食欲不振，脱水
治　　療　　計　　画	点滴加療
検　　査　　内　　容	CT検査，内視鏡検査
手術内容及び日程	未定
推定される入院期間	約1週間
特別な栄養管理の必要性	㊲ ・ 無　（どちらかに○）
その　　　他 ・看　護　計　画 ・リハビリテーション 等の計画	息苦しさなど身体の変化に伴う異常の早期発見に務め，適切なケアーと安全安楽に入院生活が送れるよう援助いたします。 転倒転落等を防ぐための計画は別紙1をご参照下さい。
在宅復帰支援計画	退院に向け何らかの支援が必要と考えられる場合には，医療ソーシャルワーカーが面談等の対応をさせていただくことがあります。

注1）　病名等は，現時点で考えられるものであり，今後検査等を進めていくにしたがって変わり得るものである。

注2）　入院期間については，現時点で予想されるものである。

注3）　病状により，病院の判断で在宅復帰を目的とした「地域包括ケア病棟」へ移動して頂きます。

（主治医氏名）　　　　　（立会看護師氏名）

私は，上記の内容の説明を受け，同意し了解しました。

（本人または家族）　　　　　　　　続柄（　　　）

※自筆氏名は印不要。ゴム印等を用いて記名する場合は印を加える。

名を受けなければなりません。

　なお特別室の料金などを病院の見やすい場所，たとえば，入院受付窓口などに掲示することが義務づけられています。高額な患者一部負担については，平成19年（2007年）4月から全被保険者に高額療養費の現物給付が実施され，患者の窓口負担は自己負担限度額までとなっています。

（5）　入院保証金の預り

　入院未収金の発生を防止する意味でも，入院保証金制度を導入したほうがよいでしょう。

　この場合，保険医療機関は患者への十分な情報提供，同意の確認や内容，金額，精算方法等を明示し適正な手続きを確保する必要があります。入院時に，入院保証金を預り，預り証を交付します（**預り金**）。退院時に一部負担金に充当して精算します。

（6）　相　談

　入院診療費は患者負担も高額となり，長期化するとその支払いが困難になるケースもあります。このため患者から事前に相談を受けたり，診療費の滞納がある場合は，高額療養費の制度，公費負担医療への切替えの可能性などをていねいに指導，説明することが大切です。診療費以外についても患者が自由に相談できる雰囲気と場所が必要です。

（7）　病棟への案内

　入院手続きが完了した患者には，どこの病棟の何号室に入院するかを口頭またはメモで説明し病室に案内します。案内する担当者は，医事課入院受付係員か看護師などです。

　案内の途中では，公衆電話，売店，喫茶店など施設の案内などを説明し，病室では病棟における入院生活上の注意すべきこと，洗面所の場所，緊急時の避難口や避難方法などを説明する必要があります。

　もちろん，緊急患者，重症患者であるときは，案内途中の事故を未然に防止する意味からも看護師，医師がつき添うことは当然です。緊急，重症でない場合であっても歩行での入院が困難なときは，車椅子，ストレッチャーで案内することがあり，また，入院時の携帯品もあるので職員が運搬するなど患者への心配りも必要です。

（8）　入院診療計画書の交付

　入院基本料等の算定にあたっては，点数表の入院料等の通則に定める基本診療料の施設基準等により「入院診療計画書」（**図表5-4**）を交付しなければなりません。入院診療計画書は，入院の際に，医師，看護師，その他必要に応じ関係職種が共同して総合的な診療計画を策定し，患者が入院後7日以内に文書により交付・説明しなければなりません。

キーワード

預り金：診療報酬の算定によらず，医療機関が定めた金額を患者から預る一種の保険金。診療報酬算定後に精算します。時間外診療で，①医療保険に加入していない，あるいは保険証を持参していない場合，②当日，会計処理ができない場合など，また，入院医療において，正常分娩や美容形成などの自費診療や差額室料に対して徴収することが多くあります。

２．退院手続き

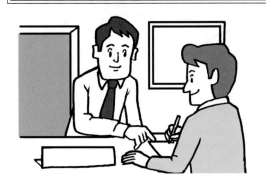

　退院の判断は，入院時の取扱いと同様に主治医の裁量権であり，主治医が，診断の結果によって退院を決定したときには，医師自ら退院指示票を発行します。この指示票は病棟責任者から入院料計算係，病床管理者，栄養課，寝具係など関係先に連絡を行う必要があります。

　入院料計算係は，退院日までの診療費の精算を行います。この際には，退院の前日または当日の会計データが回送遅れなどの理由で請求漏れが生じるときがあるので注意が必要です。患者は，診療費の精算を行い会計より発行される退院許可書を病棟に提出のうえ退院手続きが終了する制度を多くの病院で採用しています。

3．病床管理

病床管理を医事課（入院受付係）で行っていると聞くことがありますが，実質的に病床管理を医事課で行うことは困難です。

なぜならば，入院させた患者の病態は刻々と変わり，その重症度，治療内容，看護内容および患者個人の癖，性格などを常時把握のうえ病床管理をする必要がありますが，医事課でこれらを把握することは困難だからです。医事課で病床管理するといっても空床の状況を把握し，ある程度病棟事情を知り得ても，いざ入院指示票を受けると，患者の性別，年齢，病名または症状，歩行の可否などを病棟看護師長に連絡し，相談しながら病室を決定することが通常のかたちではないでしょうか。

実際の病床管理は，病棟看護師長の責任下におかれていることがほとんどです。ある病棟のみの管理をその病棟看護師長に委任するのであれば問題ありませんが，病院全体の病床を管理するとすれば，適切で効率的に運用ができる者をおくことが必要です。これを管理する者として，病院長が病床管理に関し相当の権限を委任し，医師はじめ病棟看護師長も信頼する副総看護師長格が適任です。

病床の効率的な運用をするためには，各部署で発生する情報が迅速かつ正確に伝達されるシステムづくりが必要となってきます。そして情報は発生したものだけに限らず，退院予定情報，患者の重症度による転棟・転室の可能性など，近い将来に発生するであろうことも収集されるようにしなければなりません。

具体的には，空床状況〔病床管理板，コンピュータによる空床状況（**図表5-5**），空床であるが使用制限の状況，1・2人室の理由別使用状況（有料，病状上無料），転科・転室・転棟の情報，患者の病態の報告，退院予定に関する情報などそれぞれの病棟から報告させ，これらが定時・臨時に情報として入手が可能なシステムの構築を行うことが必要です。

病床管理を円滑に運営するため委員会を設置し，定時および臨時に委員会を開催して病床利用率，病床回転率，疾病別平均在院日数などの

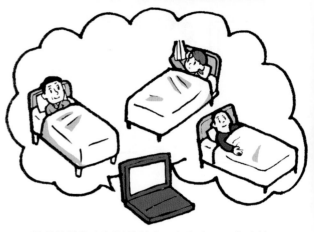

統計的数値を把握検討するとともに，各病棟の利用状況なども検討することが必要です。

1 転　棟

病棟の編成は，一般的に，診療科別の単位または外科系・内科系の単位に区分されていることが多いようです。このため患者の病態の変化，看護上の都合，受診科の変更，該当科の病室が満床のため他病棟に入院していた——などの理由から，患者が他の病棟に移ることを転棟といっています。転棟があったときは，病床を管理するために転棟前または転棟後の責任者が病床管理者にその事実を報告するよう取り決めておくべきです。

2 転　科

入院時の診療科から病態の変化や検査の結果によって，他の診療科の診療を主とすることが適切とするとき転科という手続きがとられます。

例えば，腹痛を訴えて内科を受診し，内科医の指示により内科で入院して諸検査を実施した。その結果，急性虫垂炎と診断され，内科医は外科医と協議のうえ，その後の診療を外科医の受持ちとして手術が決定したようなときです。

このようなときは病床管理者に転科した旨の通報が必要であり，また医事課においても患者日報，患者台帳などの変更とコンピュータデー

図表 5 – 5　入院空床状況連絡表

<table>
<tr><td colspan="11" align="center">入院空床状況連絡表</td></tr>
<tr><td colspan="11">日　　　付　：　　令和　6　年　1　月　16　日（金）</td></tr>
<tr><td colspan="11">※本科も含めて他科の入院可能な病床の把握調査表です。</td></tr>
<tr><td colspan="11" align="center">受 け 入 れ 可 能 病 床</td></tr>
<tr><td>病棟名</td><td>病室名</td><td>ベットNo</td><td>性別</td><td>受 け 入 れ 困 難 な 項 目 に ○ を し て く だ さ い。</td><td colspan="4"></td><td>特 記 事 項</td><td>チェック</td></tr>
<tr><td rowspan="7">（3B）病棟</td><td>大部屋</td><td></td><td>⊘男・女</td><td>意識障害・不穏・痴呆・酸素使用者・モニター使用者</td><td colspan="4"></td><td></td><td></td></tr>
<tr><td>〃</td><td></td><td>男・⊘女</td><td>意識障害・不穏・痴呆・酸素使用者・モニター使用者</td><td colspan="4"></td><td></td><td></td></tr>
<tr><td></td><td></td><td>男・女</td><td>意 識 障 害・不 穏・痴 呆・酸 素 使 用 者・モ ニ タ ー 使 用 者</td><td colspan="4"></td><td></td><td></td></tr>
<tr><td></td><td></td><td>男・女</td><td>意 識 障 害・不 穏・痴 呆・酸 素 使 用 者・モ ニ タ ー 使 用 者</td><td colspan="4"></td><td></td><td></td></tr>
<tr><td></td><td></td><td>男・女</td><td>意 識 障 害・不 穏・痴 呆・酸 素 使 用 者・モ ニ タ ー 使 用 者</td><td colspan="4"></td><td></td><td></td></tr>
<tr><td></td><td></td><td>男・女</td><td>意 識 障 害・不 穏・痴 呆・酸 素 使 用 者・モ ニ タ ー 使 用 者</td><td colspan="4"></td><td></td><td></td></tr>
<tr><td></td><td></td><td>男・女</td><td>意 識 障 害・不 穏・痴 呆・酸 素 使 用 者・モ ニ タ ー 使 用 者</td><td colspan="4"></td><td></td><td></td></tr>
<tr><td colspan="4">受け入れ可能合計　＿＿＿＿＿床　男　2　床　　　　　　　女　2　床</td><td colspan="7">※入院時の部屋調整が支障をきたしておりますので，空床連絡表を作成致しました。
　各病棟のご理解とご協力を宜しくお願い致します。</td></tr>
</table>

タの修正業務が発生します。これと同時に転科後の外来診療録を作成したり，入院診療録の更新をする病院もあります。

第6章

保険請求業務

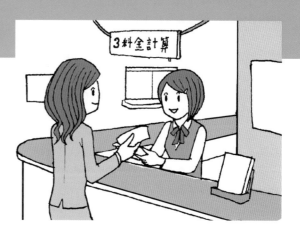

1. 診療報酬とは

1 診療費の算定方式

医療機関の診療費の算定方法は，大きく分けると①出来高方式，②包括評価方式の二つがあります。

①の出来高による診療報酬の算定方式は，基本的には個別出来高支払方式と呼ばれるもので，診療報酬点数表には個々の医療行為について点数が決められており，各患者に行った各医療行為を診療報酬点数表に従って算定・積算して，その点数合計に1点単価の10円を乗じたものが診療報酬として支払われています。すなわち，患者に行った医療行為の合計点数を10倍したものが診療報酬額です。

②の包括評価方式は，平成15年（2003年）度からは，診断群分類に基づく1日あたりの定額報酬算定制度が導入されました。

この制度の適用対象医療機関は，厚生労働省が定めるDPC対象病院の基準を満たす医療機関で，現在は，入院医療のみが対象です。

診療報酬の算定は，ホスピタルフィー的要素（入院料基本料，投薬，検査など医療機関の運営コスト等）を包括した診断群分類（DPC）の区分（傷病名）ごとに決められた点数（包括評価部分）と，ドクターフィー的要素の医療行為（入院基本料等の加算や手術料などの医療技術の評価）を出来高方式（出来高評価部分）で定めた点数を合算して算定します。

(1) 診療報酬点数表等の種類

保険医療機関および保険薬局が保険者に請求する療養の給付に要する費用の額，すなわち診療報酬については，健康保険法（第76条第2項）の規定の基づき「診療報酬の算定方法」を定めています。

この診療報酬の算定方法には4種類あり，①歯科診療以外の診療では**別表第1医科診療報酬点数表**があり，②包括評価の対象病院であって，一般病棟の入院患者のうち，診断群分類に該当した者の診療報酬では**診断群分類点数表**があり

ます。また，③歯科診療では**別表第2歯科診療報酬点数表**があり，④保険薬局にかかる調剤報酬では**別表第3調剤報酬点数表**があります。

(2) 包括点数の導入

従来，血液および生化学的検査などの点数は，各検査項目ごとの点数を積算して算定していましたが，昭和63年（1988年）頃には，同一日に多項目の検査を実施した場合は包括の規定の適用を受けて，積算した点数より少ない包括点数で算定することとなったり，生体検査料などについては2回目以降は所定点数の90/100に相当する点数により算定するような点数の逓減制が導入されました。

また，平成8年（1996年）には老人の心身の特性に応じた診療報酬上の評価として新設されたもので，老人慢性疾患外来総合診療料に簡単な検査，処置等を包括したまるめ点数が導入されました。この診療報酬項目は平成14年（2002年）に廃止されました。

平成20年（2008年）4月の診療報酬改定で，同じ検査等を包括する「後期高齢者診療料」が創設されました。

一方，平成15年（2003年）から導入されたDPC制度をはじめ，平成18年（2006年）7月には療養病棟入院基本料に，疾患と状態，ADL等に応じて個々の患者ごとに包括点数が決められる制度が導入されました。

このように診療報酬の算定のあり方が変わってきている背景には，高齢化等による国民医療費の増加を抑える目的があると考えられ，今後とも包括化・定額払い方式の導入が拡大することが考えられます。

(3) 定額払い方式の導入
(a) 急性期入院医療の定額払い方式

平成10年（1998年）11月からは1入院当たりの**急性期入院医療の定額払い方式（日本版DRG/PPS）**が国立病院（8施設），社会保険病院（2施設）で試行され，定額払いを主体とした出来高払いとの併用方式が実施されました。

これは，定額払い方式を試行することにより，入院期間や診療内容，病院経営管理の変化などを把握し，今後の医療制度および医療保険制度の基礎資料とするものでした。

診療報酬点数表は出来高の点数表のほかに定額払い方式の点数表を制定し，試行のためのレセプト様式が別に定められました。定額払い方式に適用される疾患は，10の**主要診断群**，183疾患でした。

急性期入院医療の定額払い方式は，定額払いに該当する疾患（**診断群分類**）については，特定入院期間中に一般的に行われる疾患ごとの医療行為のうち，入院および投薬・注射や検査・画像診断・処置・手術など（例外的な部分を除く）の医療行為の種類・回数量の多少にかかわらず定額（**定額報酬**）を定めて支払う包括部分と，包括範囲外の医療行為を出来高の診療報酬で算定して，それぞれを加算して支払われるものでした。疾病ごとの特定入院期間を超えた入院期間については，入院基本料と入院基本料加算のみを算定することになっていました。

この急性期入院医療の定額払い方式の試行調査は平成16年3月末で終了しました。

（b）DPC/PDPS

急性期入院医療の定額払い方式の試行終了に伴い，平成15年（2003年）からは特定機能病院（82病院）を対象に，「**急性期入院医療の診断群分類に基づく1日当たり定額報酬算定制度**」（**DPC制度**）（DPC/PDPS：Diagnosis Procedure, Combination/Per-Diem Payment System）が導入されました。平成16年（2004年）4月からは特定機能病院のほかに，DPC制度に参加する対象病院が増加しています。

（4）　1点当たりの単価

最近の診療報酬の改定は，各医療行為の点数の改定によってのみ行われてきており，1点当たりの単価は，昭和33年（1958年）の改定以来10円と定められて現在に至っています。

昭和18年当時は日本医師会および日本歯科医師会の診療計算規程による点数表を採用し，その1点当たりの単価を厚生大臣が告示（1点単価・医科20銭，歯科10銭）することとしていました。その後，数次にわたって単価の改定が行

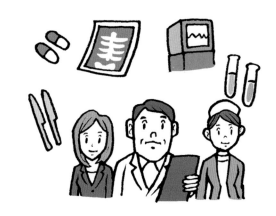

われ，昭和23年8月1日には1点単価を甲地（都会地）10円，乙地（その他）9円に，昭和26年12月1日には1点単価を甲地12円50銭，乙地11円50銭に改定されてきました。

点数表は，内服・注射などの薬剤，フィルム料などの材料料関係（**特定保険医療材料**）と診断，検査，手術など技術料関係におおよそ分けられており，この技術料についてはその評価を金額で表すことなく点数で表示し，それぞれの難易度および経済性を考慮して点数化されています。

② 診療報酬の決め方等

（1）　診療報酬の決め方

診療報酬点数表は，厚生労働大臣が健康保険法第76条第2項の規定に基づき「診療報酬の算定方法」を官報に告示し，決められたものです。診療報酬額改定は2年ごとに行われていますが，改定にあたっては，その改定率は内閣が決定します。

厚生労働大臣が診療報酬額を決めるにあたっては，まず診療報酬改定に係る基本的な医療政策の審議を社会保障審議会に委ね，そこで診療

キーワード

特定保険医療材料：保険診療に用いられる医療材料（薬事法上の承認又は認証を得たもの）であって，診療報酬の算定方法の規定に基づき「特定保険医療材料及びその材料価格」（材料価格基準）に収載されている医療材料です。特定保険医療材料料を算定する場合には，特定保険医療材料の材料価格を10円で除して得た点数となります。

報酬改定に係る基本方針が決められます。その後，厚生労働大臣は，**中央社会保険医療協議会（中医協）**に内閣が決めた改定率や，社会保障審議会の基本方針に沿った具体的な診療報酬額の設定を諮問します。

中医協は，諮問を受けて診療報酬額について審議し，文書をもって厚生労働大臣に答申することになっています。厚生労働大臣は答申によって診療報酬額を決定することとなっています。このほか，診療報酬額に関係する入院時食事療養費等の額や保険外併用療養費の額についても診療報酬改定と同様に諮問・答申，告示が行われます。

(2) 中央社会保険医療協議会

中央社会保険医療協議会（中医協）は，「社会保険医療協議会法」によって設置されており，診療報酬額のほか入院時食事（生活）療養費の額，保険外併用療養費の額，評価療養・選定療養，療養担当規則などを厚生労働大臣の諮問に応じ審議し，文書をもって答申するほか自ら厚生労働大臣に建議することができるようになっています。

中医協の組織は，従来，①健康保険，船員保険，国民健康保険の保険者ならびに被保険者，事業主を代表する委員8人，②医師，歯科医師および薬剤師を代表する委員8人，③公益を代表する委員4人の合計20人で，委員の任期は2年でした。

政府は平成17年（2005年）12月の医療制度改革大綱案により中医協の見直しを行い平成19年（2007年）3月からは，公益委員が主導的役割を果たせるよう，①の支払側委員7人，②の診療側委員7人（うち病院代表2人），③の公益委員6人の構成に変更しました。また支払側委員，診療側委員の任命における関係団体の推薦制度は廃止されました。

なお，委員の任期は2年とし，再任の回数を2回までとし，最長6年までとなっています。支払側委員，診療側委員の任命は，支払側の立場および地域医療の担い手を適切に代表し得る者という意見に配慮しながら，厚生労働大臣が直接任命する形となっています。

(3) 地方社会保険医療協議会

社会保険医療協議会法では各県に**地方社会保険医療協議会**を設置することとなっており，その任務は，保険医療機関および保険薬局の指定，指定取消，保険医および保険薬剤師の登録の取消などについて厚生労働大臣の諮問に応じて審議し，答申するほか自ら建議することができるようになっています。

協議会の委員構成は，中医協の構成と同じになっています。

③ 診療報酬点数表の変遷

(1) 診療報酬点数表の成り立ち

従来の診療報酬点数表は，旧健康保険法第43条ノ9第2項「②前項ノ療養ニ要スル費用ノ額ハ厚生大臣ノ定ムル所ニ依リ之ヲ算定スルモノトス」の規定に基づき，昭和33年（1958年）6月30日厚生省告示第177号で定め，昭和33年10月1日から適用するよう告示したものです。

これを一般的に点数表といっていますが，正しくは「診療報酬の算定方法」であり，このなかに保険医療機関が診療の対価として算定する診療報酬の基準が示されていました。

昭和33年に告示された点数表はいくたびか改正され，平成6年（1994年）3月前までの診療報酬点数表には，歯科以外の診療（医科）の場合は，別表第1診療報酬点数表（甲）（以下「甲点数表」という）および別表第4診療報酬点数表（乙）（以下「乙点数表」という）があり，保険医療機関が希望する点数表を選択できるようになっていました。

歯科診療の場合は，別表第2歯科診療報酬点数表が定められていました。老人保健法においては，医科にあっては別表第1老人診療報酬点数表（甲）および別表第3老人診療報酬点数表（乙），歯科にあっては別表第2老人歯科診療報酬点数表が点数表として定められていました。

国公立病院・大学病院や病床数が多い病院などは甲点数表を採用し，病床数が比較的少ない病院や診療所は乙点数表を選択していました。保険薬局に係る報酬は，別表第6調剤報酬点数表によって算定していました。

(2) 甲・乙点数表の一本化

　診療報酬点数表については，改正のつどきめ細かな評価が行われ，年々複雑化する傾向がみられましたが，平成6年（1994年）4月には，昭和33年以来の診療報酬体系を改革し，甲点数表・乙点数表の一本化等を図るなど，簡素合理化され，今後の医療にも対応できる基礎となる点数表が制定されました。

　特に，いわゆる三基準制度（基準寝具，基準看護，基準給食）の見直しに着手したものであり，基準寝具設備を廃止したほか，平成6年10月には医療保険制度の改正にあわせて，付添看護・介護の解消，基準看護制度の見直し，在宅医療の推進，基準給食制度の入院時食事療養費への改編と食事の質の向上に対する評価など，診療報酬の改正が実施されました。

　平成18年（2006年）4月には，診療報酬点数表を簡素化する観点から，高齢者の心身の特性を踏まえて引き続き存続させることが適当なものを除き，原則として医科点数表と老人医科点数表が一本化されました。

(3) 現行の診療報酬点数表

　現行の診療報酬点数表は，先述（p.144「1. 診療報酬とは」①「(1)診療報酬点数表等の種類」）のとおり，次のようになっています。
① 別表第1医科診療報酬点数表
② 診断群分類点数表（DPC点数表）
③ 別表第2歯科診療報酬点数表
④ 別表第3調剤報酬点数表

　また，長い間，診療報酬点数表の正式な呼称であった「健康保険法の規定による療養に要する費用の額の算定方法」は，「診療報酬の算定方法」と変えて表現されました。

　医科診療報酬点数表の構成内容を列記してみると図表6-1のようになっています。

　医科点数表にあっては，基本診療料と特掲診療料に大区分されています。基本診療料は，初診料，再診料，入院基本料，入院基本料等加算，特定入院料などに分けられ，特掲診療料は，医学管理等，検査，投薬，手術などに分けられ，それぞれに診療報酬の点数が告示されています（図表6-2）。

　これ以外に，医学・医術の日進月歩を反映し

て，点数表に掲げられていない診療行為（検査，手術など）の点数は，告示されている診療行為のうちでもっとも近似する診療行為の各区分の所定点数を準用して算定することになっていますが，特殊な診療行為の点数は，地方厚生（支）局長に内議し，準用が認められた算定方法により算定することになっています。これらは疑義解釈として厚生労働省保険局から標題とともに発簡番号「保医発第○○号」を付して随時通知されています。

　また，診療報酬点数表には，基本診療料および特掲診療料の各診療行為ごとにそれぞれの診療報酬の点数が告示されていますが，内服薬などの薬剤名とその価格，特定保険医療材料とその価格，特定の点数の算定条件などは，点数表では具体的に記載せず，「使用薬剤の薬価は，別に厚生労働大臣が定める」，「別に厚生労働大臣が定める基準」，「別に厚生労働大臣が定める施設基準」などと記載されています。

　もっともわかりやすい事例として，診療報酬点数表の投薬の薬剤料欄には薬剤名とその価格が記載されておらず，「使用薬剤の薬価は，別に厚生労働大臣が定める」と記載してあり，別途に**「使用薬剤の薬価（薬価基準）」**として厚生労働省から告示されています。これらの厚生労働省告示は**図表6-3**に示すとおりです。

4　急性期入院医療に係る診断群分類別包括評価（DPC制度）

　診療報酬の支払い方法は従来から長い間，出来高払いによる制度が基本でしたが，国民医療費が増加の一途であることを考慮して入院については診療報酬の定額制，包括評価の考えが生まれました。

　現在では，DPC制度となっていますが，当初は，特定機能病院を対象に導入され，以後段階的に対象病院の拡大が図られています。

キーワード

薬価基準制度：保険診療で使用することのできる医薬品の範囲と価格を公的に定める制度。保険医療機関は薬価基準（使用薬剤の公定価格）に基づいて保険請求を行います。

6章 保険請求
報酬
点数表
請求
未収金

図表6-1　医科診療報酬点数表（別表第一）の構成

（2024年4月現在）

第1章　基本診療料

第1部　初・再診料
- 第1節　初診料
- 第2節　再診料

第2部　入院料等
- 第1節　入院基本料
- 第2節　入院基本料等加算
- 第3節　特定入院料
- 第4節　短期滞在手術等基本料

第2章　特掲診療料

第1部　医学管理等
- 第1節　医学管理料等
- 第2節　（削除）
- 第3節　特定保険医療材料料

第2部　在宅医療
- 第1節　在宅患者診療・指導料
- 第2節　在宅療養指導管理料
- 第3節　薬剤料
- 第4節　特定保険医療材料料

第3部　検査
- 第1節　検体検査料
- 第2節　（削除）
- 第3節　生体検査料
- 第4節　診断穿刺・検体採取料
- 第5節　薬剤料
- 第6節　特定保険医療材料料

第4部　画像診断

第1部（右列）
- 第1節　エックス線診断料
- 第2節　核医学診断料
- 第3節　コンピューター断層撮影診断料
- 第4節　薬剤料
- 第5節　特定保険医療材料料

第5部　投薬
- 第1節　調剤料
- 第2節　処方料
- 第3節　薬剤料
- 第4節　特定保険医療材料料
- 第5節　処方箋料
- 第6節　調剤技術基本料

第6部　注射
- 第1節　注射料
- 第2節　薬剤料
- 第3節　特定保険医療材料料

第7部　リハビリテーション
- 第1節　リハビリテーション料
- 第2節　薬剤料

第8部　精神科専門療法
- 第1節　精神科専門療法料
- 第2節　薬剤料

第9部　処置
- 第1節　処置料
- 第2節　処置医療機器等加算
- 第3節　薬剤料

第1部（最右列）
- 第4節　特定保険医療材料料

第10部　手術
- 第1節　手術料
- 第2節　輸血料
- 第3節　手術医療機器等加算
- 第4節　薬剤料
- 第5節　特定保険医療材料料

第11部　麻酔
- 第1節　麻酔料
- 第2節　神経ブロック料
- 第3節　薬剤料
- 第4節　特定保険医療材料料

第12部　放射線治療
- 第1節　放射線治療管理・実施料
- 第2節　特定保険医療材料料

第13部　病理診断
- 第1節　病理標本作製料
- 第2節　病理診断・判断料

第14部　その他

第3章　介護老人保健施設入所者に係る診療料

第1部　併設保険医療機関の療養に関する事項

第2部　併設保険医療機関以外の保険医療機関の療養に関する事項

第4章　経過措置

図表6-2　医科診療報酬点数表の例（手術）

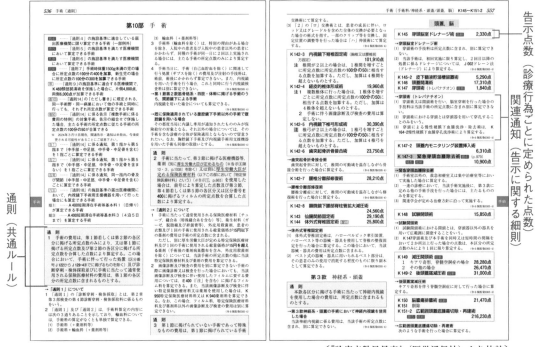

〔『診療点数早見表』（医学通信社）より抜粋〕

148

図表6‐3　診療報酬体系に係る主な厚生労働省告示（例示）　(2024年4月現在)

◆保険医療機関及び保険医療養担当規則（昭和32年4月30日厚生省令第15号，改正令和6年3月5日厚生労働省令第34号）

◆高齢者の医療の確保に関する法律の規定による療養の給付等の取扱い及び担当に関する基準（昭和58年1月20日厚生省告示第14号，改正令和6年3月5日厚生労働省告示第55号）

◆療担規則及び薬担規則並びに療担基準に基づき厚生労働大臣が定める掲示事項等（平成18年3月6日厚生労働省告示第107号，改正令和6年3月27日厚生労働省告示第122号）

◆診療報酬の算定方法（診療報酬点数表）（平成20年3月5日厚生労働省告示第59号，改正令和6年3月5日厚生労働省告示第57号）

◆基本診療料の施設基準等（平成20年3月5日厚生労働省告示第62号，改正令和6年3月5日厚生労働省告示第58号）

◆特掲診療料の施設基準等（平成20年3月5日厚生労働省告示第63号，改正令和6年3月5日厚生労働省告示第59号）

◆使用薬剤の薬価（薬価基準）（平成20年3月5日厚生労働省告示第60号，改正令和6年3月5日厚生労働省告示第60号）

◆特定保険医療材料及びその材料価格（材料価格基準）（平成20年3月5日厚生労働省告示第61号，改正令和6年3月5日厚生労働省告示第61号）

◆複数手術に係る費用の特例（令和6年3月21日厚生労働省告示第100号）

◆診断群分類（DPC）点数表〔厚生労働大臣が指定する病院の病棟における療養に要する費用の額の算定方法〕（指定病院算定方法）（平成20年3月19日厚生労働省告示第93号，改正令和6年3月21日厚生労働省告示第101号）

◆定義告示〔厚生労働大臣が定める傷病名，手術，処置等及び定義副傷病名〕（平成20年3月19日厚生労働省告示第95号，改正令和6年3月21日厚生労働省告示第103号）

◆係数告示〔厚生労働大臣が指定する病院の病棟並びに厚生労働大臣が定める病院，基礎係数，機能評価係数Ⅰ，機能評価係数Ⅱ及び激変緩和係数〕（平成24年3月26日厚生労働省告示第165号，改正令和6年3月21日厚生労働省告示第104号）

◆厚生労働大臣の定める評価療養，患者申出療養及び選定療養（平成18年9月12日厚生労働省告示第495号，改正令和6年3月27日厚生労働省告示第122号）

◆厚生労働大臣の定める先進医療及び患者申出療養並びに施設基準（平成20年3月27日厚生労働省告示第129号，改正令和6年3月27日厚生労働省第124号）

◆保険外併用療養費に係る療養についての費用の額の算定方法（平成18年9月12日厚生労働省告示第496号，改正令和6年3月27日厚生労働省告示第122号）

◆厚生労働大臣の定める入院患者数の基準及び医師等の員数の基準並びに入院基本料等の算定方法（平成18年3月6日厚生労働省告示第104号，改正平成26年3月31日厚生労働省告示第199号）

◆委託検体検査の検査料の算定方法（昭和60年2月18日厚生省告示第22号，改正平成20年3月19日厚生労働省告示第101号）

◆酸素及び窒素の価格（平成2年3月19日厚生省告示第41号，改正令和元年8月30日厚生労働省告示第97号）

◆入院時食事療養費に係る食事療養及び入院時生活療養に係る生活療養の費用の額の算定に関する基準（平成18年3月6日厚生労働省告示第99号，改正令和6年3月5日厚生省告示第64号）

◆入院時食事療養及び入院時生活療養の食事の提供たる療養の基準等（平成6年8月厚生労働省告示第238号，改正平成28年3月4日厚生省告示第63号）

◆健康保険の食事療養標準負担額及び生活療養標準負担額（平成8年8月厚生省告示第203号，改正令和6年3月5日厚生労働省告示第65号）

◆療養の給付及び公費負担医療に関する費用の請求に関する命令（昭和51年8月2日厚生省令第36号，改正令和5年11月30日厚生労働省令第8号）

1）DPC制度の対象病院および対象患者

(1)　DPC対象病院

DPC対象病院とは，次に該当する場合をいいます。

(a)　DPC対象病院とは，係数告示別表第一から別表第三までの病院の欄に掲げる病院〔**図表6‐4**(1)〕。

（係数告示：「厚生労働大臣が指定する病院の病棟並びに厚生労働大臣が定める病院，基礎係数，機能評価係数Ⅰ，機能評価係数Ⅱ，救急補正係数及び激変緩和係数」）

(b)　DPC対象病院は，次の基準を満たす病院であること

①急性期入院医療を提供している病院として，医科点数表のうち次に掲げるいずれかの区分番号について届出を行っていること。

イ　A100一般病棟入院基本料

ロ　A104特定機能病院入院基本料（一般病棟に限る）（7対1または10対1入院基本料）

ハ　A105専門病院入院基本料（7対1または10対1入院基本料）

図表6-4(1) 係数告示別表第一〜第三(基礎係数，機能評価係数Ⅱ，救急補正係数，激変緩和係数)

〔厚生労働大臣が指定する病院の病棟並びに厚生労働大臣が定める病院，基礎係数，機能評価係数Ⅰ，機能評価係数Ⅱ，救急補正係数及び激変緩和係数（令和6年厚生労働省告示第104号）より抜粋〕

別表第1 (2024年6月現在)

	都道府県	病院	基礎係数	機能評価係数Ⅱ	救急補正係数	激変緩和係数
10001	北海道	札幌医科大学附属病院	1.1182	0.0747	0.0044	0.0000
10002	北海道	北海道大学病院	1.1182	0.0777	0.0072	0.0000
10003	北海道	旭川医科大学病院	1.1182	0.1199	0.0144	0.0000
10004	青森	弘前大学医学部附属病院	1.1182	0.0927	0.0121	0.0000
10005	岩手	岩手医科大学附属病院	1.1182	0.1043	0.0069	0.0000
10006	宮城	東北医科薬科大学病院	1.1182	0.0552	0.0239	0.0000
10007	宮城	東北大学病院	1.1182	0.0720	0.0099	0.0000
10008	秋田	秋田大学医学部附属病院	1.1182	0.0753	0.0136	0.0000
10009	山形	国立大学法人山形大学医学部附属病院	1.1182	0.0681	0.0130	0.0000
10010	福島	公立大学法人福島県立医科大学附属病院	1.1182	0.0769	0.0127	0.0000

別表第2

	都道府県	病院	基礎係数	機能評価係数Ⅱ	救急補正係数	激変緩和係数
20001	北海道	医療法人徳洲会札幌東徳洲会病院	1.0718	0.0735	0.0402	0.0000
20002	北海道	旭川赤十字病院	1.0718	0.1104	0.0248	0.0000
20003	北海道	社会医療法人製鉄記念室蘭病院	1.0718	0.0925	0.0170	0.0000
20004	北海道	ＪＡ北海道厚生連帯広厚生病院	1.0718	0.1370	0.0258	0.0000
20005	青森	青森県立中央病院	1.0718	0.1066	0.0232	0.0000
20006	青森	八戸市立市民病院	1.0718	0.0942	0.0309	0.0000
20007	岩手	岩手県立中央病院	1.0718	0.1074	0.0185	0.0000
20008	宮城	石巻赤十字病院	1.0718	0.0867	0.0361	0.0000
20009	宮城	大崎市民病院	1.0718	0.0844	0.0345	0.0000
20010	宮城	独立行政法人国立病院機構仙台医療センター	1.0718	0.0872	0.0246	0.0000

別表第3

	都道府県	病院	基礎係数	機能評価係数Ⅱ	救急補正係数	激変緩和係数
30001	北海道	ＮＴＴ東日本札幌病院	1.0451	0.0780	0.0180	0.0000
30002	北海道	ＪＲ札幌病院	1.0451	0.0757	0.0163	0.0000
30003	北海道	社会医療法人北海道循環器病院	1.0451	0.0557	0.0239	0.0000
30004	北海道	社会医療法人医仁会中村記念病院	1.0451	0.0827	0.0459	0.0000
30005	北海道	ＪＡ北海道厚生連札幌厚生病院	1.0451	0.0836	0.0155	0.0000
30006	北海道	市立札幌病院	1.0451	0.1188	0.0169	0.0000
30007	北海道	札幌南三条病院	1.0451	0.0815	0.0033	0.0972
30008	北海道	時計台記念病院	1.0451	0.0306	0.0093	0.0000
30009	北海道	北光記念病院	1.0451	0.0560	0.0056	0.0000
30010	北海道	社会医療法人社団愛心館愛心メモリアル病院	1.0451	0.0365	0.0288	0.0000

ニ　A205救急医療管理加算の基準を満たしていること

② 医科点数表に掲げる診療録管理体制加算に係る届出を行っていること

③ 「算定告示」第5項第3号の規定に基づき実施される調査（DPC調査：退院患者調査及び特別調査）に適切に参加し，入院診療および外来診療に係るデータを提出すること

④ 上記③の退院患者調査において，適切なデータを提出し，調査期間1カ月当たりの（データ／病床）比が0.875以上であること

⑤ 適切なコーディングに関する委員会を設置し，年4回以上委員会を開催しなければなりません。なお，委員会は毎月開催することが望ましい。

2024年6月現在のDPC対象病院は1786病院で，一般病院7062（令和5年12月「医療施設動態調査」）の約25％に相当する病院が参加しています。

(2) DPC制度への参加

① DPC制度への参加とは，当該医療機関が係数告示別表第一から第三の病院の欄に掲載されること。

② DPC制度への参加時期・参加要件

・参加時期は，診療報酬の改定時

・参加できる病院は，DPC準備病院であって，DPC制度への参加の届出を行う時点において，DPC対象病院の基準(b)をすべて満たしている病院であること。

図表6-4⑵　係数告示別表第四～第六（機能評価係数Ⅰ）

別表第4（抜粋）大学病院群（Ⅰ群）
(2024年4月現在)

医科点数表に規定する診療料	機能評価係数Ⅰ
A104　特定機能病院入院基本料（1のイ　7対1入院基本料）	0.2236
A104　特定機能病院入院基本料（1のロ　10対1入院基本料）	0.0911
A207　診療録管理体制加算（1　診療録管理体制加算1）	0.0042
A207　診療録管理体制加算（2　診療録管理体制加算2）	0.0030
A207　診療録管理体制加算（3　診療録管理体制加算3）	0.0009
A207-2　医師事務作業補助体制加算（1のイ　15対1補助体制加算）	0.0369
A207-2　医師事務作業補助体制加算（1のロ　20対1補助体制加算）	0.0295

別表第5（抜粋）DPC特定病院群（Ⅱ群）

医科点数表に規定する診療料	機能評価係数Ⅰ
A105　専門病院入院基本料（1　7対1入院基本料）	0.1273
A105　専門病院入院基本料（2　10対1入院基本料）	0.0239
A105　専門病院入院基本料（3　13対1入院基本料）	-0.0598
A207　診療録管理体制加算（1　診療録管理体制加算1）	0.0042
A207　診療録管理体制加算（2　診療録管理体制加算2）	0.0030
A207　診療録管理体制加算（3　診療録管理体制加算3）	0.0009
A207-2　医師事務作業補助体制加算（1のイ　15対1補助体制加算）	0.0369
A207-2　医師事務作業補助体制加算（1のロ　20対1補助体制加算）	0.0295

別表第6（抜粋）DPC標準病院群（Ⅲ群）

医科点数表に規定する診療料	機能評価係数Ⅰ
A100　一般病棟入院基本料（1のイ　急性期一般入院料1）	0.1034
A100　一般病棟入院基本料（注2ただし書に規定する急性期一般入院料1月平均夜勤時間超過減算を算定する病院）	0.0113
A100　一般病棟入院基本料（注7　急性期一般入院料1夜勤時間特別入院基本料）	-0.0808
A100　一般病棟入院基本料（1のロ　急性期一般入院料2）	0.0874
A100　一般病棟入院基本料（注2ただし書に規定する急性期一般入院料2月平均夜勤時間超過減算を算定する病院）	-0.0025
A100　一般病棟入院基本料（注7　急性期一般入院料2夜勤時間特別入院基本料）	-0.0921
A100　一般病棟入院基本料（1のハ　急性期一般入院料3）	0.0601
A100　一般病棟入院基本料（注2ただし書に規定する急性期一般入院料3月平均夜勤時間超過減算を算定する病院）	-0.0255
A100　一般病棟入院基本料（注7　急性期一般入院料3夜勤時間特別入院基本料）	-0.1114
A100　一般病棟入院基本料（1のニ　急性期一般入院料4）	0.0211

⑶ DPC準備病院

① DPC制度に参加することを希望している病院であって，以下の基準を満たす病院であること
・⑴DPC対象病院の基準の(b)①，②，③，⑤
・DPC調査に適切に参加し，入院診療に係るデータを提出すること。また，外来診療に係るデータを提出することが望ましい。
・「DPC準備病院届出書」を提出すること
・その他
〔以上⑴～⑶参照：「DPC制度の参加等の手続について」厚生労働省保険局医療課長通知〕

⑷ DPC対象患者

DPC対象患者は，対象病院の一般病棟に入院している患者であって，傷病名等が診断群分類点数表に掲げる分類区分（診断群分類区分）に該当する入院患者です。

ただし，以下の患者はDPC対象患者とならず，出来高払いの算定となります。

①入院後24時間以内に死亡した患者または生後1週間以内に死亡した新生児

②先進医療，治験などを受ける患者（厚生労働大臣の定める評価療養，患者申出療養及び選定療養（平成18年厚生労働大臣告示第495号）に規定する評価療養，または患者申出療養を受ける患者）

③臓器の移植術を受ける患者の一部

④DPC算定とならない特定入院料等の算定対象患者（障害者施設等入院基本料，特殊疾患入院医療管理料，回復期リハビリテーション病棟入院料，地域包括ケア病棟入院料，特殊疾患病棟入院料，緩和ケア病棟入院料，特定機能病院リハビリテーション病棟入院料，短期滞在手術等基本料1を算定する患者）

⑤その他「厚生労働大臣が別に定める者」
（「厚生労働大臣が指定する病院の病棟における療養に要する費用の額の算定方法第1項第5号の規定に基づき厚生労働大臣が別に定める者」）
・点数表の処置・手術等で新規に保険導入された処置・手術料等を算定する患者
・「高額薬剤」として別に定める薬剤を，定

図表6-5 点数設定方法

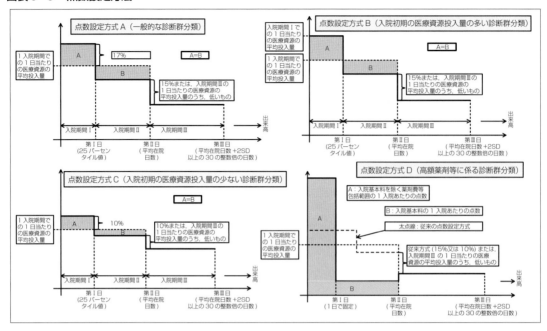

めーられた診断群分類において使用した患者

⑥ **下記のいずれかに該当する病院の入院患者**

・月平均入院患者数が許可病床数の105％の病院

・医師数が医療法標準の70／100以下の病院に入院する患者

〔参照：「厚生労働大臣が指定する病院の病棟における療養に要する費用の額の算定方法の一部改正等に伴う実施上の留意事項について」厚生労働省保険局医療課長通知〕

2）診療報酬額の算定方法

DPC対象患者の診療報酬額は，次の(1)診断群分類による包括評価部分と，(2)出来高払い評価部分に，食事療養および生活療養の費用の額を合算したもので算定します。

(1) 診断群分類による包括評価部分

包括評価部は，医療機関の運用コストや機能の適正な反映を重視した入院医療を総合的に評価したホスピタルフィー的報酬部分です。

診断群分類点数表による1日当たりの診療報酬は，患者の入院期間（3段階）に応じて，診断群分類点数表の「点数」欄に掲げる点数〔**図表6-9(4)参照**〕に医療機関別係数を乗じて得

た点数によって算定します。

また，各月の診療報酬は，1日当たりの診療報酬に，その月の入院日数を乗じて得た点数によって算定します。

> **診断群分類ごとの1日当たり点数×医療機関別係数（基礎係数＋機能評価係数Ⅰ＋機能評価係数Ⅱ＋救急補正係数＋激変緩和係数）×入院日数×10円**

この1日当たり診療報酬は，入院期間に応じた3段階の設定となっており，医療資源の投入量が多い入院初期の点数が高くなる仕組みとなっています。

具体的な点数設定は，診断群分類によって医療資源の投入の時期が異なることから，点数設定法A～D（**図表6-5**）の4つの方法が用いられています。

(a) 診断群分類区分の適用

・入院患者に対する診断群分類区分の該当の有無は，「厚生労働大臣が定める傷病名，手術，処置等及び定義副傷病名」（定義告示）〔**図表6-9(1)参照**〕に定める傷病名，手術，処置等及び定義副傷病名等から，「診断群分類定義樹形図」（ツリー図）〔**図表6-9(2)参照**〕および「診断群分類定義表」（定義テーブル）〔**図表6-9(3)参照**〕に基づき主治医が判断す

ることになります。

・次に、「傷病名」は、入院期間において治療の対象となった傷病のうち医療資源を最も投入した傷病について、主治医が「疾病及び関連保健問題の国際統計分類 ICD-10（2013年版）」（ICD-10）〔**図表6-7，6-8**参照〕から選択します。

（医療資源を最も投入した傷病が確定していない場合は入院の契機となった傷病となります）

・主治医による診断群分類区分の適用の決定は、患者の退院時に行います。

(b) 診断群分類点数表により算定される診療報酬

診断群分類点数表により算定される診療報酬額には、医科点数表に定める費用〔**図表6-6** 診療区分(1)〕が含まれています。したがって、その費用〔**図表6-6**診療区分(1)〕の包括評価

に該当しない部分〔**図表6-6**診療区分(2)〕は医科点数表を用い出来高払いにより算定することとなります。

なお、入院時食事療養費に係る食事療養の費用（食費）については、「入院時食事療養に係る食事療養及び入院時生活療養に係る生活療養の費用の額の算定に関する基準」（**図表2-6**）により算定します。

(c) 医療機関別係数

医療機関別係数は、係数告示に定める次の①から⑤を合算したものです。

①基礎係数

基礎係数は、機能評価係数では評価できない医療機関の基本的な診療機能を評価する係数です。施設特性を反映させるため、DPC対象病院を3つの医療機関群（I群～III群）に分類し、医療機関群ごとに係数を設定しています。

〔**図表6-4**(1)係数告示第一～第三の上部欄を

図表6-6　急性期入院医療の包括評価の算定

〈出来高での積算内容〉

診療区分(1)

| 入院基本料 |
| 検査（内視鏡検査等を除く） |
| 画像診断（画像診断管理加算，選択的動脈造影カテーテル手技を除く） |
| 投薬 |
| 注射（無菌製剤処理料を除く） |
| 処置（基本点数1,000点以上を除く） |
| 病理診断（判断料等を除く） |

診療区分(2)

| 患者ごとに算定される入院基本料等加算 |
| 手術・麻酔 |
| 放射線治療 |
| 医学管理（手術前医学管理料，手術後医学管理料を除く） |
| 基本点数1,000点以上の処置 |
| リハビリテーション（薬剤料を除く） |
| 精神科専門療法（薬剤を除く） |
| 内視鏡検査など |

包括評価部分

ホスピタルフィー的報酬部分

診断群分類ごとの1日当たり点数×医療機関別係数×入院日数

①診断群分類ごとの1日当たり点数
……診断群分類ごとの入院日数に応じて3段階で設定
（入院期間が診断群分類点数表に掲げる入院日IIIを超えた日以降は出来高により算定）

②医療機関別係数
……基礎係数+機能評価係数(I)+機能評価係数(II)+救急補正係数+激変緩和係数

＋

出来高評価部

ドクターフィー的報酬部分等

医科点数表により算定

＋

入院時食事療養費，入院時生活療養費

参照〕。

DPC 対象病院は，各病院の診療機能に応じ，大学病院本院を「大学病院本院群」（Ⅰ群），大学病院本院群以外で，特定の要件を満たす病院を「DPC 特定病院群」（Ⅱ群），病院数が最も多く，DPC/PDPS の基本となる病院を「DPC 標準病院群」（Ⅲ群）の 3 つの医療機関群に分類されています。

令和4年度改定の医療機関群別施設数と基礎係数		
医療機関群	施設数	基礎係数
大学病院本院群（係数告示別表第一）	82	1.1182
DPC 特定病院群（係数告示別表第二）	178	1.0718
DPC 標準病院群（係数告示別表第三）	1526	1.0451

医療機関係数は，「厚生労働大臣が指定する病院の病棟並びに厚生労働大臣が定める病院，基礎係数，機能評価係数Ⅰ，機能評価係数Ⅱ，救急補正係数及び激変緩和係数」（係数告示）に告示されます。

基礎係数，機能評価係数Ⅱ，救急補正係数及び激変緩和係数は，係数告示の「別表第一」〜「別表第三」に，機能評価係数Ⅰは，「別表第四」〜「別表第六」に記載されています。

②機能評価係数Ⅰ

・各医療機関の機能を評価するための係数
・当該医療機関の入院患者全員に対して算定される加算や入院基本料の補正値等を評価する係数〔図表6-4(2)係数告示別表第四〜第六を参照〕

③機能評価係数Ⅱ

医療の透明化，質的向上，効率化，標準化など DPC 病院が目指すべき望ましい医療の実現を評価

高度・先進的な医療の提供機能，総合的な医療の提供機能，5 疾病 6 事業を含む医療提供体制など社会や地域の実情に応じて求められている機能の実現を評価

・効率性指数：各医療機関における在院日数短縮の努力を評価
・複雑性指数：1 入院当たり医療資源投入の観点から見た患者構成への評価
・カバー率指数：様々な疾患に対応できる総合的な体制について評価
・地域医療指数：
　体制評価指数
　　5 疾病 6 事業等を含む医療提供体制における役割や実績を評価

　定量評価指数
　　地域における医療機関の患者数のシェアを評価〔図表6-4(1)係数告示別表第一〜第三を参照〕

④救急医療指数

救急医療（緊急入院）の対象となる患者治療に要する資源投入量の乖離（かいり）を評価（入院後 2 日間までの包括範囲の包括範囲出来高点数表（出来高診療実績）と診断群分類点数表の設定点数との差額の総和）〔図表6-4(1)係数告示別表第一〜第三を参照〕

⑤激変緩和係数

DPC/PDPS では診療報酬改定等に伴い医療機関係数の変更がより大きな影響を与えるという特性を踏まえ，安定的な医療機関の運営に資するよう診療報酬改定年度のみ激変緩和係数を設定（推計診療報酬変動±2％まで）〔図表6-4(1)係数告示別表第一〜第三を参照〕

(2) 出来高払い評価部分

医療技術の適正な評価を重視した診療行為別を評価したドクターフィー的要素の部分です。

(a) (1)診断群分類による包括評価に該当しない部分の費用

図表6-6（p.153）診療区分(2)（出来高評価部分に相当する費用）は，医科点数表により診療報酬額を算定します。

(b) 特定入院料の取扱い

救命救急入院料，特定集中治療室管理料など，急性期の特定入院料の算定対象患者については，診断群分類による算定告示「別表四〜六」に掲げる点数を所定点数に加算して算定します。

(c) 特定の入院期間を超えた場合の取扱い

入院期間が診断群分類点数表に掲げる特定の入院期間（入院期間Ⅲ）を超えた日以降の診療報酬額は医科点数表により算定します。

＊　　　＊　　　＊

レセプト様式は図表6-11となります。

3）診断群分類（DPC）の基本構造と適用

(1) 基本構造

(a) DPC 制度における診断群分類は，専門家による臨床的な観点からの検討と調査参加病

図表6－7(1)　ICD－10の分類の構成（基本分類表）「疾病及び国連保健問題の国際統計分類 ICD-10　2013年版準拠」（ICD－10）

第1章　感染症及び寄生虫症（A00-B99）
第2章　新生物（C00-D48）
第3章　血液及び造血器の疾患並びに免疫機構の障害（D50-D89）
第4章　内分泌，栄養及び代謝疾患（E00-E90）
第5章　精神及び行動の障害（F00-F99）
第6章　神経系の疾患（G00-G99）
第7章　眼及び付属器の疾患（H00-H59）
第8章　耳及び乳様突起の疾患（H60-H95）
第9章　循環器系の疾患（I00-I99）
第10章　呼吸器系の疾患（J00-J99）
第11章　消化器系の疾患（K00-K93）
第12章　皮膚及び皮下組織の疾患（L00-L99）
第13章　筋骨格系及び結合組織の疾患（M00-M99）
第14章　腎尿路生殖器系の疾患（N00-N99）
第15章　妊娠，分娩及び産じょく〈褥〉（O00-O99）
第16章　周産期に発生した病態（P00-P96）
第17章　先天奇形，変形及び染色体異常（Q00-Q99）
第18章　症状，徴候及び異常臨床所見・異常検査所見で他に分類されないもの（R00-R99）
第19章　損傷，中毒及びその他の外因の影響（S00-T98）
第20章　疾病及び死亡の外因（V01-Y98）
第21章　健康状態に影響を及ぼす要因及び保健サービスの利用（Z00-Z99）
第22章　特殊目的用コード

現行のICD-10は，22の章から構成されており，それぞれの章は，3桁分類と，さらに詳細な4桁分類によって構成されています。3桁分類項目は，約2,000，4桁分類項目は，約12,000です。

図表6－7(2)　ICD－10（例示：そけいヘルニア）

ヘルニア（K40—K46）
K40　そけい〈鼡径〉ヘルニア
　K40.0　両側性そけい〈鼡径〉ヘルニア，閉塞を伴い，え〈壊〉疽を伴わないもの
　K40.1　両側性そけい〈鼡径〉ヘルニア，え〈壊〉疽を伴うもの
　K40.2　両側性そけい〈鼡径〉ヘルニア，閉塞又はえ〈壊〉疽を伴わないもの
　K40.3　一側性又は患側不明のそけい〈鼡径〉ヘルニア，閉塞を伴い，え〈壊〉疽を伴わないもの
　K40.4　一側性又は患側不明のそけい〈鼡径〉ヘルニア，え〈壊〉疽を伴うもの
　K40.9　一側性又は患側不明のそけい〈鼡径〉ヘルニア，閉塞又はえ〈壊〉疽を伴わないもの

図表6－8(1)　MDC（診断群分類を疾病分類毎に大別した主要診断群分類）

MDC01　神経系疾患
MDC02　眼科系疾患
MDC03　耳鼻咽喉科系疾患
MDC04　呼吸器系疾患
MDC05　循環器系疾患
MDC06　消化器系疾患，肝臓・胆道・膵臓疾患
MDC07　筋骨格系疾患
MDC08　皮膚・皮下組織の疾患
MDC09　乳房の疾患
MDC10　内分泌・栄養・代謝に関する疾患
MDC11　腎・尿路系疾患及び男性生殖器系疾患
MDC12　女性生殖器系疾患及び産褥期疾患・異常妊娠分娩
MDC13　血液・造血器・免疫臓器の疾患
MDC14　新生児疾患，先天性奇形
MDC15　小児疾患
MDC16　外傷・熱傷・中毒
MDC17　精神疾患
MDC18　その他

図表6－8(2)　MDC 細分類

MDCコード	分類コード	ICD名称	ICDコード
06	0141	十二指腸潰瘍，慢性又は詳細不明，穿孔を伴うもの	K265
06	0141	十二指腸潰瘍，慢性又は詳細不明，出血及び穿孔の両者を伴うもの	K266
06	0150	急性虫垂炎	K35$
06	0150	その他の虫垂炎	K36
06	0150	詳細不明の虫垂炎	K37
06	0150	虫垂のその他の疾患	K38$
06	0160	そけい〈鼠径〉ヘルニア	K40$
06	0170	大腿〈股〉ヘルニア	K41$
06	0170	臍ヘルニア	K42$
06	0170	腹壁ヘルニア	K43$
06	0170	その他の腹部ヘルニア	K45$
06	0170	詳細不明の腹部ヘルニア	K46$
06	0180	クローン〈Crohn〉病［限局性腸炎］	K50$
06	0180	肛門及び直腸の潰瘍	K626
06	0180	クローン〈Crohn〉病［限局性腸炎］における関節障害	M074$

図表6-9(1) 定義告示（別表19　厚生労働大臣が定める傷病名，手術，処置等及び定義副傷病名）

番号	疾患コード	傷病名		手術		手術・処置等1	手術・処置等2	定義副傷病名
			ICDコード		区分番号等	区分番号等	区分番号等	疾患コード
1143から1147まで	060160	鼠径ヘルニア	K40	その他の手術あり	この項の手術の欄に掲げる手術以外の手術（ただし，K716（2に限る）及びK641を除く）			
				ヘルニア手術　鼠径ヘルニア等	鼠径ヘルニア　K633（5に限る），K634			

図表6-9(2) 診断群分類定義樹形図（ツリー図）

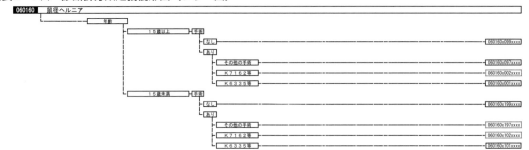

図表6-9(3) 診断群分類定数表（定義テーブル）

診断群分類		医療資源を最も投入した傷病名			病態等分類		年齢，出生時体重等		手術				区分番号等	対応コード	フラグ	手術・処置等1		区分番号等	対応コード	フラグ	手術・処置等2		区分番号等	対応コード	フラグ	定義副傷病			重症度等	
MDC	コード	分類名	ICD名称	ICDコード	対応コード	フラグ	病態等区分	フラグ	年齢，出生時体重	手術分岐	対応コード	フラグ	点数表名称				処置等名称				処置等名称					疾患コードまたはICDコード	フラグ	重症度等		
06	0160	鼠径ヘルニア	そけい〈鼠径〉ヘルニア	K40$			00	00	15歳以上	手術なし	99 99	手術なし						1 3 人工腎臓　その他の場合	J0384											
							15	15	15歳未満	その他の手術あり	97 97		その他のKコード				1 2 中心静脈注射	G005											
										小腸切除術　その他のもの等	02 03	小腸切除術　その他のもの	K7162				1 1 人工呼吸	J045$											
											02 03	大網切除術	K641																
										ヘルニア手術　鼠径ヘルニア等	01 01	ヘルニア手術　鼠径ヘルニア	K6335																
											01 02	腹腔鏡下鼠径ヘルニア手術（両側）	K634																

「厚生労働大臣が指定する病院の病棟における療養に要する費用の額の算定方法の一部改正等に伴う実施上の留意事項について」

図表6-9(4) 診断群分類点数表（例示：鼠径ヘルニア）（厚生労働大臣が指定する病院の病棟における療養に要する費用の額の算定方法）

番号	診断群分類番号	傷病名	手術名	手術・処置等1	手術・処置等2	定義副傷病	重症度等	入院日（日）			点数（点）		
								I	II	III	入院期間I	入院期間II	入院期間III
1143	060160x099xxxx	鼠径ヘルニア（15歳以上）	なし					2	4	30	3,972	2,073	1,762
1144	060160x097xxxx	鼠径ヘルニア（15歳以上）	その他の手術あり					3	6	30	3,019	2,167	1,842
1145	060160x001xxxx	鼠径ヘルニア（15歳以上）	ヘルニア手術　鼠径ヘルニア等					1	4	30	3,380	1,854	1,803
1146	060160x199xxxx	鼠径ヘルニア（15歳未満）	なし					1	2	30	2,311	1,891	1,702
1147	060160x101xxxx	鼠径ヘルニア（15歳未満）	ヘルニア手術　鼠径ヘルニア等					1	2	30	2,067	1,854	1,572

院から収集したデータに基づいて開発された日本独自の分類です。

(b) 日本における診断群分類は，医療資源を最も投入した傷病名によって分類し，次に診療行為（手術，処置等）等によって分類します。

「医療資源を最も投入した傷病名」とは，入院患者の入院期間全体を通して，治療した傷病名のうち，最も人的・物的医療資源を投入した傷病名であり，1入院中に複数の傷病に対して治療が行われた場合でも，「医療資源を最も投入した傷病名」は1つに限って決定することになります。

以下のような流れで分類が決まります。

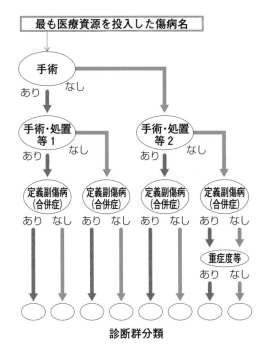

最も医療資源を投入した傷病名

診断群分類

診断群分類は，「疾病及び国連保健問題の国際統計分類 ICD-10　2013年版準拠」（ICD-10）〔**図表6-7**⑴, ⑵〕に従って，18の「**主要診断群**」（MDC）〔**図表6-8**⑴〕と呼ばれる疾病分野ごとに大別してあります。

(c)　傷病名は，「疾病及び国連保健問題の国際統計分類 ICD-10　2013年版準拠」（ICD-10）により定義し，手術・処置等の診療行為等については，診療報酬点数表上の区分（Kコード，Jコード等）で定義します。

4）診療報酬額の調整等

⑴　診断群分類区分の変更

入院日の診断群分類区分が入院中に別の診断群分類区分に該当した場合には，入院日に遡って変更になった診断群分類区分により算定し，差額の診療報酬額を退院月に調整します。

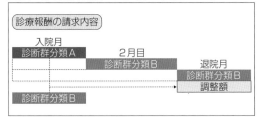

⑵　診断群分類区分に該当しなくなったとき

入院当初は診断群分類区分に該当すると判断され，診断群分類点数表により算定されていた患者が，その後，診断群分類区分に該当しないと判断されたときは，その日より医科診療報酬点数表（出来高払い）により診療報酬額を算定します。そして，一連の入院について退院時に決定された請求方法により算定します。

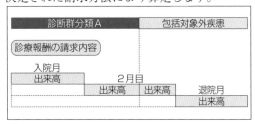

5　診療費の単価

1）保険診療の単価

診療報酬を算定するためには，行った医療行為を診療報酬点数表に当てはめて点数を算定し，また施用した薬剤は薬価基準に基づいた薬価とその投与量から計算して点数化を行い，これらの合計点数に1点単価を乗じて算定することになっています。すなわち，1点当たりの単価については，診療報酬点数表の告示のなかに「保険医療機関に係る療養に要する費用の額は，1点の単価を10円とし，別表第1（医科点数表）又は別表第2（歯科点数表）に定める点数を乗じて算定するものとする」と規定されています。

診療報酬の単価は，1点10円ですが，保険医療機関における入院医療の質の向上と適正化を図るため，入院患者数，医師の員数に基準を設け，入院患者数が許可病床数を超過したとき，または医療法に定める人員標準を著しく下回ったときは例外として所定の点数を減額する定めがあります。

また，これらに該当する保険医療機関は，入院基本料に係る届出，入院時食事（生活）療養（Ⅰ）の届出が受理されないため，保険医療機関の機能をなくしたのと同然の取扱いとなります。

また，すでに受理されている届出・変更は無

図表6-10　診断群分類樹形（ツリー）図と点数早見表（例） 〔『DPC 点数早見表』（医学通信社）〕

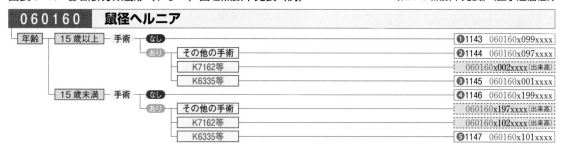

樹形図番号	入院期間 A	入院期間 B	入院期間 C	A日以下 入院期間①	A日以下 点数／日	A日超B日以下 入院期間②	A日超B日以下 点数／日	B日超C日以下 入院期間③	B日超C日以下 点数／日
❶1143	2	4	30	1～2日	3,972	3～4日	2,073	5～30日	1,762
❷1144	3	6	30	1～3日	3,019	4～6日	2,167	7～30日	1,842
❸1145	1	4	30	1日	3,380	2～4日	1,854	5～30日	1,803
❹1146	1	2	30	1日	2,311	2日	1,891	3～30日	1,702
❺1147	1	2	30	1日	2,067	2日	1,854	3～30日	1,572

ICD 名称（060160 に対応する傷病名）

K40$　そけい〈鼠径〉ヘルニア

手術

【15歳以上】
その他の手術あり
その他の K コード
　K7162等
K641　大網切除術
K7162　小腸切除術　その他のもの
　K6335等
K6335　ヘルニア手術　鼠径ヘルニア
K634　腹腔鏡下鼠径ヘルニア手術（両側）

【15歳未満】
その他の手術あり
その他の K コード
　K7162等
K641　大網切除術
K7162　小腸切除術　その他のもの
　K6335等
K6335　ヘルニア手術　鼠径ヘルニア
K634　腹腔鏡下鼠径ヘルニア手術（両側）

手術・処置等2　（※）
G005　中心静脈注射
J0384　人工腎臓　その他の場合
J045$　人工呼吸

診断群分類コード14桁の構成内訳

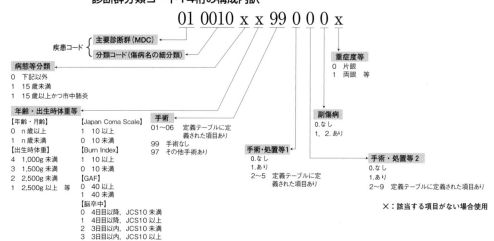

図表6-11　DPC/PDPSで使用するレセプト様式とその記載イメージ（旧点数）

包括評価の対象患者に関する診療報酬の請求については，包括評価用の診療報酬明細書を使用する。包括評価用の診療報酬明細書は出来高の診療報酬明細書と異なり，診断群分類を決定するために必要な情報等を記載するための患者基礎情報を記載する欄がある（特定入院料等を算定する場合であっても，コーディングの確認に必要な情報は，コーディングデータに入力しなければならない）。

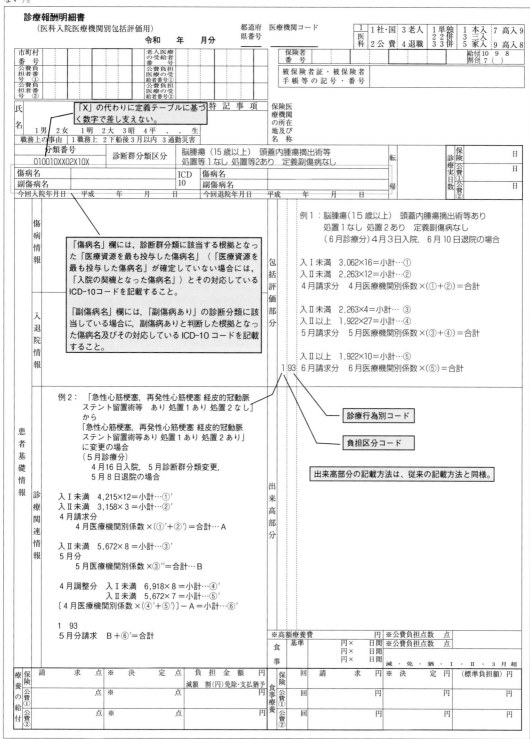

効となり，入院基本料等の算定方法により再算定し，これを超える額について返還しなければなりません。

(1) 厚生労働大臣が定める入院患者数の基準等に該当する場合の入院基本料の算定方法

①定数超過入院の場合の入院料

保険医療機関の月平均入院患者数が医療法の規定に基づき許可を受けた病床数（許可病床数）の一定割合（105/100）以上になる場合は，点数表に定める入院基本料などの所定点数に80/100を乗じて得た点数を用いて算定することになっています。

すなわち，この場合言い方を換えれば入院基本料などの所定点数に対する単価は，1点が8円に相当することになります。

②医療法に定める人員標準を著しく下回る場合の入院料

医療法第21条（**病院の法定人員及び施設等**）の規定による厚生労働省令に定める人員標準を著しく下回る医師等の人員を配置している保険医療機関については，点数表に定める入院基本料を次の割合により減額して保険請求することになっています。

上記，厚生労働省令は，医療法施行規則（第19条第1項，**病院の従業者員数の標準等**）に該当し，医師等の必要人員の算定方法を具体的に定めています。

〔「**厚生労働大臣の定める入院患者数の基準及び医師等の員数の基準並びに入院基本料等の算定方法について**」（平成14年3月8日保医発第0308004号厚生労働省保険局医療課長通知）（**図表6-12**）〕。

2）自由診療の単価

自由診療とは，健康保険を適用しない診療のときにいわれる一般的呼称です。これには，被保険者の資格がない，患者が保険医療機関に被保険者証を提出しなかった，交通事故の負傷による診療の際に保険診療の申し出をしなかったために発生するもので，医療費は点数表に基づいて点数を算定し，医療機関が決めた単価を乗じて計算するケースです。

健康保険が適用されたときの1点単価は10円ですが，自由診療の場合は，1点単価が10円から30円ぐらいで診療報酬額が算定されています。

少数ですが保険医療機関（健康保険法による指定）でない医療機関で診療を受けた場合は，もちろんのこと保険診療ができないので自由診療の扱いとなります。

3）労働者災害補償保険法に基づく療養補償給付の単価

図表6-12　医療法標準による医師の基準と入院基本料の減額率　　　　　（2024年4月現在）

① ②以外の保険医療機関の場合

	医師若しくは歯科医師	
厚生労働大臣の定める医師又は歯科医師の員数の基準	50/100超70/100以下	50/100以下
厚生労働大臣の定める入院基本料の基準	90/100相当の点数	85/100相当の点数

② 離島等所在保険医療機関の場合

	医師若しくは歯科医師	
厚生労働大臣の定める医師又は歯科医師の員数の基準	50/100超70/100以下	50/100以下
厚生労働大臣の定める入院基本料の基準	98/100相当の点数	97/100相当の点数

　労働者災害補償保険法（以下「労災保険法」という）は，労働者が業務上（通勤災害を含む）で負傷し，また疾病にかかった場合に保険給付を行うもので，その一つに療養補償の給付があります。

　療養の範囲は，一般の健康保険の場合とほぼ同様ですが，傷病労働者から診療を求められた場合は，その労働者が労災保険の適用を受ける証として，事業主が発行した「**療養（補償）給付たる療養の給付請求書**」を受領して確認する必要があります。診療報酬の算定については，初診料，再診料，再来時療養，指導管理料，特定の処置料および手術料，文書料，救急時医療管理加算などは同法独自に金額または点数が定められています。これ以外の診療報酬については，健康保険法による算定方法に準拠しています。

　診療報酬の請求については，定額部分の合計に点数の合計に1点当たりの単価を乗じた額を加えて請求することになっています。

　労災保険法における指定医療機関の1点当たり単価は変則的ですが，国公立等の非課税医療機関の場合は11円50銭であり，その他の課税医療機関は12円です。

　なお，国家公務員や地方公務員が業務上（通勤災害を含む）負傷し，また疾病にかかった場合は国家（地方）公務員災害補償法によって労災保険法と同様な取扱いがなされています。労災指定医療機関として指定を受けるためには，申請書・その他の書類を労働基準監督署長を経由し都道府県労働局長に申請します。

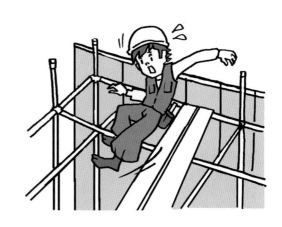

4）公害健康被害の補償等に関する法律に基づく診療報酬の単価

　公害健康被害の補償等に関する法律（旧法・公害健康被害補償法）に基づく公害医療機関の診療方針および診療報酬については，環境大臣が中央環境審議会の意見を聴いて定めることになっています。

　この法律で認定された者は，法律にもとづいて交付された公害医療手帳を指定医療機関（**公害医療機関**）に提示して療養の給付を受けることになっています。診療報酬の算定は，公害疾患相談料，公害外来療養指導料などは公健法独自に規定された点数（**公害疾患特掲診療費**）によって行い，その他の診療報酬については健康保険法による算定方法に準拠しています。

　1点当たりの単価については，投薬，注射，処置等に係る薬剤料およびフィルム料などの材料料関係は10円とし，その他の技術料関係の診療報酬については入院外の場合は15円，入院の場合は12円としています。診療報酬請求額は，公害疾患特掲診療費の合計に薬剤などの点数およびその他の診療報酬点数にそれぞれの単価を乗じて得た額を加えて請求します。

6章
保険請求
報酬
点数表
請求
未収金

2．診療報酬点数表

1 初診料

初診とは，患者の訴えに対して，初めて診察を行った行為のことです。

算定の決まり事

(1) 診療継続中であれば，新たな傷病の診察を行っても初診料はとれません（同日他科初診の場合を除く）。

(2) すべての傷病が治癒したならば，次の来院時には初診が算定できます。

(3) 初診料を算定した同一日に，同一医療機関において，他の傷病で別の診療科を初診として受診した場合でも，2つ目の診療科で初診料〔144点〕を算定できます。

(4) **初再診料の加算**について（患者の年齢，診療の時間によって加算されます）

① **年齢加算**（6歳未満。6歳の誕生日の前日まで）

6歳未満の乳幼児に初診を行った場合は，初診料に**75点**を加算します。

② **時間加算**

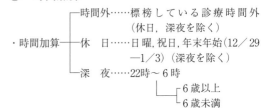

初診料一覧表 （※届出医療機関で情報通信機器を用いた場合，紹介のない患者，医薬品未妥結医療機関を除く）

	初診料の基本点数	時間外等の点数		
	時間内	時間外 （夜間）	休日 （日曜・祝日 12／29～1／3）	深夜 （午後10時～午前6時）
6歳以上 （高齢者含む）	291	376 （291＋85）	541 （291＋250）	771 （291＋480）
6歳未満	366 （291＋75）	491 （291＋200）	656 （291＋365）	986 （291＋695）
年齢問わず	同一日の別傷病での他科受診（2つ目の診療科のみ）			146

設定例 標榜診療時間：8：00～19：00（土曜日は8：00～15：00まで）休診日：日曜・祝日

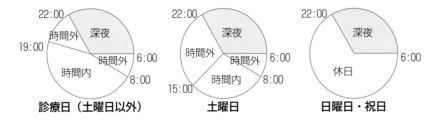

2 再診料

再診とは，初診後，引き続き診療の必要がある外来患者に対する診察行為です。入院患者には算定できません。再診料は，**2回目以降の診察料**のことで，**診療所と一般病床200床未満の病院では「再診料」となり，一般病床200床以上の病院は「外来診療料」となります。**

届出医療機関において，情報通信機器を用いて再診を行った場合にも算定できます。

算定の決まり事

(1) **電話再診**（本人または家族から電話で治療上の意見を求められた場合）も通常の再診料

と同様に算定します。

(2)　**同時に2つ以上の傷病について再診を行った場合**，再診料は1回しかとれません。

(3)　再診料（外来診療料）を算定した同一日に，同一医療機関において，他の傷病で別の診療科を再診として受診した場合も，2つ目の診療科で37点の再診料（外来診療料）を算定できます。

(4)　外来診療料には，一部の検査（検査判断料は算定できます）と処置の費用を包括しています。また，**電話等による再診の場合は算定できません。**

再診料一覧表

（※他医紹介にかかわらず受診した患者，医薬品未妥結医療機関を除く）

	再診料の基本点数		時間外等の点数		
	時間内		時間外 （夜間）	休日 （日曜・祝日　12／29～1／3）	深夜 （午後10時～午前6時）
6歳以上 （高齢者含む）	75		140 (75＋65)	265 (75＋190)	495 (75＋420)
6歳未満	113 (75＋38)		210 (75＋135)	335 (75＋260)	665 (75＋590)
年齢問わず	同一日の別傷病での他科受診（2つ目の診療科のみ）				38

	外来診療料の基本点数		時間外等の点数		
	時間内		時間外 （夜間）	休日 （日曜・祝日　12／29～1／3）	深夜 （午後10時～午前6時）
6歳以上 （高齢者含む）	76		141 (76＋65)	266 (76＋190)	496 (76＋420)
6歳未満	114 (76＋38)		211 (76＋135)	336 (76＋260)	666 (76＋590)
年齢問わず	同一日の別傷病での他科受診（2つ目の診療科のみ）				38

3　入院基本料

入院料は，入院に係る1日の点数を計算し算定します（この場合の1日とは0時～24時）。

算定の決まり事

入院基本料とは，入院患者が快適な環境（寝具等含む）で療養するための基本的な入院医療の体制を評価するものです。医師や看護職員の人員確保の費用なども含まれています。

入院基本料は，①重症度，医療・看護必要度，②平均在院日数，③看護配置，④看護師比率——等により決定されます。

一般病棟入院基本料一覧表　（1日につき）

※　割合①：A3点以上又はC1点以上の該当割合
※　割合②：A2点以上又はC1点以上の該当割合

項目	所定点数	初期加算	看護配置（以上）	看護師比率（以上）	平均在院日数（以内）	常勤医師（以上）	重症度，医療・看護必要度（以上）Ⅰ	重症度，医療・看護必要度（以上）Ⅱ	在宅復帰・連携率（以上）
1　急性期一般入院基本料（データ提出加算：要届出）						※　割合①と割合②の両方を満たす必要がある			
急性期一般入院料1	1688点	14日以内 ＋450点	7対1	70%	16日	10対1	割合①：21% 割合②：28%	割合①：20% 割合②：27%	80%
急性期一般入院料2（※）	1644点		10対1	70%	21日	—	22%	21%	—
急性期一般入院料3（※）	1569点		10対1	70%	21日	—	19%	18%	—
急性期一般入院料4（※）	1462点	15～30日 ＋192点	10対1	70%	21日	—	16%	15%	—
急性期一般入院料5	1451点		10対1	70%	21日	—	12%	15%	—
急性期一般入院料6	1404点		10対1	70%	21日	—	測定・評価		
2　地域一般入院基本料（データ提出加算：要届出）									
地域一般入院料1	1176点	14日以内 ＋450点	13対1	70%	24日	—	測定・評価	—	—
地域一般入院料2	1170点	15～30日 ＋192点	13対1	70%	24日	—	—	—	—
地域一般入院料3	1003点		15対1	40%	60日	—	—	—	—
●重症児（者）受入連携加算：2000点（入院初日） ●救急・在宅等支援病床初期加算：150点（1日につき）									

4 入院基本料等加算

医療機関の体制や患者の状態により，入院基本料には様々な加算がつきます。

入院基本料等加算一覧表 〈抜粋〉

項　　　目	単位	点数	主な算定要件
A205　救急医療管理加算 1　救急医療管理加算1 2　救急医療管理加算2	1日につき （入院日から 7日を限度）	1050 420	①第二次救急医療施設として必要な診療機能，専用病床の確保ができること。 ②重症救急患者の受入れに対応できる医師等を確保していること。
A205-2　超急性期脳卒中加算	入院初日	10800	・①脳梗塞発症後4.5時間以内に組織プラスミノーゲン活性化因子（t-PA）を投与し，入院治療を行った場合，または②他の届出医療機関の外来で同薬を投与された患者を受け入れ入院治療を行った場合に算定。
A205-3　妊産婦緊急搬送入院加算	入院初日	7000	・緊急用自動車等で緊急に搬送された，3カ月以内の受診歴（妊婦健診等含む）がない妊産婦を入院させた場合に算定。
A207-3　急性期看護補助体制加算 25対1急性期看護補助体制加算 （看護補助者5割以上） 25対1急性期看護補助体制加算 （看護補助者5割未満） 50対1急性期看護補助体制加算 75対1急性期看護補助体制加算	1日につき	240 220 200 160	・急性期一般入院基本料か特定機能病院・専門病院入院基本料の7対1・10対1入院基本料を算定している病棟で，看護補助者を配置している場合に算定。 ・急性期一般入院料6，10対1入院基本料の算定病棟では，一般病棟用の重症度，医療・看護必要度Ⅰ又はⅡの基準を満たす患者がそれぞれ6％以上又は5％以上（一部除外患者あり） ・14日を限度として加算
A208　乳幼児加算・幼児加算 乳幼児加算 イ　病院 ロ　特別入院基本料等算定病院 ハ　診療所 幼児加算 イ　病院 ロ　特別入院基本料等算定病院 ハ　診療所	1日につき	333 289 289 283 239 239	・保険医療機関に3歳未満の乳幼児が入院した場合に算定。 ・保険医療機関に3歳以上6歳未満の幼児が入院した場合に算定。
A214 1　看護補助加算1 2　看護補助加算2 3　看護補助加算3	1日につき	141 116 88	・看護補助者の配置に応じた加算。「1」の場合は，看護補助者の数が常時，当該病棟の入院患者の数が30またはその端数を増すごとに1以上である場合に算定。
A219　療養環境加算	1日につき	25	・1床当たり8m²以上の病室（差額ベッドは除く）が対象。病棟単位で算定。
A233-2　栄養サポートチーム加算	週1回	200	・栄養管理が必要な患者に，多職種からなる栄養サポートチームが必要な診療を行った場合に算定。
A234　医療安全対策加算	入院初日	85など	・医療安全管理部門を設置し，医療安全に係る状況を把握，分析して，医療安全確保のための業務改善等を継続的に実施している場合に算定する。
A234-2　感染対策向上加算	入院初日 （3は入院初日， 入院が90日超の ごとに1回）	710など	・感染防止部門を設置し，感染制御チームによる感染防止にかかる日常業務を行った場合に算定。
A234-3　患者サポート体制充実加算	入院初日	70	・患者相談窓口を設置し，患者のサポート等に関するマニュアルの作成，報告体制の整備等を行った場合に算定。

5　特定入院料

特定入院料とは，施設基準適合の届出医療機関（病院に限る）において特定の症状・疾患の患者に対して，一定の期間算定するために設定された1日当たりの包括的入院料のことです。

算定の決まり事　（1日につき）

(1)　**特定入院料**には，特に定められた点数以外は費用が包括されているため，別に算定できません。包括されているのは，**検査・注射・**処置・入院基本料・入院基本料等加算などです。なお，**入院基本料等加算**のうち**臨床研修病院入院診療加算，地域加算，離島加算，データ提出加算**等は，いずれの特定入院料でも算定できます。

(2)　特定の症状・疾患の患者に対する一定期間の1日当たりの包括入院料であり，一定期間を超えた期間は**入院基本料**で算定します。

特定入院料一覧表　（1日につき）〈抜粋〉

項　　目	点数	主　な　算　定　要　件
A300　救命救急入院料	10268など	・①意識障害または昏睡，②急性または慢性呼吸不全の急性増悪，③急性心不全（心筋梗塞含む），④急性薬物中毒──等の重篤な救急患者を入院させた場合に算定。
A301　特定集中治療室管理料	14406など	・特定集中治療室に入院させた場合に算定。
A301-2　ハイケアユニット入院医療管理料		・ハイケアユニットとはICU（集中治療室）と一般病棟の中間に位置する病棟で，看護師の数と重症度，医療・看護必要度評価の要件により「1」と「2」に区分されている。
1　ハイケアユニット入院医療管理料1	6889	・21日を限度として算定。
2　ハイケアユニット入院医療管理料2	4250	
A301-3　脳卒中ケアユニット入院医療管理料	6045	・脳梗塞・脳出血・くも膜下出血の患者を入院させた場合に算定。
A301-4　小児特定集中治療室管理料		・専用の小児特定集中治療室を有する医療機関が，15歳未満の特定集中治療管理が必要な患者を入院させた場合に，14日を限度に算定。
1　7日以内	16362	
2　8日以上	14256	
A302　新生児特定集中治療室管理料		・高度の先天奇形，低体温，重症黄疸，未熟児──等を対象に新生児特定集中治療室に入院させた場合に算定。
1　新生児特定集中治療室管理料1	10584	
2　新生児特定集中治療室管理料2	8472	
A308　回復期リハビリテーション病棟入院料	2229など	・脳血管疾患・脊髄損傷・頭部外傷等の発症後もしくは手術後の状態または義肢装着訓練を要する状態──等が対象。
A308-3　地域包括ケア病棟入院料	2838など	・在宅療養支援病院，在宅療養後方支援病院，第二次救急医療機関，救急告示病院，訪問看護ステーションが同一敷地内にある病院のいずれかで，60日を限度に算定。
A309　特殊疾患病棟入院料	2090など	・長期にわたり療養が必要な重度の肢体不自由児（者），脊髄損傷等の重度障害者，重度の意識障害者，筋ジストロフィー患者又は神経難病患者を対象とする特殊疾患病棟の入院料に算定。
A310　緩和ケア病棟入院料	5135など	・緩和ケア病棟（末期癌患者等の痛みの緩和と看護を担当する病棟）における悪性腫瘍または後天性免疫不全症候群の患者が対象。
A312　精神療養病棟入院料	1108	・精神病棟で長期入院を要する精神疾患の患者について算定。
A314　認知症治療病棟入院料	1829など	・急性期集中治療を要する，精神症状・行動異常が著しい重度の認知症患者が対象。

6　医学管理等

医学管理料は，厚生労働大臣が定めた疾患等に対し，その治療の計画を立て，医師や看護師，管理栄養士等が患者に対して，療養上必要な管理を行った場合に算定します。また，他の医療機関と連携を図り，診療内容や結果などを文書でやりとりし，情報交換をしながら指導を行うものもあります。

項　　目	点数	算定の可否		算　定　要　件
		外来	入院	
B000　特定疾患療養管理料		○	×	・特定の疾患を主病とする患者に対して治療計画に基づき療養上必要な管理を行った場合に月2回に限り算定。
1　診療所の場合	225			
2　100床未満の病院	147			**【厚生労働大臣の定めた疾患】** 結核，悪性新生物，甲状腺障害，虚血性心疾患，不整脈，心不全，脳血管疾患，肺気腫，喘息，喘息発作重積状態，気管支拡張症，胃潰瘍，十二指腸潰瘍，胃炎および十二指腸炎，肝疾患（経過が慢性なものに限る），慢性ウイルス肝炎，アルコール性慢性膵炎，アナフィラキシー，ギラン・バレー症候群──など
3　100床以上200床未満の病院	87			
B001　特定疾患治療管理料				
2　特定薬剤治療管理料	470など	○	○	・特定の疾患をもつ患者に対して対象となる薬剤の「薬物血中濃度」を測定し，治療計画に基づき療養上必要な管理を行った場合に月1回に限り算定。
3　悪性腫瘍特異物質治療管理料	220など	○	○	・悪性腫瘍と確定している患者に腫瘍マーカー検査を行い，その結果に基づいて計画的な治療管理を行った場合に月1回に限り算定（「悪性腫瘍の疑い」の場合には算定できない）。
20　糖尿病合併症管理料	170	○	×	・糖尿病神経障害等の患者のハイリスク要因を有するものに，30分以上の指導を行った場合に月1回に限り算定。
B001-2-10　認知症地域包括診療料	1681など	○	×	・認知症の患者に対し，療養上必要な指導及び診療を行った場合に，月1回に限り算定。
B001-2-11　小児かかりつけ診療料「1」「2」		○	×	・届出医療機関が，未就学児の外来患者に対して，診療を行った場合に算定。 ・継続的かつ全人的な医療を行うことを評価したものであるため，原則1人の患者につき1医療機関で算定する。
処方箋交付　　初診	652/641			
再診	458/447			
処方箋交付なし　初診	769/758			
再診	576/565			
B001-3　生活習慣病管理料（Ⅰ）	610など	○	×	・「脂質異常症，高血圧症，糖尿病」を主病とした外来患者に，服薬，運動，休養，栄養，喫煙，飲酒等の生活習慣に関する総合的な治療管理を行った場合に月1回に限り算定。
B001-3-2　ニコチン依存症管理料		○	×	・以下の患者が対象 ①スクリーニングテスト（TDS）等でニコチン依存症と診断 ②35歳以上の場合，1日の喫煙本数×喫煙年数＝200以上 ③文書で同意
1　ニコチン依存症管理料1				
イ　初回	230			
ロ　2～4回目まで				
(1)　対面	184			
(2)　情報通信機器	155			
ハ　5回目	180			
2　ニコチン依存症管理料2	800			
B001-3　生活習慣病管理料（Ⅱ）	333など	○	×	・「脂質異常症，高血圧症，糖尿病」を主病とした外来患者に，服薬，運動，休養，栄養，喫煙，飲酒等の生活習慣に関する総合的な治療管理を行った場合に月1回に限り算定。 ・診療所・許可病床200床未満の病院にて，脂質異常症・高血圧症・糖尿病を主病とする入院外患者に対して月1回算定 ・主病が糖尿病の場合，C101在宅自己注射指導管理料との併算定不可 ・【包括】再診料の外来管理加算，医学管理等（B101「9」「11」「20」「22」「24」「27」「37」，B001-3-2，B001-9，B005-14，B009，B009-2，B010，B010-2，B011，B011-3を除く） ・上記の包括規定以外はB001-3生活習慣病管理料（Ⅰ）と同じ
B001-6　肺血栓塞栓症予防管理料	305	×	○	・肺血栓塞栓症の危険性の高い者に対して，弾性ストッキング等を用いて計画的な医学管理を行った場合に，入院中1回に限り算定。
B008　薬剤管理指導料	380など	×	○	・入院中の患者に対して投薬・注射・薬学的管理指導を行った場合に，週1回かつ月4回に限り算定。
B009　診療情報提供料（Ⅰ）	250	○	○	・医療機関が，診療状況を示す文書を添えて患者の紹介を行った場合に，患者1人につき月1回に限り算定。
B010　診療情報提供料（Ⅱ）	500	○	○	・他の医療機関の医師の意見（セカンドオピニオン）を求める患者・家族の要望を受けて，診療状況を示す文書を患者・家族に提供した場合に1患者月に1回に限り算定。
B011-3　薬剤情報提供料	4	○	×	・外来患者に対し，処方したすべての薬剤について名称・用法・用量・効能・効果・副作用・相互作用に関する主な情報を文書で提供した場合に算定。

7　在宅医療

在宅医療とは，病状が安定している患者が入院することなく自宅で医師の診療・指導や管理を受けながら療養をすることをいいます。医師や看護師，保健師又は助産師などが患家に出向き，必要な医療・看護等を在宅で行った場合，または患者・家族に対し，在宅療養をするために必要な指導を行った場合にかかった費用を算定します。

主な在宅患者診療・指導料一覧表

項　　目	点数	実施者	主 な 算 定 要 件
C000　往診料	720（時間等による加算あり）	医師	・医者が患者等の求めに応じて患家等に赴き診療を行った場合に算定。
C001　在宅患者訪問診療料(Ⅰ)		医師	・「1」は医師が定期的・計画的に訪問して診療を行った場合に週3回を限度に1日につき算定。 ・「2」は他院の依頼で訪問診療を行った場合に，6カ月以内に限り，月1回に限り算定。
1　在宅患者訪問診療料1 　イ　同一建物居住者以外の場合	888		
ロ　同一建物居住者の場合	213		
2　在宅患者訪問診療料2 　イ　同一建物居住者以外の場合	884		
ロ　同一建物居住者の場合	187		
C001-2　在宅患者訪問診療料(Ⅱ)	150	医師	・要件を満たす医療機関が，併設する有料老人ホーム等の入居者に対して訪問診療を行った場合に，週3回を限度に算定——等。
C002　在宅時医学総合管理料	5385など	医師	・在宅療養の患者で通院が困難な者に対し医師が患者の同意を得て，計画的な医学管理のもと，月2回以上の定期的な訪問診療または往診を行った場合に月1回算定。
C005　在宅患者訪問看護・指導料	580など	保健師 助産師 看護師 准看護師	・保健師・助産師・看護師・准看護師が訪問し，訪問看護計画のもとで看護を行った場合に，原則，週3日を限度として算定。
C007　訪問看護指示料	300	医師	・患者の主治医が訪問看護ステーション等に対して，訪問看護指示書を交付した場合に算定。
C008　在宅患者訪問薬剤管理指導料	650など	薬剤師	・保険医療機関の薬剤師が，患家を訪問して服薬指導した場合に，患者1人につき月4回（薬剤師1人につき週40回）を限度として算定。

主な在宅療養指導管理料一覧表

項　　目	点数	算 定 要 件
C101　在宅自己注射指導管理料	1230など	・特定の薬剤の自己注射を1日1回以上行っている外来患者に対し，自己注射に関する指導管理を行った場合に算定。
C103　在宅酸素療法指導管理料	520など	・在宅酸素療法を行っている外来患者に指導管理を行った場合に算定。
C108　在宅麻薬等患者注射指導管理料		・入院外の末期悪性腫瘍の患者，筋萎縮性側索硬化症又は筋ジストロフィーの患者，緩和ケアを要する心不全又は呼吸器疾患の末期患者に対して，在宅での麻薬等の注射に関する指導管理を行った場合に算定。
1　悪性腫瘍	1500	
2　筋萎縮性側索硬化症又は筋ジストロフィー	1500	
3　心不全又は呼吸器疾患	1500	

8　検　査

検査とは，患者の病態を把握するために，血液や尿・組織などを採取して測定したり，身体に直接装置を用いて機能を測定するなどして，病気の治療方法の決定，治療効果の確認などに役立てる目的で行われるものです。

① **検体検査**：患者の体から採取した尿・糞便・血液などの検査材料（検体）について調べること。

② **生体検査**：身体そのものについて，その機能や病状を検査測定器や検査薬剤などを用いて調べる検査のこと。

主な検体検査一覧表

項　　　目	点数
D000　尿中一般物質定性半定量検査（院内のみ）	
比重・pH・蛋白定性・グルコース・ウロビリノゲン・ウロビリン定性・ビリルビン・ケトン体・潜血反応・尿細菌（試験紙法）・食塩・白血球（試験紙法）・アルブミン	26
D002　尿沈渣（鏡検法）	27
D003　糞便検査	
虫卵検出（集卵法）（糞便）	15
ウロビリン（糞便）	
糞便塗抹顕微鏡検査（虫卵，脂肪，消化状況観察を含む）	20
糞便中ヘモグロビン定性	37
D004　穿刺液・採取液検査	
ヒューナー検査	20
胃液又は十二指腸液一般検査	55
髄液一般検査	62
精液一般検査	70
頸管粘液一般検査	75
D004-2　悪性腫瘍組織検査	
悪性腫瘍遺伝子検査	2500など
抗悪性腫瘍剤感受性検査	2500
D006　出血・凝固検査	
出血時間	15
プロトロンビン時間（PT）	18
血餅収縮能	19
毛細血管抵抗試験	
フィブリノゲン半定量	23
フィブリノゲン定量	
クリオフィブリノゲン	
トロンビン時間	25
活性化部分トロンボプラスチン時間（APTT）	29

項　　　目	点数
フィブリン・フィブリノゲン分解産物（FDP）半定量	80
フィブリン・フィブリノゲン分解産物（FDP）定量	
プラスミン活性　　　　　他	
血小板凝集能	450など
D007　血液化学検査	
総蛋白	11
アルブミン（BCP改良法，BCG法）	
尿素窒素	
クレアチニン	
尿酸	
アルカリホスファターゼ（ALP）	
コリンエステラーゼ（ChE）	
γ−グルタミルトランスフェラーゼ（γ−GT）	
中性脂肪	
ナトリウム及びクロール	
カリウム	
カルシウム	
マグネシウム	
クレアチン	
グルコース	
HDL−コレステロール	17
無機リン及びリン酸	
総コレステロール	
アスパラギン酸アミノトランスフェラーゼ（AST）	
アラニンアミノトランスフェラーゼ（ALT）	
LDL-コレステロール	18
蛋白分画	
銅（Cu）	23
リパーゼ	24

項　　　目	点数
イオン化カルシウム	26
マンガン（Mn）	27
1回に採取した血液で5項目以上行った場合	
5項目〜7項目	93点
8項目〜9項目	99点
10項目以上	103点
入院患者10項目以上　＋20点（入院時初回加算）	
D009　腫瘍マーカー	
尿中BTA	80
癌胎児性抗原（CEA）	99
D011　免疫血液学的検査	
ABO血液型	24
Rh（D）血液型	
D012　感染症免疫学的検査	
梅毒血清反応（STS）定性	15
梅毒トレポネーマ抗体定性	32
梅毒血清反応（STS）半定量	34
ヘリコバクター・ピロリ抗体定性・半定量	70
ヘリコバクター・ピロリ抗体	80
D013　肝炎ウイルス関連検査	
HBs抗原	88
HBs抗体	
HBe抗原	98
HBe抗体	
HCV抗体定性・定量	102
HCVコア蛋白	
D017　排泄物，滲出物又は分泌物の細菌顕微鏡検査	
蛍光顕微鏡，位相差顕微鏡，暗視野装置等を使用するもの	50
D018　細菌培養同定検査	
口腔，気道又は呼吸器からの検体（喀痰・咽頭液・口腔液・鼻腔液など）	180

項　　目	点数
消化管からの検体（胃液・十二指腸液・胆汁・糞便など）	200
血液又は穿刺液（血液・腹水・胸水・髄液・関節液など）	225
泌尿器又は生殖器からの検体（尿・前立腺液・膣分泌液・子宮内液など）	190

項　　目	点数
その他の部位からの検体（皮膚・爪・膿・耳漏・褥瘡・眼脂・皮下からの検体など）	180
簡易培養	60
D026　検体検査判断料（月1回）	
尿・糞便等検査判断料	34

項　　目	点数
遺伝子関連・染色体検査判断料	100
血液学的検査判断料	125
生化学的検査（Ⅰ）判断料	144
生化学的検査（Ⅱ）判断料	144
免疫学的検査判断料	144
微生物学的検査判断料	150

主な生体検査一覧表

項　　目	点数
D206　心臓カテーテル法による諸検査（一連の検査について）	
右心カテーテル	3600
左心カテーテル	4000
D208　心電図検査	
四肢単極誘導及び胸部誘導を含む最低12誘導	130
ベクトル心電図，体表ヒス束心電図	150
携帯型発作時心電図記憶伝達装置使用心電図検査	150
加算平均心電図による心室遅延電位測定	200
その他（6誘導以上）	90
D215　超音波検査	
Aモード法	150
断層撮影法（心臓超音波検査を除く）	
訪問診療時	400
その他	
胸腹部	530
下肢血管	450

項　　目	点数
その他（頭頸部，四肢，体表，末梢血管等）	350
心臓超音波検査	
経胸壁心エコー法	880
Mモード法	500
経食道心エコー法	1500
胎児心エコー法	300
負荷心エコー法	2010
D220　呼吸心拍監視，新生児心拍・呼吸監視，カルジオスコープ（ハートスコープ），カルジオタコスコープ	
1時間以内又は1時間につき	50
3時間を超えた場合（1日につき）	
7日以内の場合	150
7日を超え14日以内の場合	130
14日を超えた場合	50
D223　経皮的動脈血酸素飽和度測定（1日につき）	35
D244　自覚的聴力検査	
標準純音聴力検査，自記オージオメーターによる聴力検査	350

項　　目	点数
標準語音聴力検査，ことばのききとり検査	350
簡易聴力検査	
気導純音聴力検査	110
その他（種目数にかかわらず一連につき）	40
D255　精密眼底検査（片側）	56
D263　矯正視力検査	
眼鏡処方箋の交付を行う場合	69
上記以外の場合	69
D264　精密眼圧測定	82
D282-3　コンタクトレンズ検査料	
コンタクトレンズ検査料1	200
コンタクトレンズ検査料2	180
コンタクトレンズ検査料3	56
コンタクトレンズ検査料4	50
D302　気管支ファイバースコピー	2500
D308　胃・十二指腸ファイバースコピー	1140
D314　腹腔鏡検査	2270

主な診断穿刺・検体採取料一覧表

項　　目	点数
D400　血液採取（1日につき）	
静脈	40
その他	6
D417　組織試験採取，切採法	
皮膚（皮下，筋膜，腱及び腱鞘を含む）	500
骨，骨盤，脊椎	4600

項　　目	点数
眼	
後眼部	650
前眼部，その他	350
耳	400
鼻，副鼻腔	400
口腔	400

9　画像診断

　画像診断とは，エックス線などを照射して身体内部を画像またはフィルムに映し出して観察し病気の診断を行うことをいいます。一般的に画像診断をレントゲンと呼んだりもします。レントゲン撮影を行えるのは，医師，歯科医師，診療放射線技師に限られます。

〈エックス線の撮影料と診断料〉

撮影方法／シャッター回数		年齢別	診断	デジタル撮影	1	2	3	4	5～
単純撮影	頭部・胸部・腹部・脊椎（耳・副鼻腔・骨盤・腎・尿管・膀胱・頸部・乳房・腋窩・股関節部・肩関節部・肩甲骨・鎖骨含む）→図の▨の部位	6歳以上	85	68	153	230	306	383	459
		6歳未満	85	88	173	261	347	434	520
		3歳未満	85	102	187	281	374	468	561
		新生児	85	122	207	312	415	519	622
	その他の部位（指骨・四肢）	6歳以上	43	68	111	167	222	278	333
		6歳未満	43	88	131	198	263	329	394
		3歳未満	43	102	145	218	290	363	435
		新生児	43	122	165	249	331	414	496

〈加算〉

・電子画像管理加算（フィルム費用は算定不可）：単純撮影**57点**
・画像診断管理加算1：**70点**（月1回）
・時間外緊急院内画像診断加算：**110点**（1日につき）

〈コンピューター断層診断〉

撮影料（一連につき）

6歳以上／新生児⑲，乳幼児（3歳未満）⑭，6歳未満（3歳以上～6歳未満）⑳

E200「1」CT撮影			6歳以上 単純	造影剤使用	冠動脈撮影	外傷全身CT	大腸CT撮影	単純（頭部外傷の場合は青色）	造影剤使用	冠動脈撮影	外傷全身CT	大腸CT撮影
	64列以上	共同使用	1020	+500	+600	+800	+620	⑲1836／⑭1530／⑳1326 (1887)(1581)(1377)	⑲+900 (925)	+600	+800	+620
		その他	1000					⑲1800／⑭1500／⑳1300 (1850)(1550)(1350)				
	16列以上64列未満		900				+500	⑲1620／⑭1350／⑳1170 (1665)(1395)(1215)	⑭+750 (775)			+500
	4列以上16列未満		750					⑲1350／⑭1125／⑳975 (1388)(1163)(1013)	⑳+650 (675)			
	その他		560					⑲1008／⑭840／⑳728 (1036)(868)(756)				

撮影料（一連につき）

6歳以上／新生児⑲，乳幼児（3歳未満）⑭，6歳未満（3歳以上～6歳未満）⑳／全世代共通

E202 MRI撮影			6歳以上 単純	造影剤使用	単純	造影剤使用	心臓撮影	乳房撮影	鎮静下撮影	頭部撮影	全身撮影
	3テスラ以上	共同使用	1620	+250	⑲2916／⑭2430／⑳2106	⑲+450	+400	+100	+80/100	+100	+600
		その他	1600		⑲2880／⑭2400／⑳2080	⑭+375					
	1.5テスラ以上3テスラ未満		1330		⑲2394／⑭1995／⑳1729	⑳+325					
	その他		900		⑲1620／⑭1350／⑳1170						

〈加算〉

・電子画像管理加算（フィルム費用は算定不可）：**120点**　・画像診断管理加算1・2・3・4：**70点・175点・235点・340点**
・E203コンピューター断層診断：**450点**（月1回）　・時間外緊急院内画像診断加算：**110点**（1日につき）

10 投薬・注射

投薬とは，病気やケガの治療のため患者に対して調剤済みの薬剤を与える行為のことをいいます。

注射は，患者の病状に対して薬剤の経口投与（内服・頓服）が困難な場合や，すみやかに薬効を必要とする場合に用いられます。

主な投薬料一覧表

	項　　目			外　　来		入　　院
院内処方	F000　調剤料			内服・頓服	11	7
				外用	8	（1日につき）
				（1処方につき）		
	F100　処方料 （内服薬の種類）	1	3種類以上の抗不安薬，睡眠薬，抗うつ薬，抗精神病薬又は4種類以上の抗不安薬及び睡眠薬の投薬	3歳以上	18	
				3歳未満（＋3）	21	
		2	7種類以上の内服薬の投与，または不安・不眠の患者に1年以上ベンゾジアゼピン系薬剤を投与	3歳以上	29	
				3歳未満（＋3）	32	
		3	1及び2以外の場合	3歳以上	42	
				3歳未満（＋3）	45	
	F500　調剤技術基本料（1患者月1回）			14		42
	F200　薬剤料			薬価によりそれぞれ計算する		

	項　　目			点　　数
院外内処方	F400 処方箋料	1	3種類以上の抗不安薬，睡眠薬，抗うつ薬，抗精神病薬又は4種類以上の抗不安薬及び睡眠薬の投薬	3歳以上	20
				3歳未満（＋3）	23
		2	7種類以上の内服薬の投与，または不安・不眠の患者に1年以上ベンゾジアゼピン系薬剤を投与	3歳以上	32
				3歳未満（＋3）	35
		3	「1」及び「2」以外の場合	3歳以上	60
				3歳未満（＋3）	63

主な注射料一覧表

項　　目		点数
G000　皮内，皮下及び筋肉内注射 （1回につき）		25
G001　静脈内注射（1回につき）		37
	6歳未満（＋52）	89
G002　動脈注射 （1日につき）	1　内臓の場合	155
	2　その他の場合	45
G003　抗悪性腫瘍剤局所持続注入（1日につき）		165
G003-3　肝動脈塞栓を伴う抗悪性腫瘍剤肝動脈内注入（1日につき）		165
G004　点滴注射 （1日につき）	6歳以上（500mL以上）	102
	6歳未満（100mL以上）（＋48）	153
	6歳以上（500mL未満）	53
	6歳未満（100mL未満）（＋48）	101
	血漿成分製剤加算	＋50

項　　目		点数
G005　中心静脈注射（1日につき）		140
	6歳未満（＋50）	190
	血漿成分製剤加算	＋50
G005-2　中心静脈注射用カテーテル挿入		1400
	6歳未満（＋500）	1900
	静脈切開法加算	＋2000
G005-3　末梢留置型中心静脈注射用カテーテル挿入		700
	6歳未満（＋500）	1200
G005-4　カフ型緊急時ブラッドアクセス用留置カテーテル挿入		2500
	6歳未満（＋500）	3000
G006　植込型カテーテルによる中心静脈注射 （1日につき）		125
	6歳未満（＋50）	175
G007　腱鞘内注射		42

11 処 置

　処置とは治療の目的で患者の身体に対して施される手術以外の手当のことで，必要の程度において行われるものです。

主な処置料一覧表　※処置料＝処置手技料＋（薬剤料，特定保険医療材料料）

項　　目	点数
一般処置	
J000　創傷処置（1回につき）	
1　100cm²未満	52
2　100cm²以上500cm²未満	60
3　500cm²以上3000cm²未満	90
4　3000cm²以上6000cm²未満	160
5　6000cm²以上	275
J001　熱傷処置（1回につき）	
1　100cm²未満	135
2　100cm²以上500cm²未満	147
3　500cm²以上3000cm²未満	337
4　3000cm²以上6000cm²未満	630
5　6000cm²以上	1875
J001-2　絆創膏固定術（1回につき）	500
J002　ドレーン法（ドレナージ）（1日につき）	
1　持続的吸引を行うもの	50
2　その他のもの	25
J018　喀痰吸引（1日につき）	48
J020　胃持続ドレナージ（開始日）（1回につき）	50
J022　高位浣腸，高圧浣腸，洗腸（1回につき）	65
J024　酸素吸入（1日につき）	65
J038　人工腎臓（1日につき）（※月14回まで）	
1　慢性維持透析を行った場合1	
イ　4時間未満	1876
ロ　4時間以上5時間未満	2036
ハ　5時間以上	2171
2　慢性維持透析を行った場合2	
イ　4時間未満	1836
ロ　4時間以上5時間未満	1996
ハ　5時間以上	2126
3　慢性維持透析を行った場合3	
イ　4時間未満	1796
ロ　4時間以上5時間未満	1951
ハ　5時間以上	2081
4　その他の場合	1580

項　　目	点数
救急処置	
J044　救命のための気管内挿管（1回につき）	500
J045　人工呼吸	
1　30分までの場合	302
2　30分を超えて5時間までの場合（30分ごと）	＋50
3　5時間を超えた場合（1日につき）	
イ　14日目まで	950
ロ　15日目移行	815
J047　カウンターショック（1日につき）	
1　非医療従事者向け自動除細動器を用いた場合	2500
2　その他の場合	3500
皮膚科処置	
J053　皮膚科軟膏処置（1回につき）	
1　100cm²以上500cm²未満	55
2　500cm²以上3000cm²未満	85
3　3000cm²以上6000cm²未満	155
4　6000cm²以上	270
泌尿器科処置	
J060　膀胱洗浄（1日につき）	60
J063　留置カテーテル設置（1回につき）	40
J064　導尿（尿道拡張を要するもの）（1回につき）	40
整形外科的処置	
J119　消炎鎮痛等処置（1日につき）	
1　マッサージ等の手技による療法	35
2　器具等による療法	35
3　湿布処置	35
栄養処置	
J120　鼻腔栄養（1日につき）	60
ギ プ ス	
J122　四肢ギプス包帯（ギプスシーネ）（1回につき）	
1　鼻ギプス	310
2　手指及び手，足（片側）	490
3　半肢（片側）	780
4　内反足矯正ギプス包帯（片側）	1140
5　上肢，下肢（片側）	1200
6　体幹から四肢にわたるギプス包帯（片側）	1840

12　手　術

手術とは，治療の目的で医療器具（メス等）を用いて患部を切開・切除・結紮・縫合等を行うことです。

〔手術料（加算点数含む），輸血料〕＋薬剤料＋特定保険医療材料料で算定します。

主な手術料一覧表

項　　目	点数
K000　創傷処理	
1　筋肉，臓器に達するもの　長径5cm未満	1400（530）
2　筋肉，臓器に達するもの　長径5cm以上10cm未満	1880（950）
3　筋肉，臓器に達するもの　長径10cm以上　　イ　頭頸部（直径20cm以上）　　ロ　その他	9630（1480）　3090（1480）
※カッコ内は，筋肉，臓器に達しない場合。	
K002　デブリードマン	
1　100cm²未満	1620
2　100cm²以上3000cm²未満	4820
3　3000cm²以上	11230
K005　皮膚，皮下腫瘍摘出術（露出部）	
1　長径2cm未満	1660
2　長径2cm以上4cm未満	3670
3　長径4cm以上	5010
K006-2　鶏眼・胼胝切除術（露出部で縫合伴う）	
1　長径2cm未満	1660
2　長径2cm以上4cm未満	3670
3　長径4cm以上	4360
K007　皮膚悪性腫瘍切除術	
1　広汎切除	28210
2　単純切除	11000
K044　骨折非観血的整復術	
1　肩甲骨，上腕，大腿	1840
2　前腕，下腿	2040
3　鎖骨，膝蓋骨，手，足その他	1440
K046　骨折観血的手術	
1　肩甲骨，上腕，大腿	21630
2　前腕，下腿，手舟状骨	18370
3　鎖骨，膝蓋骨，手（舟状骨を除く），足，指（手，足）その他	11370
K060　関節切開術	
1　肩，股，膝	3600
2　胸鎖，肘，手，足	1470
3　肩鎖，指（手，足）	780

項　　目	点数
K061　関節脱臼非観血的整復術	
1　肩，股，膝	1800
2　胸鎖，肘，手，足	1560
3　肩鎖，指（手，足），小児肘内障	960
K091　陥入爪手術	
1　簡単なもの	1400
2　爪床爪母の形成を伴う複雑なもの	2490
K099　指瘢痕拘縮手術	8150
K174-2　髄液シャント抜去術	1680
K189　脊髄ドレナージ術	460
K199　涙点，涙小管形成術	660
K221　結膜結石除去術	
1　少数のもの（1眼瞼ごと）	260
2　多数のもの（1眼瞼ごと）	390
K222　結膜下異物除去術	470
K286　外耳道異物除去術	
1　単純なもの	260
2　複雑なもの	850
K289　耳茸摘出術	1150
K300　鼓膜切開術	830
K336　鼻内異物摘出術	690
K368　扁桃周囲膿瘍切開術	1830
K369　咽頭異物摘出術	
1　簡単なもの	500
2　複雑なもの	2100
K636　試験開腹術	6660
K718　虫垂切除術	
1　虫垂周囲膿瘍を伴わないもの	6740
2　虫垂周囲膿瘍を伴うもの	8880
K718-2　腹腔鏡下虫垂切除術	
1　虫垂周囲膿瘍を伴わないもの	13760
2　虫垂周囲膿瘍を伴うもの	22050
K898　帝王切開術	
1　緊急帝王切開	22200
2　選択帝王切開	20140

リハビリテーション医療は，外傷や脳血管疾患等により，身体障害，運動障害，言語障害などをもつ患者に対して最大限の機能回復と社会復帰を目指す総合的な治療法です。

疾患別リハビリテーション一覧表

項　　目		（Ⅰ）	（Ⅱ）	（Ⅲ）	算定開始日・算定日数
H000	心大血管疾患リハビリテーション料	205	125		治療開始日より150日以内
H001	脳血管疾患等リハビリテーション料	245	200	100	発症，手術もしくは急性増悪または最初の診断日より180日以内
H001-2	廃用症候群リハビリテーション料	180	146	77	廃用症候群の診断または急性増悪から120日以内
H002	運動器リハビリテーション料	185	170	85	発症，手術もしくは急性増悪日または最初の診断日より150日以内
H003	呼吸器リハビリテーション料	175	85		治療開始日より90日以内
〈加算〉	早期リハビリテーション加算	+25 （1単位につき）			各リハビリテーションの治療開始日から30日限度
〈加算〉	初期加算	+45 （1単位につき）			各リハビリテーションの治療開始日から14日限度

14　入院時食事療養費・生活療養費

また，入院患者に食事を提供した場合，療養費として定額を算定します。入院中の患者の食事料（代）については，点数ではなく金額（定額）で決められていて，1日3食（朝，昼，夕）に対して，1食ごとに食事料の算定ができます。

65歳以上の患者が療養病床に入院した場合，入院時食事療養費の算定はせず，それに代えて食事費と居住費に相当する入院時生活療養費を算定します。

入院時食事療養費と入院時生活療養費一覧表

項　　目		加　　算	
入院時食事療養費（Ⅰ）（1食につき）（1日3食限度） （1）（2）以外の場合 （2）流動食のみを提供する場合	670円 605円	食堂加算（1日につき）（療養病棟を除く）	50円
		特別食加算（1食につき）	76円
入院時食事療養費（Ⅱ）（1食につき）（1日3食限度） （1）（2）以外の場合 （2）流動食のみを提供する場合	536円 490円	加算なし	
入院時生活療養費（Ⅰ） （1）食費（1食につき）（1日3食限度） 　イ　ロ以外の場合 　ロ　流動食のみを提供する場合 （2）居住費（1日につき）	584円 530円 398円	食堂加算（1日につき）（療養病棟を除く）	50円
		特別食加算（1食につき）	76円
入院時生活療養費（Ⅱ） （1）食費（1日につき）（1日3食限度) （2）居住費（1日につき）	450円 398円	加算なし	

■入院時の食事療養にかかる標準負担額（患者の自己負担額）（1日3食を限度）　　（2024年4月現在）

一般（70歳未満）	70歳以上の高齢者	標準負担額（1食当たり）	
●一般（下記以外）	●一般（下記以外）	460円	
		●（例外1）指定難病患者・小児慢性特定疾病児童等 ●（例外2）精神病床入院患者	260円
●低所得者（住民税非課税）	●低所得者Ⅱ（※1）	●過去1年間の入院期間が90日以内	210円
		●過去1年間の入院期間が91日超	160円
該当なし	●低所得者Ⅰ（※2）	100円	

※1　低所得者Ⅱ：①世帯全員が住民税非課税であって，「低所得者Ⅰ」以外の者
※2　低所得者Ⅰ：①世帯全員が住民税非課税で，世帯の各所得が必要経費・控除を差し引いたときに0円となる者，あるいは②老齢福祉年金受給権者

3．診療報酬の算定と請求

1　診療報酬の算定

　保険医療機関に係る診療報酬は，患者ごとの医療行為を各点数表および「入院時食事療養費に係る食事療養及び入院時生活療養費に係る生活療養の費用の額の算定に関する基準」（平成18年厚生労働省告示第99号），「保険外療養費に係る療養についての費用の額の算定方法」（平成18年厚生労働省告示第496号）を根拠にして，医事会計システムで算定します。

　これらの診療報酬点数表等は健康保険法の規定によって定められているものですが，高齢者の医療の確保に関する法律，船員保険法，共済組合法，国民健康保険法の各療養の給付および生活保護法等の公費負担医療の給付を担当する場合の診療報酬は，健康保険法の規定によって定められた診療報酬点数表等に準じて算定する

ことになっています。

　診療報酬の算定は，病院内のコンピュータ化では医事課がはじめてといわれる医事会計システムが段階的に導入・拡大してきましたが，最近ではすべての保険医療機関に医事会計システムが導入されています。これは診療報酬の請求が，従前の書面による診療報酬明細書によるものから電子レセプトでなければならない方法に変わったからです。

　病院内で利用が始まった当初の医事会計システムは，患者情報の登録，診療行為の収益情報の取込み，診療報酬点数表等に基づく診療報酬の算定，一部負担金の請求，診療報酬明細書の作成ほどの性能でした。

　このため医事課における診療報酬の算定方法は病院間の格差はあるものの，診療録や看護記録等を見ながら収益情報を入力したり，診療部門から検査・放射線・投薬等の行為を検査部門等に依頼する際に発行される各種指示票や診察室で行われる処置・注射等の伝票を利用して収益情報を入力していました。

　その後，医事会計システムは飛躍的な技術の進歩により他部門システムからのデータの取込みや24時間の利用が可能となり，処理が速く，システムエラーのない安全性の高いものになるなど，性能が向上し，データ容量等も拡大したため，診療報酬請求書の作成，請求保留の診療報酬明細書や返戻された診療報酬明細書の管理，一部負担金の管理，審査支払機関経由で請求し

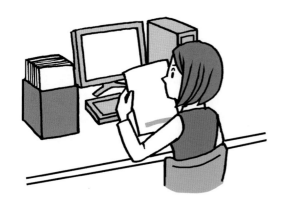

6章
保険請求
報酬
点数表
請求
未収金

図表6-13　医事会計システムとオーダーエントリーシステムのオンライン化

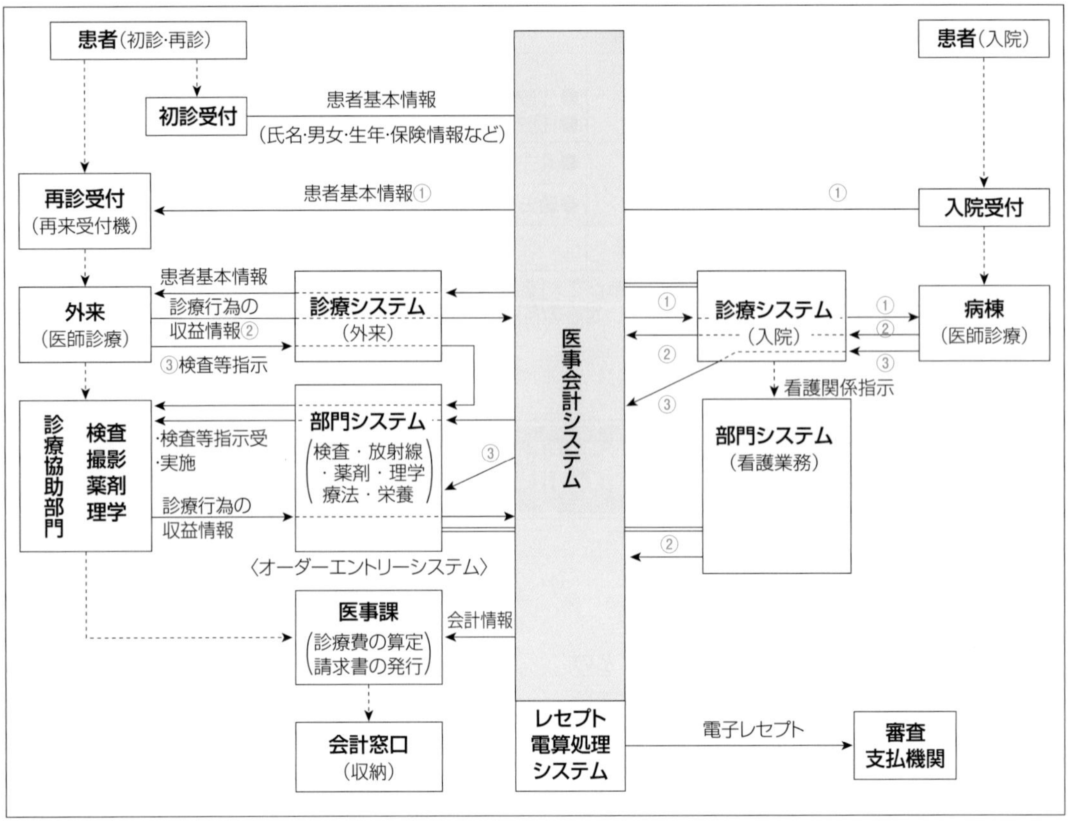

た保険者負担の診療報酬の管理，審査支払機関による減点等，取り扱うことができる業務も拡大しました。

　特に，医事会計システムとオーダーエントリーシステム（発生源入力）がオンライン化されている場合（**図表6-13**）には，医師の診察の際に，患者に対する検査・注射などの指示を診察システムに入力することにより，指示した診療行為は自動的に医事会計システムに取り込まれ，従来であれば医事職員が行っていた入力作業をせずに，診療報酬の算定ができるように大きく変革しました。すなわち収益情報の伝達が紙媒体から電子媒体へ移行したことになります。

　診療報酬の算定根拠は，診療報酬点数表をはじめとして**図表6-3**（診療報酬体系に係る主な厚生労働省告示）（p.149）に掲載している厚生労働省告示や点数算定に係る関係通知等が基本となりますので熟知しておく必要があります。

1）収益情報

　病院に来院した患者へは，医師による診察や診療協助部門職員による検査・X線撮影などが行われ，医師は診察や検査等の結果から医学的総合判断をして必要に応じて処方・手術などを，また，必要に応じて入院治療を行います。これらの診療行為および患者の身体的状況については医師が診療録に記載をしなければなりません。

　一方，診療報酬の算定については，通常医師自身が行うことは少なく，事務部門が行います。現行の診療報酬の請求は電子レセプトにより行われており，従前のように診療録に記載されている診療行為の収益情報を見ながら診療報酬点数表に基づいて診療録の裏面にある「診療の点数」欄を利用した診療報酬はあり得なくなりました。

　電子レセプトによる診療報酬の請求を行うためには，医事会計システムによる診療報酬の算

176

定が前提となり，そのためには，①診療部門から検査・放射線・投薬などの行為を検査部門等に依頼する各種の指示伝票（会計用）や診療現場で行う処置・注射等の伝票などの情報，または，②医事会計システムがオーダーエントリーシステムとオンライン化されている場合は自動的に医事会計システムに取り込む情報の収益情報が必要となります。

収益情報は診療部門や診療協助部門からもれなく発信され，診療報酬の算定を行う医事課へ伝達されなければなりませんが，指示伝票を用いて行われる検査・X線撮影など（オンライン化含む）と違い，診療現場で伝票を介せずに行われる検査・処置・注射などは伝票の発行（入力）もれ，または一部分の起票もれが発生しやすいと言われています。

図表4-18（p.120）の外来指示票は診療現場で発行される伝票の一例ですが，伝票は現場で起票・記録しやすく記録もれしにくいもの，また医事課側でも見やすく入力しやすいものが必要です。

また，医事課に伝達された各種伝票の収益情報は医事会計システムの端末機から入力作業を行いますが，その際には診療行為の名称や回数・数量の誤入力が発生しないように注意するともに，入力後の再点検も必要です。

2）診療行為の入力形式

（1）一般的な入力方法

HAPPYシリーズ〔㈱東芝〕による医事会計システムでは入院または外来であっても診療会計の入力形式はほぼ同じで，コンピュータ画面の1画面に17行までのデータを入力することができます。

（2）診療行為データの基本的な入力形式

診療行為データは品番（6桁以内の数字など，ユーザ任意）を入力する方法をとります。品番が判らない場合にはHELPキーを押すことにより品名検索画面を表示します。

（3）入力の実例（旧点数）

診療行為の事例（外来）について入力実例を示すと，**図表6-14〜図表6-15**のとおりとなり

ます。

図表6-14(1)は，診療行為データを入力したあとの計算結果画面，**図表6-14(2)**は請求明細画面，**図表6-14(3)**は実際に患者に渡す「請求書兼領収証」の例，**図表6-14(4)は病名登録の例**，**図表6-15**はそれをレセプトの形にしたものです。

3）自動加算および自動算定，チェック機能

診療報酬点数表は，時間外加算，乳幼児加算，点滴加算，検査の項目数算定など基本点数に加算したり，基本点数をまるめ計算にするなど，複雑で多岐にわたっており，コンピュータによらない点数算定では，点数算定担当職員の相当な知識，経験および注意力，計算能力がより以上に必要とされます。

しかし，コンピュータを利用した場合は，点数表の仕組みが複雑になってもコンピュータの計算システムも対応して，その機能を備えるようになっているので，点数算定は，加算点数などを特別に認識せずに診療行為データを入力することによって，それぞれの点数について自動算定，自動加算を行うことができ，またチェック機能の付加によってチェックが可能となりました。

これらおもなものは**図表6-16(1)，(2)**のとおりです。

4）正しい算定（入力）

コンピュータを利用した診療報酬の算定は，一定の形式および手順によって診療行為データを入力すれば入力された範囲内では，自動算定，自動加算を行い正確に計算されることが期待できます。

しかし，伝票の発行，入力作業などは人手によって行われており，行われた診療行為に関し，もれなく伝票を発行し，完全に料金化することは非常に困難なことです。

すなわち，万能と思われがちなコンピュータを利用した業務でも，請求もれ，誤請求が発生する現状にあります。

図表6-14⑴　外来会計～レセプト・領収書作成の主な手順（点数は旧点数）

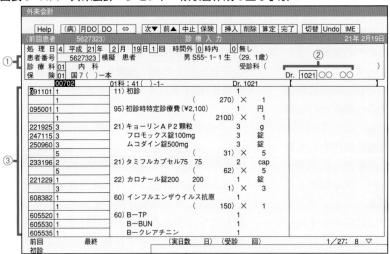

外来会計入力画面を開き，
①患者番号欄に患者登録番号（ID）を入力したのち，診療科を選択する。

②Dr 欄で担当医師を選択する。

③診療行為の品番（伝票に付された番号*）を入力する。なお，オーダーエントリーシステムを採用している場合には，各外来で入力済みとなっている。

＊処方箋には番号が付されていないため，別に薬剤の＜品名検索＞画面より候補薬剤と品番を表示させたうえで選択する必要がある。

図表6-14⑵　外来会計～レセプト・領収書作成の主な手順（点数は旧点数）

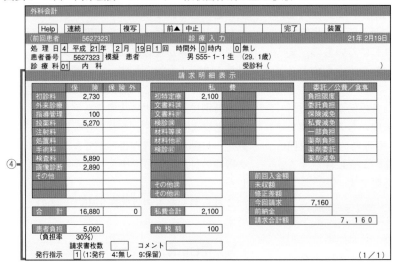

④診療行為すべてを入力後に，＜請求明細表示＞画面を開き，確認する。誤りがなければ，外来診療費の請求書兼領収書〔図表6-14⑶参照〕を発行し，窓口にて支払いが済んだ患者に領収印を押印して渡す。

(1) コンピュータ導入による医事課職員の算定能力の低下

コンピュータ導入の利点として，従前は相当な経験者でしか対応できなかった算定業務が，医事業務に経験がない人でも比較的簡単に，入力のコツをおぼえるだけで対応ができるようになりました。

しかし，患者負担金を計算し，診療報酬明細書を作成していた経験者であっても，伝票に記載してあるコード番号を入力しているのみで，記載もれのチェック，記載内容の整合性チェックがおろそかになり，また点数表を改めて復習，研究する機会が少なくなり，医事課職員が必要

とする算定能力が低下するおそれがあります。

(2) 請求もれ

請求もれの発生場所は，診療側と事務側に分けることができますが，診療側の責に関しては次のことが考えられます。

(1) 診療行為があったが，伝票を発行しない。とくに，医師・看護師などが指示票なしで自ら実施した緊急時の処置，注射，検査などです。

(2) 付随行為のチェックもれまたは記載もれ

(3) 伝票記載が不備

など，ほかにも請求もれにつながる原因が多く

図表 6-14(3)　外来会計～レセプト・領収書作成の主な手順 （点数は旧点数）

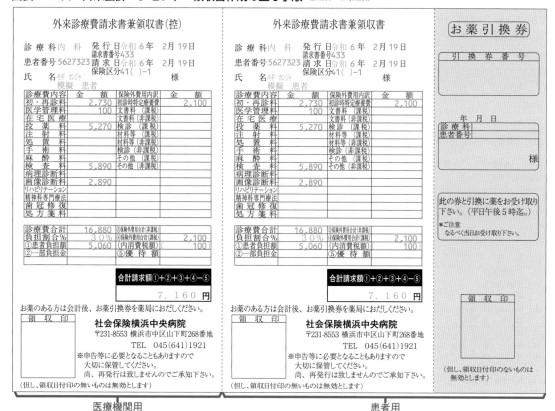

診療費内容	金　額	保険外費用内訳	金　額
初・再診料	2,730	初診時特定療養費	2,100
医学管理料	100	文書料（課税）	
在宅医療		文書料（非課税）	
投　薬　料	5,270	検診（課税）	
注　射　料		材料等（課税）	
処　置　料		材料等（非課税）	
手　術　料		検診（非課税）	
麻　酔　料		その他（課税）	
検　査　料	5,890	その他（非課税）	
病理診断料			
画像診断料	2,890		
リハビリテーション			
精神科専門療法			
歯冠修復			
処方箋料			

外来診療費請求書兼領収書(控)

診療科 内科　発行日 令和 6 年 2月19日
　　　　　　請求書番号433
患者番号 5627323 請求日 令和 6 年 2月19日
　　　　　　保険区分41（　）-1
氏　名 モギ カンジャ　　　　　　様
　　　模擬　患者

診療費合計 16,880　③保険外費用合計（非課税）
負担割合% 30%　④保険外費用合計（課税）2,100
①患者負担額 5,060　（内消費税額）100
②一部負担金　　　　　⑤優待額

合計請求額①+②+③+④-⑤
　　　　　　　7,160 円

お薬のある方は会計後、お薬引換券を薬局におだしください。
領収印　**社会保険横浜中央病院**
〒231-8553 横浜市中区山下町268番地
TEL　045(641)1921
※申告等に必要となることもありますので
大切に保管してください。
尚、再発行は致しませんのでご承知下さい。
（但し、領収日付印の無いものは無効とします）

医療機関用

外来診療費請求書兼領収書

診療科 内科　発行日 令和 6 年 2月19日
　　　　　　請求書番号433
患者番号 5627323 請求日 令和 6 年 2月19日
　　　　　　保険区分41（　）-1
氏　名 モギ カンジャ　　　　　　様
　　　模擬　患者

診療費合計 16,880　③保険外費用合計（非課税）
負担割合% 30%　④保険外費用合計（課税）2,100
①患者負担額 5,060　（内消費税額）100
②一部負担金　　　　　⑤優待額

合計請求額①+②+③+④-⑤
　　　　　　　7,160 円

お薬のある方は会計後、お薬引換券を薬局におだしください。
領収印　**社会保険横浜中央病院**
〒231-8553 横浜市中区山下町268番地
TEL　045(641)1921
※申告等に必要となることもありますので
大切に保管してください。
尚、再発行は致しませんのでご承知下さい。
（但し、領収日付印の無いものは無効とします）

患者用

お薬引換券

引換券番号

年　月　日
診療科
患者番号
　　　　　　様

此の券と引換に薬をお受け取り
下さい。（平日午後 5 時迄。）
＊ご注意
なるべく当日お受け取り下さい。

領収印

（但し、領収日付印のないものは
無効とします）

図表 6-14(4)　外来会計～レセプト・領収書作成の主な手順

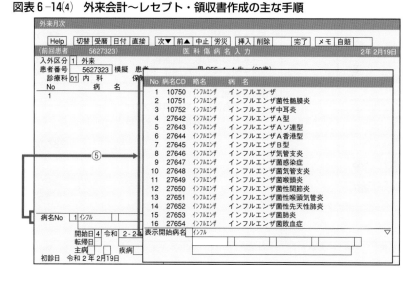

⑤診療録に記載してある傷病名を確認し、＜医科傷病名入力＞画面病名検索を用いて傷病名を入力する。これにより、診療報酬明細書に印字される傷病名の登録が終わり、レセプトが完成する（図表6-15）。

179

6章
保険請求
報酬
点数表
請求
未収金

図表6-15　レセプト（例）（点数は旧点数）

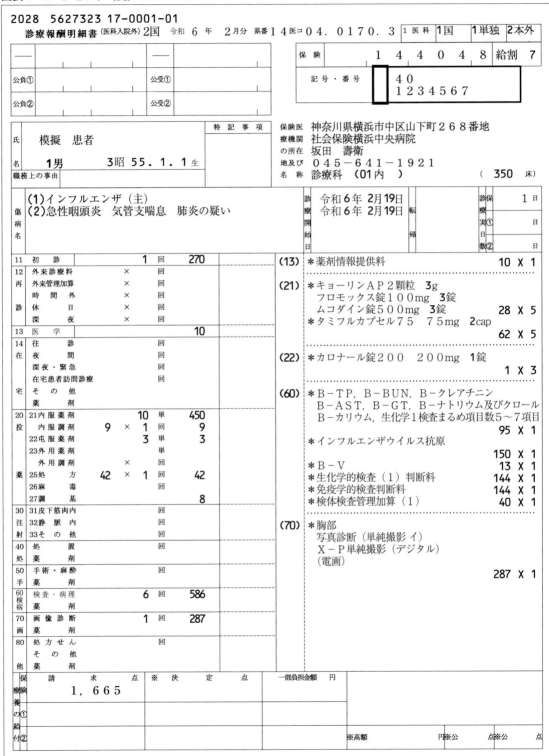

図表6-16⑴　自動加算および自動算定

初診・再診	医学管理等	・初診料・再診料・外来診療料 ・時間外・休日・深夜加算 ・乳幼児加算（6歳未満） ・時間外対応加算，明細書発行体制等加算 ・特定疾患療養管理 ・その他の医学管理等
入院		・入院基本料，入院基本料等加算，特定入院料 ・室料差額，労災用室料 ・乳幼児加算（6歳未満，3歳未満） ・外泊 ・食事療養費・生活療養費 ・その他
投薬		・調剤料，処方料，処方箋料 ・麻薬・毒薬等加算 ・調剤技術基本料 ・多剤投与の薬剤料算定 ・院内製剤加算（入院） ・その他
注射		・点滴注射料・皮下筋肉内・静脈内注射料 ・中心静脈注射 ・点滴・注射加算（年齢加算） ・外来化学療法加算 ・その他

検査	・項目数算定（出血凝固，血液化学，内分泌，腫瘍マーカー，肝炎ウイルス関連） ・実施時間の段階型加算（ホルター型心電図等） ・新生児・乳幼児・幼児加算（穿刺等） ・生体検査2回目以降は逓減（超音波・内視鏡等） ・検体検査判断料自動算定 ・血液採取 ・その他
処置・手術・麻酔	・新生児・乳幼児・幼児加算 ・時間外・休日・深夜加算 ・実施時間または量の段階型加算（麻酔・輸血等） ・四肢等の特別加算（労災） ・その他
歯科	・乳幼児加算（基本診療・処置・修復等） ・心身障害者加算 ・その他
画像診断	・新生児・乳幼児加算 ・部位による撮影・診断料の算定 ・同一部位（単純・断層）につき撮影・診断料の算定 ・CT・MRI同一部位2回目以降は逓減 ・6歳未満胸部撮影のフィルム加算 ・造影剤注入手技料加算 ・その他

図表6-16⑵　チェック機能

・元号と生年月日
・二重登録
・保険の有効期間
・併用保険の組合せ
・初診料と各指導管理料
・各指導管理の重複算定
・各指導管理の算定限度回数
・検査判断料の月内
・生体検査（逓減）の2回以降
・薬品等の極量値
・点数と金額
・自費と保険適用区分
・チェックデジット
・その他

考えられます。

　事務側で発生する請求誤りおよび請求もれについては，未熟さによる基本的な請求誤り，慣れ，見誤り，注意力の散漫さ，診療報酬事務への知識・経験の不足などに起因するものが多いようです。

⑶　外来会計の誤入力

　筆者が以前に勤務していた病院では，診療行為データを端末機の診療会計画面から入力したあと，翌日に担当者を替えて正しい入力作業が実施されているか検証作業を引続き行っていました。

　筆者の在勤中のある1カ月間の外来診療行為データについて，検証作業の結果をまとめたところ，次のことが判明しました（このときの検証内容は，伝票に記載されている行為が正しく入力されているかの事務チェックであり，伝票への記載もれなどの調査は除外しています）。

　この調査では，外来患者1人1日分の診療行為データを1件として各種伝票ごとに検証したところ，1カ月分のデータのうち，3.5％に相当するデータが誤入力でした。誤入力は，正当な点数に対して過少となる傾向にあり，訂正後に点数が増加した件数に対し，訂正後に点数が減少した件数の割合は，約2：1でしたが，誤入力の行為別名とその割合および内容は**図表6**

–17のとおりでした（この分析データは，相当な以前のものでありますが，現在においても同様なことがいえると思います）。

このように診療報酬の算定について，請求もれ，誤算定などいろいろな点で問題があるので，医事担当職員に限らず病院の組織をあげて，これらの問題解決のために取り組む必要があります。

最近ではオーダリングシステムの導入により，医事課職員による診療行為の入力作業がなくなり，誤入力が減っています。

(1) 請求もれ防止のための研究
実態調査，検証制度の確立，診療録との照合，診療行為情報の確実な伝達，よりよい伝票の作成。

(2) 適正な請求
点数表の理解，点数算定の知識・技能の向上，医学的知識の向上，計数処理能力の向上など。

② 患者負担金の算定・徴収

コンピュータによる診療報酬の算定は，患者の診療に伴って発行された外来基本伝票および処方箋，検査伝票など会計用伝票をもとに，担当者が端末機の診療会計入力画面から患者のID番号，診療科および各伝票に表示されている伝票種別番号，入力コード番号（伝票項目番号，記号コード，数字コード），回数などを入力し，決められた方法で操作することによって点数が算定されます。

患者負担金は，入力時に選択した保険の種類（**負担割合**）に応じて計算され，負担金がある場合は日別，科別，保険の種類別に計算され，請求書を発行することができます。

入院の診療報酬の算定は，外来とほぼ同じ入力方法であり，外来に比較して診療データが多く，複雑多岐にわたるものが多いです。

入院の患者負担金は，コンピュータ導入時に設定した計算期間（1月に1回または2回または3回，退院時の請求）ごとに，健康保険などの負担割合に応じ負担金を算定し，請求書を発行することができます。

なお，一部負担金の**端数処理**は，一部負担金

図表6-17 誤入力の行為名とその原因

行為名	割合(%)	誤入力の原因
投 薬	50.1	薬名コードの誤り，投薬量の誤り，投薬日数の誤り，処方箋の全部または一部の入力もれ，投与単位（錠，g）の誤り
検 査	31.0	外来検査（真菌などの）入力もれ，検査伝票の全部または一部の入力もれ，回数もれ，検査コードの見誤り
その他	18.9	伝票の全部または一部の入力もれ，コード番号の見誤り，診療科の選択誤り，保険種別の選択誤り

の額に5円未満の端数があるときは切り捨て，5円以上10円未満の端数があるときは10円に切り上げることになっています（健康保険法第75条，国民健康保険法第42条の2）。

1）一部負担金

一部負担金については医療保険の各法ごとに時代とともに変遷してきています。健康保険の被保険者（健保本人）でみてみれば，昭和59年（1984年）9月までは初診または入院の際の一部負担として一定額を負担していたものが，昭和59年10月からは，診療費の10％を一律に，平成9年（1997年）9月からは診療費の一律20％と外来薬剤一部負担制度が導入されました。

健保家族の場合は，昭和48年（1973年）10月から診療費の30％を一律に，昭和56年（1981年）3月からは入院に限り診療費の20％を一律に負担していました。

また，国民健康保険の被保険者（世帯主と家族）の場合は，昭和43年（1968年）1月から今日まで診療費の30％を一律に負担してきています。

このように，各医療保険制度ごとに負担のあり方に違いがありましたが，今日の急速な少子高齢化，低迷する経済状況により，医療保険財源が深刻化したため，各制度，世代を通じた給付と負担の見直しが平成14年（2002年）10月，平成15年（2003年）4月に実施されました。

内容は給付率の統一，少子化対策の観点から3歳未満の乳幼児については給付率を改善，薬剤一部負担制度の廃止などでありました。

なお，国民健康保険制度においては，従来から，被保険者に特別な理由があって保険医療機関に一部負担金を支払うことが困難と認められるときは，保険者は次の措置をとることができることとなっています。

① 一部負担金を減額する
② 一部負担金の支払いを免除する
③ 一部負担金の徴収を猶予する

この措置により保険医療機関は，患者の一部負担金を含めてレセプトにより国保連合会など審査支払機関を経由して保険者に保険請求し，支払いを受けることができます。

一方，健康保険制度については，平成18年（2006年）10月から国民健康保険等との均衡の観点から，災害等の際の一部負担金の減免等をできるようになりました（健康保険法第75条の2，第110条の2関係）。

健康保険など各医療保険制度の内容は**図表2-4**(1)，(2)（p.40～42）のとおりです。

2）患者負担金の徴収

(1)　現金による徴収

患者負担金は，外来の場合は受診のつど，入院の場合は1月に1～3回又は退院時に計算を行い請求書が発行されます。

患者は請求書に示された額を病院の会計窓口で現金で支払うのが一般的な方法です。

(2)　現金自動払込機，カードによる徴収

最近，病院において待ち時間短縮や現金の紛失の防止及び盗難の防止などの観点から，患者一部負担金等の受領に**現金自動払込機（ATM）**，**デビットカード**，**クレジットカード**，銀行振込みによる徴収が導入されています。

これは医療のIT化，すなわち病院のオーダシステム，電子カルテ化や保険証のICカード化などによるもので，病院は患者一部負担金等の算出をコンピュータで処理し，患者はATMを利用して磁気ストライプ付IDカード（診察券）で支払うべき額を確認のうえ，現金又はデビットカード，クレジットカードで決済するものです。これからなお一層デビットカード等による患者一部負担金の徴収が広がっていくものと思われます。

(3)　一括後払い

第三者の行為による負傷，とくに交通事故によって生じた負傷の診療は，健康保険の適用は可能ですが，交通事故の状況，事情によって**自動車損害賠償保険**（任意保険を含む）を優先適用するため自費扱いになることが多くあります。

この診療費の支払いの責任は，一次的には患者にありますが，相手方または損害保険会社が患者に代って支払う旨，医療機関に申し出ることが多くみられます。

医療機関は，事実関係を確認したうえで相手方または損害保険会社から支払確約書（誓約書など）を徴取して，患者に診療費を負担させることなく，月単位または治癒時など約束時期に相手方などに支払いをさせることを一括後払いと言っています。

(4)　預り金制度

患者が被保険者証を所持しない場合の診療費については自費払いで算出し，徴収することが多いと思われますが，これでは患者の負担が大きくなるので，自費扱いの相当額を預り，後日被保険者証を確認したうえで保険診療に切り替え精算する方法です。

また，松葉杖等の貸与の際に，事前に患者から預り金を受け取ることもあります。このようなときには，病院は，患者側に預る金額，精算方法等を十分に説明し，患者の同意を得たうえでこの制度を運用することが大切です。

(5)　内払い

患者が思った以上の投薬や検査などを施行したため外来の診療費が高額となり，所持金で完納できないとき，内払いとして診療費を受領することがあります。

このようなときは，内払い分の領収書を発行するか内払いに相当する預り証を発行することがあります。このようなときは，患者に不足額をよく説明し，不足額の支払確認（場合によっては支払誓約書の徴取）をする必要があります。不足金の支払日にはだれでもがすぐ処理できるようにしておくことが大切です。

3）領収証等の発行

領収証の発行に関しては，保険医療機関及び保険医療養担当規則（昭和32年厚生省令第15号）の規定により，保険医療機関等は，医療費の内容のわかる領収証を無償で交付しなければなりません。医療費の内容のわかる領収証とは診療報酬点数表等の各部単位で金額の内訳がわかる領収証とし，標準的な様式（**図表6-18**）が示されています。

また，領収書を交付するにあたっては，正当な理由がない限り，明細書を無償で交付しなければなりません。明細書は，診療費の計算の基礎となった診療報酬の区分・項目の名称及びその点数または金額を記載した詳細な明細書を発行することが義務づけられています〔**図表6-19，20⑴，20⑵**〕。レセプト並の領収証を発行した場合は，明細書が発行されたものとして取り扱うこととされています。

なお，患者から診断群分類点数に関し明細書の発行を求められた場合は，入院中に使用された医薬品，行われた検査について，その名称を付記することを原則とし，明細書の様式が示されています〔**図表6-20⑵**〕。ただし，明細書発行機能が付与されていないレセプトコンピュータを使用している場合など正当な理由を有する診療所については，患者から明細書の発行を求められた場合には明細書を交付しなければなりません。この場合にあっては，明細書の発行に係る費用の徴収をすることも可能であり，その費用は社会的に妥当適切な範囲（1,000円以内）とすることが適当です。

〔「医療費の内容の分かる領収証及び個別の診療報酬の算定項目の分かる明細書の交付について」（令和2年3月5日保発0305第2号厚生労働省保険局長）〕

よって，診療費の領収証には印紙税法の規定（営業に該当しない受取書）によって**印紙の貼付**が免除されています。

〔印紙税法第5条（非課税文書）第1号別表第一の非課税物件の欄に掲げる文書〕

③ 診療報酬の請求

1）保険請求業務とは

保険請求業務については先述していますが，毎日患者に対して行われている診療行為は診療報酬点数表・点数算定に係る関係通知に基づいて診療報酬を算定し，月の初日から末日までの診療報酬を診療報酬請求書等の記載要領の規定に従い，入院または外来の患者ごとに1月単位の診療報酬明細書を作成し，その診療報酬明細書の枚数（件数），請求点数，一部負担金などを管掌別（保険者別）に集計して診療報酬請求書を作成します。

作成した診療報酬請求書および診療報酬明細書を審査支払機関に診療月の翌月10日までに提出して保険者に診療報酬を請求することを保険請求業務といいます。

診療報酬の請求は，以前は紙の診療報酬明細書・診療報酬請求書を審査支払機関に直接提出する方法しかありませんでした。

しかし，現在は，医事会計システムに蓄積されているデータをもとにレセプトデータ（電子レセプト）を審査支払機関に送信する方法が行われています。

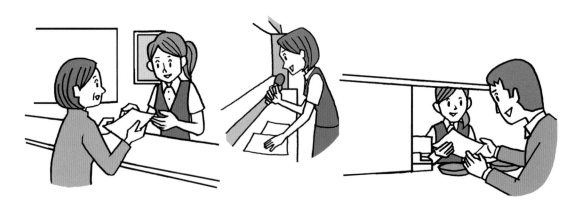

図表6-18　領収証の発行（例）　　　　　　　　　　〔別紙様式1〕（医科診療報酬の例）

領　収　証

患者番号		氏　　名		様			請　求　期　間　（入院の場合）	
							年　月　日〜　　　年　月　日	

受診科	入・外	領収書No.	発　行　日	費　用　区　分	負担割合	本・家	区　　分
			年　月　日				

	初・再診料	入院料等	医学管理等	在宅医療	検査	画像診断	投薬
保険	点	点	点	点	点	点	点
	注　射	リハビリテーション	精神科専門療法	処　置	手　術	麻　酔	放射線治療
	点	点	点	点	点	点	点
	病理診断	その他	診断群分類（DPC）	食事療養	生活療養		
	点	点	点	円	円		

	評価療養・選定療養	その他			保　険	保　険（食事・生活）	保険外負担
保険外負担				合　計	円	円	円
	（内訳）	（内訳）		負担額	円	円	円
				領収額合計			円

※厚生労働省が定める診療報酬や薬価等には，医療機関等が仕入れ時に負担する消費税が反映されています。

東京都○○区○○　　○─○─○
○○○病院

領収印

図表6-19　明細書の記載例（外来）　　　　　　**図表6-20(1)　明細書の記載例（入院・出来高）**

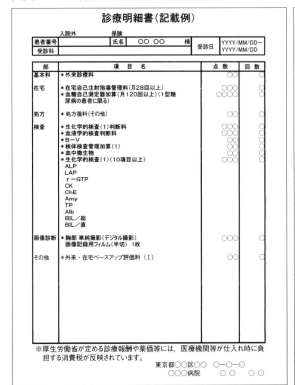

診療明細書（記載例）

入院外		保険			
患者番号		氏名	○○　○○　様	受診日	YYYY/MM/DD〜
受診科					YYYY/MM/DD

部	項　目　名	点数	回数
基本料	＊外来診療料	○○	○
在宅	＊在宅自己注射指導管理料（月28回以上）	○○○	○
	＊血糖自己測定器加算（月120回以上）（1型糖尿病の患者に限る）	○○○	○
処方	＊処方箋料（その他）	○○	○
検査	＊生化学的検査（1）判断料	○○○	○
	＊血液学的検査判断料	○○○	○
	＊B−V	○○	○
	＊検体検査管理加算（1）	○○	○
	＊血中微生物	○○	○
	＊生化学的検査（1）（10項目以上）	○○○	○
	ALP		
	LAP		
	γ−GTP		
	CK		
	ChE		
	Amy		
	TP		
	Alb		
	BIL／総		
	BIL／直		
画像診断	＊胸部　単純撮影（デジタル撮影）	○○○	○
	画像記録用フィルム（半切）　1枚		
その他	＊外来・在宅ベースアップ評価料（Ⅰ）	○○	○

※厚生労働省が定める診療報酬や薬価等には，医療機関等が仕入れ時に負担する消費税が反映されています。

東京都○○区○○　○─○─○
○○○病院　　　○ ○

診療明細書（記載例）

入院		保険			
患者番号		氏名	○○　○○　様	受診日	YYYY/MM/DD〜
受診科					YYYY/MM/DD

部	項　目　名	点数	回数
医学管理	＊薬剤管理指導料2（1の患者以外の患者）	○○○	○
注射	＊点滴注射	○○○	○
	A注0.1%　0.1%100mL1瓶		
	生理食塩液500mL　1瓶		
	＊点滴注射料	○○	○
	＊無菌製剤処理料2	○○	○
処置	＊救命のための気管内挿管	○○	○
	＊カウンターショック（その他）	○○○	○
	＊人工呼吸（5時間超）360分	○○	○
	＊非開胸的心マッサージ　60分	○○	○
検査	＊微生物学的検査判断料	○○○	○
	＊検体検査管理加算（2）	○○	○
	＊HCV核酸定量	○○○	○
リハビリ	＊心大血管疾患リハビリテーション料（1）	○○○	○
	早期リハビリテーション加算		
	初期加算		
入院料	＊急性期一般入院料7	○○○	○
	＊医師事務作業補助体制加算1（50対1）	○○○	○
	＊救命救急入院料1（3日以内）	○○○	○
	＊救命救急入院料1（4日以上7日以内）	○○○	○
その他	＊入院ベースアップ評価料	○○○	○

※厚生労働省が定める診療報酬や薬価等には，医療機関等が仕入れ時に負担する消費税が反映されています。

東京都○○区○○　○─○─○
○○○病院　　　○ ○

6章
保険請求
報酬
点数表
請求
未収金

図表6-20(2)　明細書の記載例（入院・DPC）

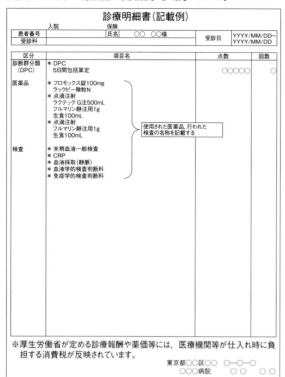

診療明細書（記載例）

入院		保険			
患者番号		氏名	○○　○○様	受診日	YYYY/MM/DD~
受診科					YYYY/MM/DD

区分	項目名	点数	回数
診断群分類 （DPC）	＊DPC 　5日間包括算定	○○○○○	○
医薬品	＊フロモックス錠100mg 　ラックビー微粒N ＊点滴注射 　ラクテックG注500mL 　フルマリン静注用1g 　生食100mL ＊点滴注射 　フルマリン静注用1g 　生食100mL		
検査	＊末梢血液一般検査 ＊CRP ＊血液採取（静脈） ＊血液学的検査判断料 ＊免疫学的検査判断料		

使用された医薬品、行われた
検査の名称を記載する

※厚生労働省が定める診療報酬や薬価等には，医療機関等が仕入れ時に負
担する消費税が反映されています。

東京都○○区○○　○ー○ー○
　　○○○病院　　○○　○○　○○

提出した診療報酬明細書は，審査支払機関の審査委員会において「保険医療機関及び保険医療養担当規則」や診療報酬点数表・点数算定に係る関係通知などの保険診療ルールに従って審査されます。

結果として，診療報酬請求額どおりに審査支払機関から支払われるのがベターですが，減額となることもあります。その減額の要因は，診療内容に関するものとしては，保険診療ルールに照らし，①医学的に適応と認められない，②医学的に過剰・重複と認められる，③①②以外の医学的理由により適当と認められない，④告示・通知の算定要件に合致していないと認められる。

事務上に関するものとしては，①固定点数が誤っている，②請求点数の集計が誤っている，③縦計計算が誤っている，④保険資格関係では喪失後の受診，記号番号の誤り，その他──があります。このため，減点，再審査による減点，診療報酬明細書の返戻，診療報酬明細書の過誤返戻が発生し減額が生じます。

これらを防止するためには，保険診療ルール

に熟知した医師や医療事務担当者が月の途中や診療報酬請求書等の提出前に診療報酬明細書を点検しなければなりません。この点検も含めて保険請求業務といえます。

2）診療報酬請求書等の提出

保険医療機関・保険薬局が，療養の給付および公費負担医療に関する費用すなわち診療報酬を保険者に請求する場合には，審査支払機関である支払基金または国保連合会に診療報酬請求書および診療報酬明細書（レセプト）を提出しなければなりません。

診療報酬請求の具体的な取扱いは，「療養の給付及び公費負担医療に関する費用の請求に関する省令」（昭和51年8月2日厚生省令第36号）（以下，請求省令）に基づいて行うことになっています。

従前から診療報酬の請求は書面（紙）によっていましたが，平成18年（2006年）の省令改正により，医療保険事務の効率化等を推進するため，平成23年（2011年）4月から保険医療機関による診療報酬の請求手続きの一つの方法としてオンライン請求（電子情報処理組織の使用による請求）を原則とし，平成18年（2006年）4月以降，順次オンライン請求への移行を進めることになっていました。

平成21年（2009年）の請求省令改正（平成21年厚生労働省令第151号）では，保険医療機関が診療報酬を請求するときはオンライン請求または電子媒体による請求（光ディスク等を用いた請求）を原則とし，平成27年4月診療分から書面による請求は請求省令に違反することになり，審査支払機関ではレセプトの受付がされません。ただし，レセプトの電子化への対応が困難などの保険医療機関には特例措置が定められており，あらかじめ審査支払機関に届け出る必要があります。

特例措置に該当する保険医療機関等は次のとおりです。〔（療養の給付費等の請求の特例）請求省令第5条・第6条〕

① 手書きで診療報酬の請求を行う場合の特例（猶予措置）
・電気通信回線設備の機能に障害が生じた場合
・レセコンの販売またはリース業者との間で電

子媒体による請求に係る契約を締結している
が，導入等に係る作業が完了していない場合
・改築のため工事中または臨時の施設において
診療を行っている場合
・廃止・休止に関する計画を定めている場合
・その他電子レセプト請求を行うことに，特に
困難な事情がある場合
② **手書きで診療報酬の請求を行う場合の特例**
（免除措置）
・レセプトコンピュータを使用していない保険
医療機関の場合
・診療所において，診療に従事する常動の保険

医の年齢が全員満65歳以上（年齢の判断日）
である場合

電子レセプトによる診療報酬の請求は順次多
くの保険医療機関に取り入れられ，支払基金に
おける電子レセプトの普及状況は，**図表6-21**
のようになっています。

平成27年（2015年）4月診療分から，すべて
の保険医療機関（特例措置の①②を除く）に電
子レセプトによる診療報酬の請求が義務付けら
れています。特例措置に該当する保険医療機関
の診療報酬請求は，従前どおり書面による診療

図表6-21 レセプト請求形態別の請求状況

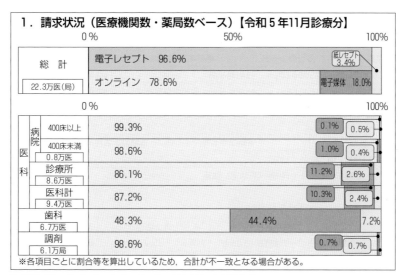

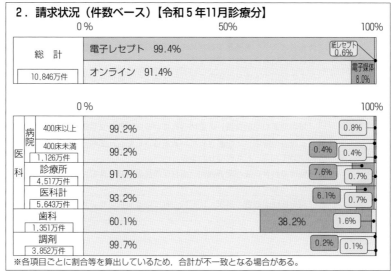

（社会保険診療報酬支払基金 HP ／統計情報より）

図表6-22　各種マスターと電子レセプト（イメージ）（社会保険診療報酬支払基金ホームページより）

```
                          ┌──────────────┐
                          │   電子レセプト   │
                          └──────────────┘

  IR,1,13,1,9999905,,サンプル医科病院,1,42205,0,03-9999-9999,,,,,,,,,,
  RE,12,1112,42204,サンプル　1 2,,2,3598725,,,,998,sample-ika-012,,,,,,0,,,,1
  HO,6132013,1234567,12,2,1728,,,,,,,,,,,,,,
  SY,8842082,4220402,1,,,1,,,,,,,,,,,,,
  SY,4660009,4220405,1,,,1,,,,,,,,,,,,,,,,,,,,,,,,,
  SI,11,1,111000110,,,,,,,,,,,,,,,,,,,,,,,,,,,,,,,,,,,,,,
  SI,,1,111000770,,750,1,,,,,,,,,,,,,,,,,,,,,,,,,,,,,,,,
  SI,12,1,112011310,,70,1,,,,,,,,,,,,,,,,,,,,,,,,,,,,,,
  IY,21,1,620002023,,6,,,,,,,,,,,,,,,,,,,,,,,,,,,,,,,,
  IY,,1,620004432,3,7,5,,,,,,,,,,,,,,,,,,,,,,,,,,,,,
  IY,21,1,610443074,2,62,5,,,,,,,,,,,,,,,,,,,,,,,,,,,
  SI,21,1,120000710,,9,1,,,,,,,,,,,,,,,,,,,,,,,,,,,,,
  SI,25,1,120001210,,42,1,,,,,,,,,,,,,,,,,,,,,,,,,,,,,
  SI,60,1,160000210,,110,1,,,,,,,,,,,,,,,,,,,,,,,,,,,
  CO,,1,810000001,,算定日 ０２日,,,,,,,,,,,,,,,,,,,,,,,,,,,,,,,,,,
  CO,,1,810000001,,（実施Ｐ０２時）,,,,,,,,,,,,,,,,,,,,,,,,,,,,,,
  SI,60,1,160170170,,40,1,,,,,,,,,,,,,,,,,,,,,,,,,,,,,
  SI,60,1,160062110,,144,1,,,,,,,,,,,,,,,,,,,,,,,,,,,,
  SI,60,1,160168450,,150,1,,,,,,,,,,,,,,,,,,,,,,,,,,
  SI,80,1,120002910,,68,1,,,,,,,,,,,,,,,,,,,,,,,,,,,,,
```

┌──────────────┐
│ （参考）紙レセプト │
└──────────────┘

傷病名マスター

マスター種別	傷病名コード	移行先コード	傷病名基本名称	傷病名省略名称	〜
B	2500014	2500014	1型糖尿病	1型糖尿病	〜
B	8841685	8841685	1型糖尿病・関節合併症あり	1型糖尿病・関節合併症あり	〜

医科診療行為マスター

マスター種別	診療行為コード	省略漢字名称	省略カナ名称	〜	新又は現点数	〜
S	111000110	初診	ショシン	〜	270	〜
S	111000370	初診（乳幼児）加算	ショシンカサン	〜	75	〜

医薬品マスター

マスター種別	医薬品コード	漢字名称	カナ名称	単位漢字名称	新又は現金額	〜
Y	610406002	アストニール錠10　10mg	アストニールジョウ10	錠	15	〜
Y	610406003	アストモリジンM錠	アストモリジンMジョウ	錠	21.2	〜

マスター	内容
傷病名マスター	診療報酬請求用の傷病名として、傷病名ごとにユニークなコードを付与したもの
修飾語マスター	傷病名マスターを補足するためのマスターであり、接頭語、接尾語及び部位名の修飾語と傷病名を組み合わせて使用する
歯式マスター	病名に対応する歯又は部位にユニークなコードを付与したもの
医薬品マスター	「薬価基準」に収載されている医薬品について、コードを付与したもの
特定器材マスター	「材料価格基準」に収載されている特定保険医療材料について、コードを付与したもの
コメントマスター	「新明細書の記載要領」に定められている定型的な文字について、コードを付与したもの
医科診療行為マスター	「点数表の解釈」に記載されている項目（ただし、薬剤料、特定保険医療材料等を除く）について、コードを付与したもの
歯科診療行為マスター	「歯科点数表」及び関連通知（歯科保険医療材料を含む）について、ユニークなコードを付与したもの
調剤行為マスター	「調剤報酬点数表の解釈」に記載されている項目について、コードを付与したもの

報酬の請求を行うことができます。

　診療報酬を電子レセプトで請求するためには，保険医療機関の医事会計システムに記録されている診療報酬の情報を，診療報酬点数表（医科，DPC，歯科，調剤）ごとに，社会保険診療報酬支払基金の「電子レセプト作成の手引き」を参考に，標準仕様および記録条件仕様に沿って，レセプト電算マスターコードに置き換えて電子レセプトを作成します。

　レセプト電算マスターコードは，記録条件仕様に記録する情報のうちコードで表現できるマスターコードで，傷病名マスター，診療行為マスター，医薬品マスター，特定器材マスターなどがあります（**図表6−22**）〔請求省令および「保険医療機関又は保険薬局に係る電子情報処理組織等を用いた費用の請求等に関する取扱いについて」平成22年7月30日保総発0730第2号〕。

(1)　電子レセプトによる診療報酬の請求

　診療報酬の請求を行うに当たっては，紙の診療報酬請求書でなく，医事会計システムにより電磁的記録をもって作成した電子レセプトデータ（診療報酬請求書情報・診療報酬明細書情報）を審査支払機関に期日までに送信または提出することになっています。

①　電子情報処理組織の使用による診療報酬の請求（オンライン請求）

　保険医療機関は医事会計システムで作成した電子レセプトデータをオンライン接続用パソコンにより厚生労働大臣の定める方式に従って電気通信回線を利用してオンライン請求センターに送信します。支払基金では，オンライン請求センターに送信されたレセプトデータを，Webサーバで受け付け，既存のシステムに接続し業務処理を行うことになります。（概要は**図表6−23**）。

②　光ディスク等の電子媒体による診療報酬の請求

　保険医療機関は医事会計システムで作成した電子レセプトデータを厚生労働大臣の定める方式に従って記録した光ディスク等（ＦＤ，ＭＯ，ＣＤ−Ｒ）を，「光ディスク等送付書」を添付のうえ審査支払機関に期日まで提出して行います。

(2)　書面（紙）による診療報酬の請求

　紙による診療報酬の請求は，請求省令第7条第3項・第4項に定める様式（p.190　**図表6−24**）を用いて診療報酬請求書等の記載要領に従い，手書きで診療報酬請求書および診療報酬明細書を作成し，審査支払機関に期日までに提出することになっています。

(3)　高点数の診療報酬明細書への資料の添付

　保険医療機関が審査支払機関に診療報酬を請求するときに，請求省令第1条第2項・第3項（電子情報処理組織の使用による請求等）および第7条第2項〔書面（紙）による請求〕に定める「厚生労働大臣の定めるもの」の診療報酬明細書（高点数の診療報酬明細書）には，「診療日ごとの症状，経過及び診療内容を明らかにする資料」を添付しなければなりません。

　「厚生労働大臣の定めるもの」の診療報酬明細書とは，

　　ⓐ医科診療に係る療養の給付費等のうち合計点数（心・脈管に係る手術を含む診療に係るものについては特定保険医療材料に係る点数を除いた合計点数）が35万点以上のもの，

　　ⓑ歯科診療に係る療養の給付費等のうち合計点数が20万点以上のもの

をいいます。〔「療養の給付及び公費負担医療に関する費用の請求に関する省令第1条第2項及び第3項並びに第7条第2項の規定に基づき厚生労働大臣が定めるもの」（平成6年10月14日厚生省告示第345号）〕

　添付する資料は，具体的には次のとおりです。

①　請求省令第1条第2項等に基づき電子情報処理組織の使用による請求を行う等の場合又は書面による請求を行う場合

　患者の主たる疾患の診断根拠となった臨床症状と，その診察・検査所見および実施された治療行為（手術・処置，薬物治療など）の必要性と，それらの経過について担当医が記載したもの。

　また，診療報酬明細書の合計点数が100万点以上である場合は，次に掲げる薬剤および処置に係る症状等について，担当医が別に記載したもの。

図表6-23　オンライン請求システムの概要（社会保険診療報酬支払基金ホームページより）

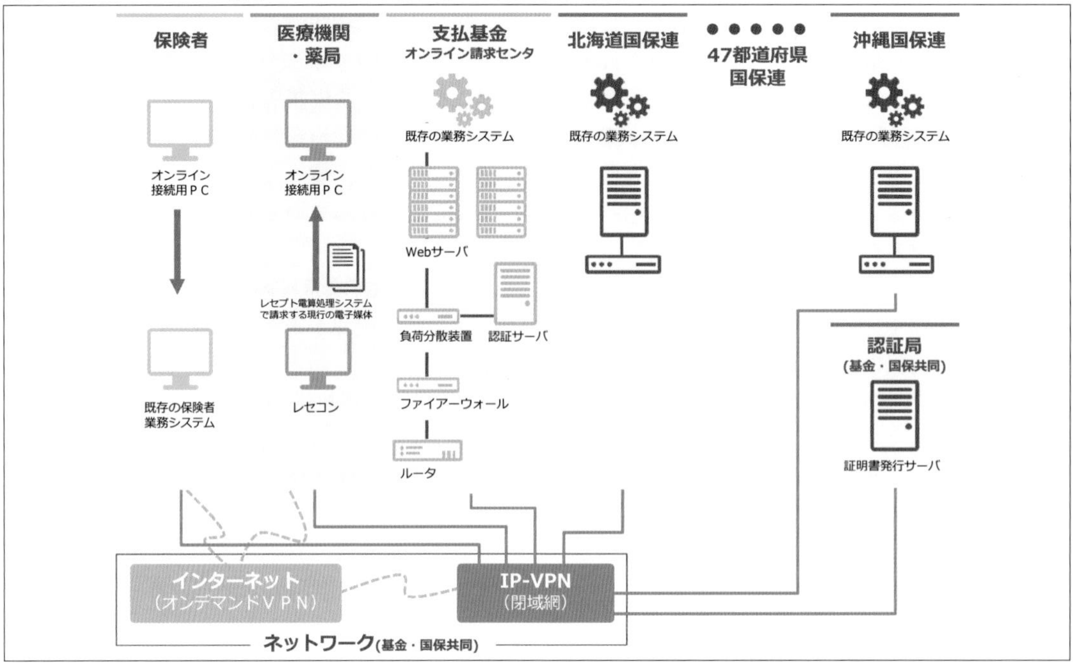

図表6-24　診療報酬請求書等の様式一覧表

〔療養の給付及び公費負担医療に関する費用の請求に関する省令第7条第3項の規定に基づき厚生労働大臣が定める様式（平成20年3月厚生労働省告示第126号）〕

区　　分			様式番号
診療報酬請求書	＊医科・歯科，入院・入院外併用（国民健康保険又は後期高齢者医療の被保険者に係るものを除く）		様式第1 (1)
	＊医科，入院外　　　　　　　　（　　　　　　〃　　　　　　）		〃　　(2)
	＊歯科，入院外　　　　　　　　（　　　　　　〃　　　　　　）		〃　　(3)
	＊医科・歯科　　　　　　（国保の被保険者に限る）		様式第6
	＊　　〃　　　　　　　　（後期高齢者医療の被保険者に限る）		様式第8
診療報酬明細書	＊算定告示別表第1（医科），入院時食事療養費及び入院時生活療養費の告示又は保険外併用療養費の告示（医科の例による場合）	入院	様式第2 (1)
		入院外	様式第2 (2)
	＊厚生労働大臣が指定する病院の病棟における療養に要する費用の額の算定方法により算定する場合に限る	医科入院包括評価用	様式第10
	＊算定告示別表第2（歯科），入院時食事療養費及び入院時生活療養費の告示又は保険外併用療養費の告示（歯科の例による場合）	歯科	様式第3
調剤報酬請求書	（国民健康保険又は後期高齢者医療の被保険者に係るものを除く）		様式第4
	（国保の被保険者に限る）		様式第7
	（後期高齢者医療の被保険者に限る）		様式第9
調剤報酬明細書	＊算定告示別表第3（調剤）	―	様式第5

〔参照：診療報酬請求書等の記載要領等について（昭和51年8月7日保険発第82号）別添1．診療報酬請求書等一覧表〕

⑺　薬剤関係

　　血栓溶解剤，遺伝子組換え製剤，人免疫グロブリン製剤，人血清アルブミン製剤・血漿蛋白製剤，乾燥濃縮人アンチトロンビンⅢ製剤，プロスタグランディン製剤，新鮮凍結人血漿，抗生物質製剤

⑷　処置関係

　　血漿交換療法，吸着式血液浄化法，人工腎臓

② **請求省令第7条第2項に基づき書面により請求を行う場合**

所定単位当たりの価格が205円以下の薬剤を除く全ての使用薬剤について，別紙（日計表）様式により，投薬，注射，処置および手術の区分ごとに（該当する項目を丸で囲むこと），各薬剤の日々の使用量を記載した日計表。「平成10年10月28日保険発第160号診療報酬明細書に添付する資料について」

添付する資料は，ⓐ電子情報処理組織の使用による請求（請求省令第1条第2項）を行う場合は審査支払機関のファイルに記録し，ⓑ光ディスク等を用いた請求（同第3項）を行う場合は光ディスク等に記録して，ⓒ書面による請求（請求省令第7条第2項）を行う場合は書面による資料を添付して行うことになっています。

⑷　診療報酬請求書の提出日

保険医療機関は，診療報酬請求書・診療報酬明細書を診療月の翌月の10日までに審査支払機関に提出しなければなりません（請求省令第2条第1項，第7条第4項）。

⑸　診療報酬請求権の時効

診療報酬請求権は，民法第166条第1項1号（債権等の消滅時効）の規定により5年間これを行使しないとき時効によって消滅します。その起算日は権利を行使することができることを知った時からです。

具体的には，診療月の翌日1日（国民健康保険の場合は翌々月の1日）から起算して5年間で消滅時効が完成します（令和2年5月8日保発0508第1号民法の一部を改正する法律等の施行について）。

> ※民法（債権関係）の改正
> 　民法の一部を改正する法律（平成29年法律第44号）により，旧法の職業別の例外規定を廃止し，原則として5年に統一され，令和2年4月1日から施行されました。
> 　（債権等の消滅時効）第166条第1項第1号

3）審査支払機関と審査

保険者は，健康保険法の規定により，保険医療機関から提出された診療報酬請求書を同法の定めに従い審査し，その診療報酬を保険医療機関に支払うことが原則となっています〔**図表6-25⑴⑵**〕。

保険者において診療報酬請求書の審査を行うためには，健康保険法・療養担当規則・診療報酬点数表および関連通知の熟知，傷病名に対する知識，医薬品に対する適応・投与量やその他多くの医学的知識が必要です。

これらを行うことができる人材を確保するのは困難であり，健康保険法等の規定にその業務は委託することができるという定めがあるため，ほとんどの保険者は診療報酬請求書の審査および支払いの業務を審査支払機関に委託しています（健康保険法第76条第5項，国民健康保険法第45条第5項）。

⑴　審査支払機関

審査支払機関は，都道府県ごとに設置された社会保険診療報酬支払基金（支払基金）と国民健康保険団体連合会（国保連合会）があり，職域保険を主体とした健康保険などの診療報酬請求書の審査・支払は各都道府県の支払基金が保険者から委託を受け，地域保険を主体とした国民健康保険の診療報酬請求書の審査・支払は各都道府県の国保連合会が保険者から委託を受けています。

平成19年（2007年）4月からは健康保険法等の改定により，保険者は支払基金または国保連合会のいずれにも審査・支払の事務委託ができるようになりました。

なお，平成14年（2002年）12月の厚生労働省保険局長通知（保発第1225001号）により，健康保険組合の保険者は特定の保険医療機関と合意した場合は，その特定の保険医療機関に受診し

図表 6-25⑴　診療報酬の請求から審査支払までの流れ

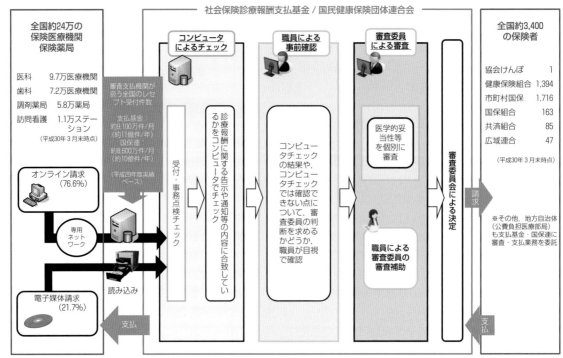

※平成30年3月診療分に係る支払基金への請求状況（件数ベース）である。

令和元年6月12日第118回社会保障審議会医療保険部会（資料1-1）

図表 6-25⑵　診療報酬の請求と支払いの流れ

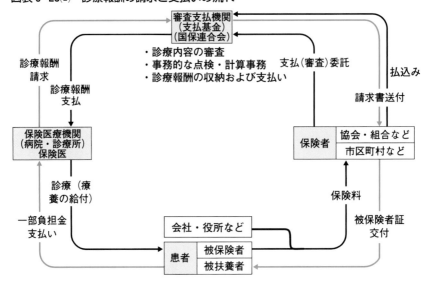

た当該健康保険組合の被保険者・被扶養者に係る診療報酬請求書を審査支払機関に委託することなく，十分な知識・能力を有する医師・歯科医師に審査を担当させ，支払を行うことができるようになりました（旧通知では支払基金に委託するように指導していました）。また，審査・支払事務を自ら行うことなく支払基金以外の事業者に委託することも可能となりました。

①　社会保険診療報酬支払基金

支払基金は，全国健康保険協会・健康保険組合・各種共済組合の保険者や国民健康保険の保険者，後期高齢者医療広域連合から委託を受けて，保険医療機関および保険薬局より提出された診療報酬請求書の審査を行い，全国健康保険協会等の保険者に審査後の診療報酬額を請求し，保険者から支払基金に払い込まれた診療報酬を保険医療機関に対して支払いを行うことを目的として設立した機関です。支払基金は本部のほかに各都道府県支部が設置されています。

そのほか，生活保護法，児童福祉法などの公費負担医療，老人保健施設療養費などの支払いに関する意見を述べたり，また，審査に関する事務，支払いに関する事務の委託を受けています。

②　国民健康保険団体連合会

国保連合会は，支払基金と同様に，国民健康保険の保険者や全国健康保険協会などから委託を受けて，保険医療機関および保険薬局より提出された診療報酬請求書の審査を行い，保険者から国保連合会に払い込まれた診療報酬を保険医療機関に支払いを行うことを目的として設立された機関です。

(2)　審査委員会
①　審査委員会

審査委員会は，各都道府県の支払基金（社会保険診療報酬支払基金法第16条第1項）および国保連合会（国民健康保険法第87条）に設置され，保険医療機関から提出された診療報酬請求書を保険診療ルールに適合しているかどうかを審査する機関です（**図表6-33**）。

審査委員会の委員は，診療側を代表する者・保険者を代表する者および学識経験者（公益）の三者から構成されており，その数は診療側を

図表6-26　特別審査委員会審査状況

令和5年12月審査分の受付件数（速報値）

全体の受付件数は4,786件，前年同月と比べて8.7%の増加

1．受付件数
単位：件（伸び率は%）

区分		件数	対前年同月伸び率
合計		4,786件	—
医科	入院（38万点以上）	4,254件	+8.2%
	入院（改正 拡大分）	334件	—
	入院外	1件	—
歯科		197件	+12.6%
漢方		0件	—

2．医科（入院）の内訳
単位：件（カッコ内は構成割合）

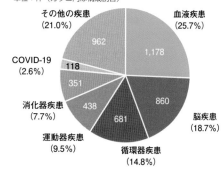

その他の疾患（21.0%）962
血液疾患（25.7%）1,178
COVID-19（2.6%）118
消化器疾患（7.7%）438
運動器疾患（9.5%）681
循環器疾患（14.8%）860
脳疾患（18.7%）
351

（社会保険診療報酬支払基金HP／2024年1月定例記者会見より）

代表する者および保険者を代表する者についてはそれぞれ同数の委員を支払基金幹事長（国保連合会の場合は県知事）が委嘱し，その委員の任期は2年間と定められています。

②　特別審査委員会

保険者から委託を受けて行う診療報酬請求書の審査に関する事務のうち「厚生労働大臣の定める診療報酬請求書」（高額な診療報酬明細書）については，特別審査委員会を設置して審査を行うことになっています（支払基金法第21条第1項，国保法第45条第6項，高齢者の医療の確保に関する法律第70条第5項）。

特別審査委員会の委員は，審査委員会と同様に診療側代表者・保険者代表者・学識経験者の三者構成となっています。

高額な診療報酬明細書以外の診療報酬明細書の審査は各都道府県に設置された支払基金または国保連合会で行いますが，高額な診療報酬明

細書の審査を行う特別審査委員会は，支払基金では基金本部に，国保連合会の場合は委託した国民健康保険中央会にそれぞれ設置されています。

高額な診療報酬明細書とは，「社会保険診療報酬支払基金法第16条第1項，国民健康保険法第45条第6項及び高齢者の医療の確保に関する法律第70条第5項の規定に基づき厚生労働大臣の定める診療報酬請求書」（昭和59年9月28日厚生省告示第172号）に規定されており，次のように定められています。

ⓐ 入院に係る診療報酬明細書のうち合計点数（心・脈管に係る手術を含む診療に係るものについては特定治療材料に係る点数を除いた合計点数）が38万点以上のもの（特定機能病院・臨床研究中核病院にあっては35万点）

ⓑ 診療報酬明細書のうち診療報酬の算定方法（平成20年厚生労働省告示第59号）別表第1区分同種死体肺移植術，生体部分肺移植術，同種心移植術，同種心肺移植術，生体部分肝移植術または同種死体肝移植術に係る手術を含む診療に係るもの

ⓒ 歯科診療に係る診療報酬明細書のうち合計点数が20万点以上のもの。

社会保険診療報酬支払基金における審査の受付状況（月間）は**図表6-26**のようになっています。

(3) 審 査

審査とは，保険医療機関から審査支払機関に提出された診療報酬請求書が，療養担当規則，診療報酬点数表および関連通知など（**保険診療ルール**）に適合しているかどうかを確認する作業です。

具体的には，診療報酬の請求内容が保険診療ルールに照らし，適合しているかどうかを次の項目について審査します。

① **記載事項の確認**

記載もれや記号番号・保険者等の内容不備に関する確認

② **診療行為の確認**

診療行為の名称，点数，回数，医学的な適否，算定要件等に関する確認

③ **医薬品の確認**

医薬品の名称，価格，適応，用法，用量，医学的な適否などに関する確認

④ **医療材料の確認**

医療材料の名称，価格，用法，使用量，医学的な適否などに関する確認

① 紙レセプトの審査

紙レセプトは，毎月，保険医療機関から審査支払機関に提出され，審査にあたっては，審査支払機関の審査委員がレセプトをめくりながら記載されている内容を点検し，保険診療ルールに適合しているかどうかを目視しています。

審査支払機関の原審査は，単月点検であり，保険医療機関への診療報酬の支払期日が定められていることもあって，決められた日までに審査を終了させなければなりませんので，すべてのレセプトについて網羅的に審査を行うことが困難であるとしています。

② 電子レセプトの審査

厚生労働省は，診療報酬の電子レセプトによる請求を義務化しており，支払基金では電子レセプトについて，可能な限り多くの保険診療ルールに対する適合性をコンピュータチェックの対象にすることを基本とし，単月点検のほか，突合点検および縦覧点検を実施しています。

しかし，コンピュータチェックの充実を図っても，患者の個別性を重視する医療の要請との関係から，機械的な判断の不可能な保険診療ルールが存在しているため，そうした部分では人の目視による審査が行われています。

機械的な判断の不可能な保険診療ルールの例示として，次のようなものが挙げられています。

＊療養担当規則における投薬の場合

「投薬は必要と認められる場合に行う」

「治療上1剤で足りる場合には1剤を投与し，必要と認められる場合には2剤以上投与する」

＊点数表における救急医療管理加算等の場合

「その他○○に準じるような重篤な状態」

＊医薬品の用法・用量の場合（医薬品の添付文書）

「年齢・症状により適宜増減」

図表 6-27　受付・事務点検 ASP（社会保険診療報酬支払基金ホームページより）

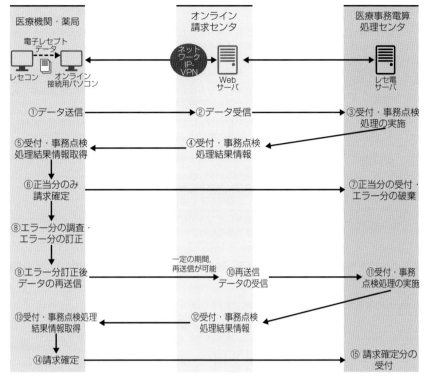

※受付・事務点検 ASP 機能によりエラーとなるレセプトは，事務的な記載誤り等により支払基金から返戻となるものが該当する。

(a)　コンピュータチェック

　電子レセプト（オンライン請求）は，レセプトデータを保険医療機関から電気通信回線を利用して審査支払機関の電子計算機のファイルに記録することによって行われています。

　支払基金では，保険医療機関から送信されたレセプトデータを受け付ける段階で，受付・事務点検 ASP（機械的事前点検）（図表 6-27）により記載事項の確認，診療行為の確認，医薬品の確認などのコンピュータチェックを行い，保険診療ルールに適合しない可能性がある診療行為等の抽出を行っています。

　コンピュータチェックによって，保険医療機関は患者氏名の記録もれなど事務的な誤りがあるレセプトを確認することができ，エラーを速やかに訂正し，当月（12日まで）のうちに訂正したレセプトを再提出できます。

　保険診療ルールに適合しない可能性があるレセプトについては，審査委員会の審査に先立ち，支払基金の職員による画面審査が行われます。

その後，審査委員による画面での医学的判断の審査を経て，審査委員会による診療報酬額の決定が行われます。

(ア)　チェックマスターを活用したコンピュータチェック

　チェックマスターを活用したコンピュータチェックでは，次のようなマスターを構築し，これらを参照して，電子レセプトをチェックします。

・**診療行為マスター，医薬品マスターなどの基本マスター**：診療報酬の算定内容の適否

・**医薬品の適応・用量に関するチェックマスター**：傷病名と医薬品の適応・用量との対応の適否

・**医薬品の禁忌並びに併用禁忌及び併用注意チェックマスター**：傷病名と医薬品の禁忌との対応や医薬品相互の併用禁忌・併用注意の対応の適否

・**処置，手術及び検査の適応チェックマス**

図表6−28　突合点検の具体的項目

区分	チェック内容	チェック条件
算定ルールの チェック	医科・歯科レセプトに記録されている処方箋料の種類と調剤レセプトに記録されている医薬品の品目数の適否等	医科・歯科のレセプトでは，7種類未満の内服薬の投与を行った場合の処方箋料が算定されているのに対して調剤レセプトで7種類以上の内服薬が記録されていないか等 　※処方箋料……7種類以上400円，7種類未満680円
医薬品 チェック	適応症	調剤レセプトに記録されている医薬品に対する適応傷病名が医科・歯科レセプトに記録されているか
	投与量	調剤レセプトに記録されている医薬品の投与量が，医科・歯科レセプトに記録されている傷病名に対する投与量として妥当か
	投与日数	調剤レセプトに記録されている医薬品の投与日数が制限を超えていないか
	傷病名と医薬品の禁忌	調剤レセプトに記録されている医薬品の禁忌病名が医科・歯科レセプトに記録されているか
	医薬品と医薬品の併用禁忌	調剤レセプトに記録されている医薬品の中に併用禁忌，併用注意に該当するものはないか

図表6−29　突合点検結果連絡書（兼処方箋内容不一致連絡書）（機械様式第120号の1）（社会保険診療報酬支払基金）

（当該事例は，突合点検によりA剤10錠を0錠に査定した場合）
この帳票は，「突合点検に係る責別確認の流れ」の②及び③に該当します。

注　保険者番号等欄の「42-13-6010」は，70歳代前半の被保険者等に係る一部負担金等の軽減特例措置の金額を表示しています。

【突合点検結果について】
・貴院から請求されたレセプトと処方箋に基づく調剤レセプトを照合して点検した結果，審査委員会において上記のとおり決定いたしました。
・「請求内容」欄の医薬品等が貴院発行の処方箋の内容（ジェネリック医薬品への変更を除く。）と相違している場合は，該当医薬品等に「○」印を付し，毎月18日（土曜日，日曜日，祝日の場合は翌平日）必着で支払基金に送付願います。
・ご連絡いただきました事項については，保険薬局から処方箋（写）を取り寄せ，内容を確認の上，突合点検による査定額の調整先（貴院又は保険薬局）を決定させていただきます。
・申出のない査定分につきましては，翌月の支払時に貴院の診療報酬から調整させていただきます。

図表6-30　突合点検に係る責別確認の流れ

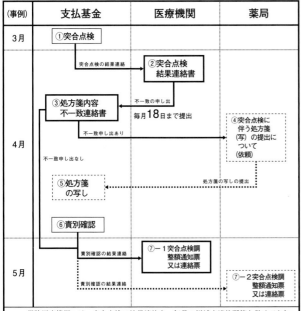

保険医療機関の場合

1．突合点検に係る責別確認の流れ			
(事例)	支払基金	医療機関	薬局
3月	①突合点検		
	突合点検の結果連絡→	②突合点検結果連絡書	
4月	③処方箋内容不一致連絡書	不一致の申し出 毎月18日まで提出	
	不一致申し出あり→		④突合点検に伴う処方箋(写)の提出について(依頼)
	不一致申し出なし		
	⑤処方箋の写し←‥‥		‥処方箋の写しの提出
	⑥責別確認		
5月	責別確認の結果連絡→	⑦-1突合点検調整額通知票又は連絡票	
	責別確認の結果連絡‥‥		⑦-2突合点検調整額通知票又は連絡票

- 保険医療機関へは，突合点検の結果連絡を，毎月の増減点連絡所等と併せてお知らせします。
- 保険医療機関は，「突合点検結果連絡書」の「請求内容」欄の医薬品又は調剤技術料等に関して，交付した処方箋の内容と相違している場合（ジェネリック医薬品への変更を除く。）は，「突合点検結果連絡書」の「請求内容」欄の該当する医薬品等を○で囲み，「処方箋内容不一致連絡書」として支払基金支部あて郵送により，「突合点検結果連絡書」の届いた月の18日（必着）までに申し出します。
- 申し出期限までに「処方箋内容不一致連絡書」による申し出がない場合は，突合点検による査定額を，原則，レセプト請求月の翌月請求分に係る保険医療機関の支払額から調整します。

ター：傷病名と処置，手術および検査の適応との対応の適否
・特定保険医療材料の適応及び用量に関するチェックマスター：傷病名・診療行為名と特定保険医療材料の適応および用量との対応の適否

⑷　電子点数表を活用したコンピュータチェック

電子点数表を参照して，電子レセプトの算定ルールに対する適合性をコンピュータチェックします。

⑸　突合点検および縦覧点検

紙レセプトは，毎月，保険医療機関から提出されて支払基金の審査を経て保険者に送付されるため，支払基金にはレセプトデータの蓄積ができません。

しかし，電子レセプトについては，支払基金においてレセプトデータの蓄積および

一定の条件に応じた抽出が容易であるため，従来の単月点検のみならず，医科（歯科）レセプトと調剤レセプト，当月レセプトと過去のレセプト，入院レセプトと入院外レセプト——を電子的に照合して当月請求分レセプトの点検が行われるようになっています。この電子レセプト請求に係る突合点検および縦覧点検は，平成24年3月審査分から実施されています。

突合点検

突合点検とは，電子レセプトで請求された同一患者に係る同一診療月において，処方箋を発行した保険医療機関のレセプトと，その処方箋をもとに調剤した保険薬局の調剤レセプトの組合せを対象とし，医科（歯科）レセプトに記載された傷病名と調剤レセプトに記載された医薬品の適応・投与量・投与日数などの点検（図表6-28）を行い，審査委員会で審査決定することを言います。

突合点検による査定減額分は，当月請求分に係る支払額から調整を行わず，診療報酬が支払われます。

突合点検の査定に係る支払額については，まず突合点検の査定結果を保険医療機関に連絡します（突合点検結果連絡書）（図表6-29）。保険医療機関が処方箋の内容と不一致であることを確認した場合，その申し出を受けて保険薬局から処方箋の写しが取り寄せられます。そして，保険医療機関の処方箋の内容が不適切であったことによるものか，または，処方箋の内容と異なる調剤を保険薬局が行ったことによるものかを確認（責別確認）（図表6-30）したうえで，原則，請求翌々月に支払額が，保険医療機関か保険薬局から調整されます。調剤が不適当な場合は保険薬局から，病名もれなど処方箋が不適当な場合は保険医療機関から，調整されます。

縦覧点検

縦覧点検とは，同一保険医療機関に係る同一患者において，当月分の医科（歯科）レセプトと，直近6カ月分の複数月のレセプトの組合せを対象とし，当月分のレセプトについて，直近6カ月分のレセプトの請求内容を参照しながら，診療行為（複数月に1回を限度

区分	チェック内容		チェック条件
算定ルールの チェック	一定期間内における 算定回数等の適否		3月に1回を限度として算定できる診療行為が3月に2回以上算定され ていないか等
医薬品 チェック	投与量		調剤レセプトに記録されている医薬品の投与量が，医科・歯科レセプト に記録されている傷病名に対する投与量として妥当か
	投与日数		調剤レセプトに記録されている医薬品の投与日数が制限を超えていない か
診療行為 チェック	実施回数		特定の診療行為が過剰に算定されていないか
過去の審査履 歴に照らした チェック	過去の査定事例と同じ請求		前月の査定事例と同じ請求が同一患者について行われていないか

図表6-32　平成31年1月審査分　請求1万点当たり原審査査定点数におけるコンピュータチェックの効果（単月点検分）

　平成31年1月審査分の医科電子レセプトにおける，請求1万点当たりの原審査査定点数は22.7点となっています。このうち，コンピュータチェックを契機とした原審査査定点数は8.4点であり，全体の36.9%を占めています。

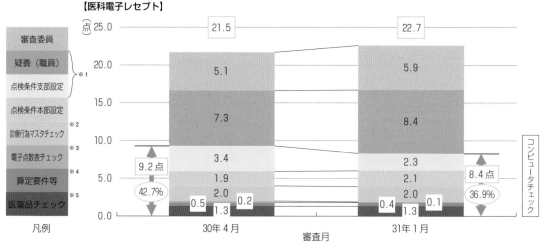

（注）　グラフ内における全体の原審査査定点数及びコンピュータチェック割合については，各区分の数値の小数点第2位を四捨五入しているため
　　　グラフ内に係る数値の集計結果と一致しない場合がある。

※1　基金本部または支部が事前に設定した診療行為等についての傷病名，回数（量）等をチェック
※2　診療行為に対する傷病名の適応をチェック
※3　告示及び通知により規定された算定ルールの内容を電子情報テーブル化し，算定の適合性をチェック
※4　レセプト情報の記録が記録条件仕様に適合しているか，また，固定点数誤りがないか等をチェック
※5　傷病名と医薬品の適応症等をチェック

電子レセプトに対するコンピュータチェックは，上記（※1～5）によりチェックを行い，適合しないレセプトを抽出し，その内容を職員が確認のうえ，最終的に審査委員が審査しています。

（社会保険診療報酬支払基金HP／プレスリリースより）

として算定できる検査，患者1人につき1回と定められている診療行為など）の回数などの点検（**図表6-31**）を行い，審査委員会で審査決定することを言います。

　また，同一診療年月，同一保険医療機関，同一患者の医科・歯科の入院レセプトと，入院外レセプトの組合せを対象とし，月1回の

算定である検体検査判断料などの点検を行い，審査委員会で審査決定することを言います。

突合再審査

　突合再審査とは，保険者が，同一患者に係る同一診療月において，処方箋を発行した保険医療機関のレセプトと，その処方箋をもとに調剤した保険薬局の調剤レセプトを突合点

図表 6-33　令和 5 年11月審査分の審査状況（医科）

・前年同月に比べ，請求件数は2.7%増加，請求点数は1.6%増加，査定件数は13.3%増加，査定点数は22.4%増加

請求・査定件数

	件数	対前年同月伸び率
請求件数（A）	5,737万件	+2.7%
査定件数（B）	82.9万件	+13.3%
・単月点検分	56.6万件	+8.5%
・突合点検分	15.9万件	+28.7%
・縦覧点検分	10.4万件	+21.0%
請求1万件当たり査定件数 （(B)/(A)×10000）	144.5件	+10.3%
・単月点検分	98.7件	+5.6%
・突合点検分	27.8件	+25.3%
・縦覧点検分	18.1件	+17.7%

請求・査定点数

	点数	対前年同月伸び率
請求点数（C）	1,259億9,859万点	+1.6%
査定点数（D）	3億7,569万点	+22.4%
・単月点検分	2億1,204万点	+21.5%
・突合点検分	3,459万点	+23.5%
・縦覧点検分	2,907万点	+30.8%
請求1万点当たり査定点数 （(D)/(C)×10000）	29.8点	+20.4%
・単月点検分	24.8点	+19.5%
・突合点検分	2.7点	+21.5%
・縦覧点検分	2.3点	+28.6%

1) 突合点検に係る査定件数・点数には医科レセプトと調剤レセプトを照合した結果，査定となった調剤レセプトの件数及び点数を含んでいる。

2) 縦覧点検分には入外点検分を含んでおり，入外点検分の査定件数は0.4万件，査定点数は117.9万点である。

（社会保険診療報酬支払基金 HP ／広報令和 6 年 1 月定例記者会見より）

検した結果，「保険医療機関が発行した処方箋の内容」または「保険薬局の調剤」が不適切と考えられる場合，保険者が支払基金に再審査を請求するものです。

また，保険医療機関からの突合点検による審査結果に対する再審査請求も，突合再審査といいます。

保険者または保険医療機関から申し出される突合再審査は，支払基金での審査の結果，査定に伴う責別確認を原審査段階で行う突合点検と同様の方法で実施されます。

(b)　人による目視でのチェック

コンピュータチェックを網羅的に実施し，その結果，疑義が認められるレセプトや機械的な判断が不可能なレセプトについては，個々の症例において審査委員の目を通して医学的判断による審査が行われます。

(c)　医科電子レセプトのコンピュータチェック効果

支払基金における医科電子レセプトのコンピュータチェックの効果が公表されています。**図表 6-32**のとおりです（社会保険診療報酬支払基金ホームページより）。

※2024年 2 月現在，直近のデータが公表されていませんが，掲載のデータと同様の傾向があると思われます。

③　電子レセプトの審査に対する対応

紙レセプトの審査は，人による目視のチェックですが，電子レセプトの審査は，コンピュータチェックと人による目視のチェックへと様変わりしました。加えて，請求された全レセプトに対して，コンピュータチェックが網羅的に実施されることとなっています。

紙レセプトの審査の場合，全件の審査であっても，同様の傷病名・診療内容のレセプトであっても，査定の対象となったり，ならなかったりするということがあります。

しかし，電子レセプト審査の場合は，先述の，㋐チェックマスターを活用したコンピュータチェック，㋑電子点数表を活用したコンピュータチェック，㋒突合点検および縦覧点検の各チェック項目に該当するときは，疑義が認められるレセプトとして査定の対象となります。

このことから，チェック項目に該当する診療報酬の請求を改善せずに続けた場合，査定が継続することになります。したがって，保険医療機関においても，レセプト点検ソフトを導入して，画一的な項目については目視点検でなく点検ソフトで行い，その他の部分には目視による点検の充実を図り，返戻（へんれい）や査定の減少に努めるなどの対策が必要です。特に，院外処方箋を発行している保険医療機関では，診療報酬請求前の院内点検時に，院外処方箋の薬

剤名を表示して，傷病名が適正かどうかも確認する必要があります。

査定（減点）されたときは，内容を点検し，納得のいかない査定については再審査請求を行います。大切なことは，医学的常識に基づいた診療を行い，保険診療ルールに従った適正な報酬の算定を行うとともに，高額レセプト・治療内容が複雑などのレセプトには，治療内容や必要性などを簡潔で読みやすくまとめた症状詳記を付して保険請求を行う必要があります。

社会保険診療報酬支払基金における原審査に係る査定件数，査定点数は**図表6-32，33**のとおりとなっていますので，保険医療機関における診療報酬明細書の点検は充分に行う必要があります。

（4）　審査の期日

審査会における審査は，規定により診療報酬請求書の提出を受けた日の属する月の末日までに審査を行わなければなりません。（「社会保険診療報酬請求書審査委員会及び社会保険診療報酬請求書特別審査委員会規程（昭和23年12月13日厚生省令第56号）第3条」，「国民健康保険法施行規則第29条」）

（5）　診療報酬の請求と支払

保険医療機関から審査支払機関に請求された診療報酬は，審査支払機関において請求が適正かを保険診療ルールに従って審査します。そのうえで審査支払機関は審査後の確定した診療報酬を審査・支払の委託元である保険者（全国健康保険協会・健康保険組合・国民健康保険の市町村など）に請求します。

保険者は事業主と従業員が納めた健康保険料から審査支払機関に診療報酬を払い込み，審査支払機関は毎月一定の期日までに保険医療機関に診療報酬を支払います〔**図表6-25(1)，(2)**参照〕。

4）診療報酬請求書等の記載要領

診療報酬の請求については，平成21年の省令改正により，電子レセプトによる請求が原則となっていますが，従前のとおり手書きで書面による診療報酬の請求が特例措置で認められている保険医療機関は，以下の診療報酬請求書およ

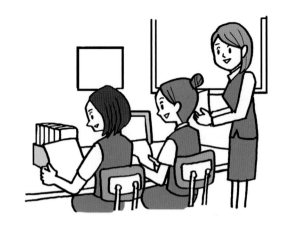

び診療報酬明細書の記載要領により診療報酬請求書・診療報酬明細書を作成することになっています。

診療報酬請求書の様式については，厚生労働省令によって定められていますが，診療報酬請求書などの記載要領については，**「診療報酬請求書等の記載要領等について」**（昭和51年8月7日保険発第82号）の別紙1**「診療報酬請求書等の記載要領」**にて通知されています。また，国民健康保険については，健康保険と同じ取扱いとなっています。概略は次のとおりです（令和4年9月現在）。

（1）　一般的事項

（1）　診療報酬請求書，診療報酬明細書，調剤報酬請求書および調剤報酬明細書（以下「診療報酬請求書等」という）については，「療養の給付及び公費負担医療に関する費用の請求に関する省令第7条第3項の規定に基づき厚生労働大臣が定める様式」（平成20年厚生労働省告示第126号）により扱うものとしますが，「療養の給付及び公費負担医療に関する費用の請求に関する省令第7条第3項の規定に基づき厚生労働大臣が定める様式の一部を改正する件」（令和4年厚生労働省告示第86号）により改正のあった様式については，令和4年5月1日（4月分診療分）から新様式により扱うものとし，令和4年3月診療分までは旧様式によっても差し支えないこととします。

（2）　診療報酬請求書等の用紙の大きさは，A列4番とします。ただし，電子計算機によ

り作成する場合は，Ａ列４番と±６㎜（縦方向），＋６㎜，－４㎜（横方向）の差は差し支えありません。

(3)　診療報酬請求書等は，別添１「診療報酬請求書等の様式一覧表」〔**図表6-24**（p.190）〕の区分によります。

(4)　診療報酬請求書等においては，単に保険医療機関または保険薬局とのみ表示されていますが，高齢者の医療の確保に関する法律（昭和57年法律第80号。以下「高齢者医療確保法」という）の規定による療養の給付（以下，後期高齢者医療という）または公費負担医療に係るもの（後期高齢者医療のうち保険医療機関におけるものを除く）については，「保険医療機関」とあるのは「後期高齢者医療又はそれぞれの公費負担医療の担当医療機関」と読み替えます。また，「保険医氏名」とあるのは「後期高齢者医療又はそれぞれの公費負担医療の担当医氏名」と読み替えます。

(5)　診療報酬請求書および診療報酬明細書に記載した数字等の訂正を行うときは，修正液を使用することなく，誤って記載した数字等を＝線で抹消のうえ，正しい数字等を記載します。なお，診療報酬請求書等の記載に当たっては，黒もしくは青色のインクまたはボールペン等を使用します。

(6)　「※」が付されている欄は記載する必要がありません。

Ⅱ　診療報酬請求書及び診療報酬明細書の記載要領

第3　診療報酬明細書の記載要領（様式第２）

（様式については**図表6-24**参照）

診療報酬明細書の記載要領については成書にゆずることとして，本書ではその一般的事項について触れます。

①　診療報酬明細書の記載要領に関する一般的事項

(1)　明細書は，白色紙黒色刷りとする。

(2)　左上の隅より右へ12mm，下へ12mm の位置を中心に半径２mm の穴をあけて，綴じ穴とする。

(3)　同一の被保険者等が２以上の傷病について診療を受けた場合においても，１枚の明細書に併せて記載する。

(4)　同一月に同一患者につき，入院診療と入院外診療とが継続してある場合には，入院，入院外についてそれぞれ別個の明細書に記載する。

なお，初診から直ちに入院した場合は，入院分のみの明細書に記載する。

また，再診から直ちに入院した場合であって，入院の明細書において，再診料又は外来診療料の時間外加算，休日加算若しくは深夜加算を算定する場合は「特定入院料・その他」の項に点数及び回数を記載し，「摘要」欄に当該加算の名称を記載する。ただし，入院基本料を算定する入院の場合は「入院基本料・加算」の項に点数及び回数を記載し，「摘要」欄に当該加算の名称を記載する。

(5)　入院中の患者（DPC 算定病棟に入院している患者を除く）が，やむを得ず他の保険医療機関の外来を受診した場合は，入院医療機関の明細書の「摘要」欄に「他医療機関を受診した理由」，「診療科」及び「他（受診日数：○日）」を記載すること。ただし，特定入院料，一般病棟入院基本料（療養病棟入院料１の例により算定する場合に限る），特定機能病院入院基本料（療養病棟入院料１の例により算定する場合に限る），専門病院入院基本料（療養病棟入院料１の例により算定する場合に限る），療養病棟入院基本料，有床診療所療養病床入院基本料又は特定入院基本料を10％減算する場合（他の保険医療機関において，シングルホトンエミッションコンピューター断層撮影，ポジトロン断層撮影，ポジトロン断層・コンピューター断層複合撮影，ポジトロン断層・磁気共鳴コンピューター断層複合撮影，乳房用ポジトロン断層撮影，体外照射の強度変調放射線治療（IMRT），ガンマナイフによる定位放射線治療，直線加速器による放射線治療の定位放射線治療の場合又は粒子線治療に係る費用を算定し，５％減算する場合を含む）には，受診した他の保険医療機関のレセプトの写しを下端を50mm 程度切りとって添付すること。レセプトの写しの添付が困難である場合には，受診した他の保険医療機関の名称，所在都道府県名（都道府県番号でも可）及び医療機関コードを記載すること。外来診療を行った保険医療機関は，レセプトの「摘要」欄に，「入院医療機関名」，「当該患者の算定する入院料」，「受診した理由」，「診療科」及び「他（受診日数：○日）」を記載すること。

また，入院中の患者（DPC 算定病棟に入院している患者であって「診療報酬の算定方法」により入院料を算定する患者に限る）が，やむを得ず他の保険医療機関の外来を受診した場合は，入院医療機関のレセプトの「摘要」欄に「他医療機関を受診した理由」，「診療科」，受診

した他の保険医療機関の名称，所在都道府県名（都道府県番号でも可）及び医療機関コードを記載すること。また，他の保険医療機関で行われた診療行為の近傍に⑩とそれぞれ記載すること。他の保険医療機関を受診した際の費用の一切を入院医療機関において算定する場合は，入院医療機関のレセプトの「摘要」欄に「他医療機関を受診した理由」，「診療科」，受診した他の保険医療機関の名称，所在都道府県名（都道府県番号でも可）及び医療機関コードを記載すること。また，他の保険医療機関で行われた診療行為の近傍に⑩とそれぞれ記載すること。

(6) 月の途中において保険者番号又は本人・家族等の種別の変更があった場合は，保険者番号ごとに，それぞれ別の明細書を作成する。高齢受給者証又は後期高齢者の被保険者証が月の途中に発行されること等により給付額を調整する必要がある場合又は公費負担医療単独の場合において公費負担者番号若しくは公費負担医療の受給者番号の変更があった場合も，同様とする。

なお，それぞれ別の明細書を作成する場合は，変更後の明細書の「摘要」欄にその旨を記載する。

(7) 同一月に同一患者につき，介護老人保健施設又は介護医療院に入所中の診療と介護老人保健施設又は介護医療院に入所中以外の外来分の診療がある場合は，それぞれ別個の明細書に記載する。

(8) 短期滞在手術等基本料1を算定する場合は，入院外の明細書〔様式第2(2)〕を使用する。

(9) 電子計算機の場合は，以下による。

ア 欄の名称を簡略化して記載しても差し支えない。また，複数の選択肢から○を用いて選択する欄については，特段の定めのある場合を除き，選択した項目のみ記載し，それ以外の項目は省略しても差し支えない。

イ 枠をその都度印刷することとしても差し支えない。

ウ 用紙下端の空白部分は，OCR処理等審査支払機関の事務処理に供するため，その他の目的には使用しない。

エ 電子計算機用のOCR関連事項は，「レセプト基本フォーマット集（平成9年8月版）」（社会保険庁運営部編）によることが望ましい。

オ 記載する文字は，JISX0208において文字コードが設定された範囲とすることが望ましい。

※診療報酬明細書の記載要領に関する事項は省略

(2) 診療報酬請求書・明細書の編綴方法

保険医療機関が診療報酬を審査支払機関に請求する際は，診療報酬請求書，診療報酬明細書（**図表6-34**）を一定の順序で並べ，綴じ込んで提出することになります。その編綴の方法は，各県によって多少異なることもありますので支

払基金，国保連合会に確認することが必要です。参考として，支払基金と国保連合会における診療報酬請求書・明細書の編綴例（**図表6-35, 36**）を示しました。

この編綴事例は，紙の診療報酬請求書および診療報酬明細書に適用されます。

5）点検業務

診療報酬の請求は，療養担当規則などに従い，患者に提供した医療行為を暦月単位で診療報酬明細書にまとめて審査支払機関に提出します。この診療報酬明細書は，事務担当者が収益情報をもとに明細書の記載方法に従って作成されたものです。

しかし，診療報酬明細書の記載事項の適正さを欠き，また傷病名の記載もれなどがあるため，審査支払機関・保険者から査定増減，過誤調整，返戻などの措置がとられ，審査支払機関に請求した診療報酬額より少ない金額が支払われることが多くあります。

このことを防止するため，診療報酬明細書を審査支払機関に提出する前に，診療報酬明細書が療養担当規則および診療報酬明細書の記載方法やその他の基準に照らして正しく作成されているか，また診療行為がもれなく請求されているかを点検することが必要となってきます。

(1) 診療報酬明細書の点検
1．診療報酬明細書作成時の点検

コンピュータを利用した診療報酬明細書の作成は，「3．診療報酬の算定と請求」「2患者負担金の算定・徴収」の項（p.182）で述べたように，収益情報を正しく入力する必要がありますが，伝票コードの見誤り，投与量および投与日数の誤入力，多数ある伝票のなかで1枚全部または一部の入力もれ，勘違いにより他の患者のデータを入力するなど誤入力が発生し，また，受付時に行う患者の属性情報，すなわち患者の氏名，生年，被保険者証の記号・番号などの誤登録や診療録に記入してある傷病名が正しく入力されないときに誤った診療報酬明細書が作成されます。

このため，入力後において正しく入力されているかどうかを点検する必要があります。点検

図表 6 -34(2)　診療報酬明細書（医科入院外）

○診療報酬明細書（医科入院外）

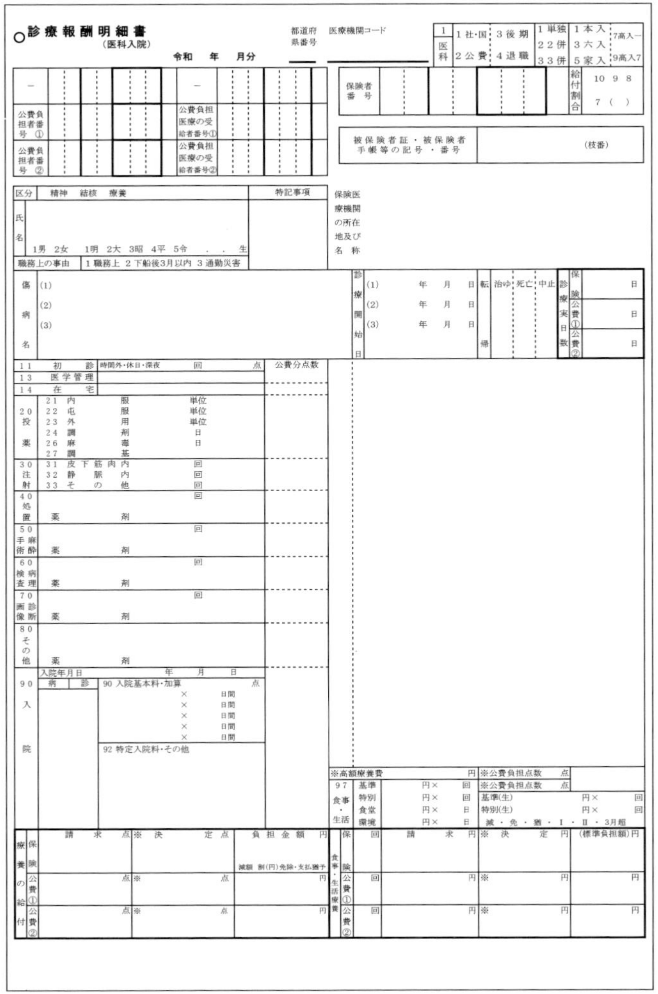

備考　1. この用紙は、A列4番とすること。
　　　2. ※印の欄は、記入しないこと。

図表 6 -34(1)　診療報酬明細書（医科入院）

○診療報酬明細書（医科入院）

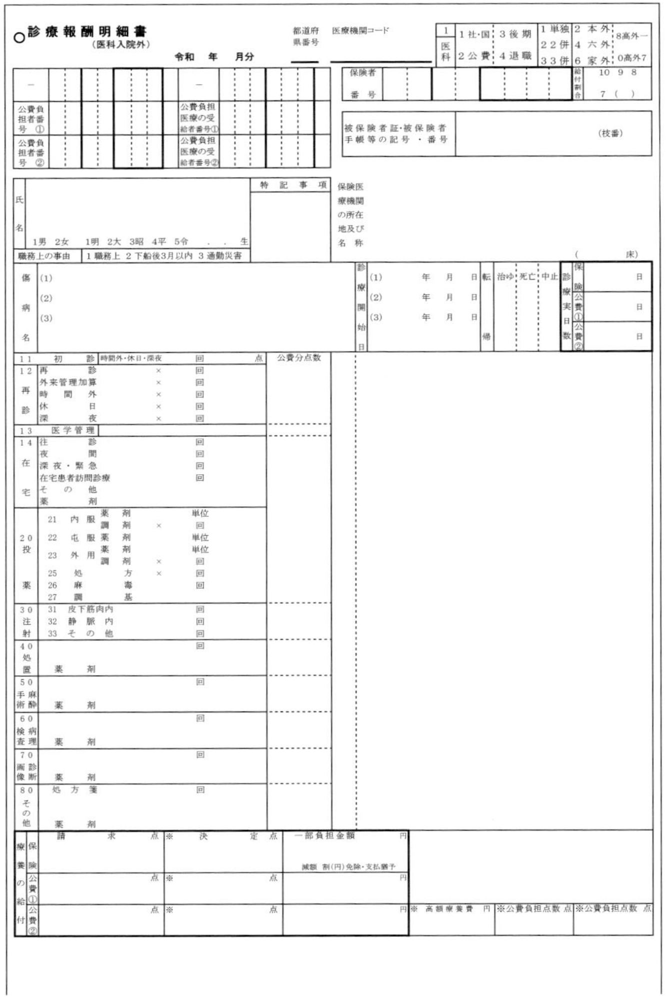

備考　1. この用紙は、A列4番とすること。
　　　2. ※印の欄は、記入しないこと。

6章　保険請求　報酬　点数表　請求　未収金

図表6-35　書面による診療報酬請求書・明細書の編綴例（支払基金の場合）
診療報酬請求書等の編てつ方法

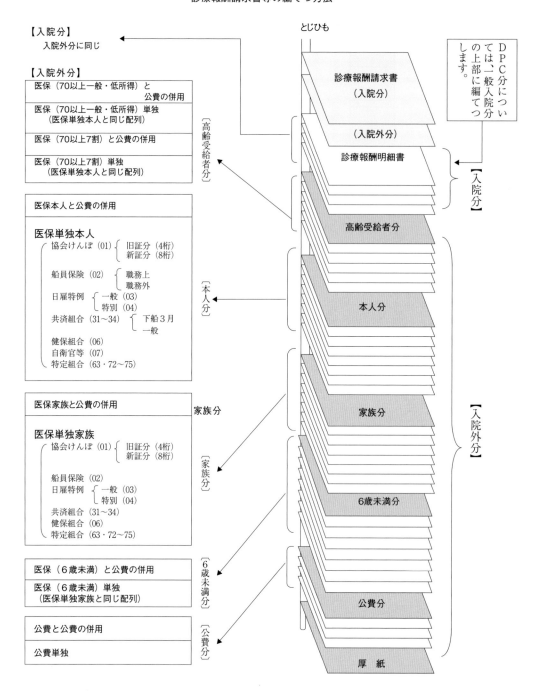

（注）　1　診療報酬明細書等の編てつ順序は，原則として診療報酬請求書等の記載順序とします。
　　　　2　医療保険単独分の高額療養費長期疾病該当明細書は,入院,入院外ともそれぞれ各管掌の最上部
　　　　　に編てつします。
　　　　3　「01」の旧証分（4桁）については，「01」区分の新証分（8桁）の上部に編てつします。

図表6-36　書面による診療報酬請求書・明細書の編綴例（神奈川県国保連合会の場合）

　　国民健康保険及び後期高齢者医療に係る診療報酬請求書等の編綴方法は，次のとおり編綴し提出してください。

　　注1．後期高齢者医療の請求書は県単位で1枚となります。

　　注2．明細書の編綴の順は請求書区分の順序とします。

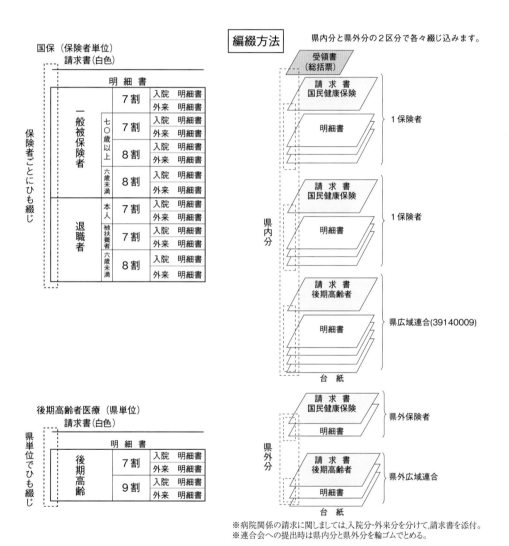

※病院関係の請求に関しましては，入院分・外来分を分けて，請求書を添付。
※連合会への提出時は県内分と県外分を輪ゴムでとめる。

<留意事項>
1．受領書（総括票）の集計は，国民健康保険分と後期高齢者分を合算し記載。
2．特別療養費の明細書は別に綴じ，受領書及び請求書には件数・点数等は合算しない。
3．旧総合病院の請求は，診療科別に分けず，保険者単位で入外別に請求書・明細書を編綴。

6章
保険請求
報酬
点数表
請求
未収金

は，外来の忙しいときなどを除いて，計画的に時間帯を設定し，科別に担当者を決めるなどして診療報酬明細書ができあがったとき修正を加えることがないよう日頃から十分に行うことが必要です。入院分においては，データ量が多いだけに外来分以上に十分な点検を行うことが必要です。

2．診療報酬明細書作成後の点検
(1) 事務的な点検と診療内容の点検

診療報酬明細書作成後の点検は，診療報酬明細書を審査支払機関に提出する直前であるため多忙をきわめますが，点検に見落しがあるとそれがそのまま査定・返戻などに結びつくので，入念な点検が必要です。この段階の点検は，事務的な点検と診療内容の点検に区別することができます。

事務的な点検は，特に次のことに注意が必要といえます。

(1) 保険者番号，記号・番号，公費負担者番号，市区町村番号，受給者番号の不備または保険者番号と記号の不一致
(2) 旧証の記号・番号
(3) 患者名，生年のもれ
(4) 診療月分，診療開始日，診療実日数のもれ
(5) 診察料（初診，再診，往診または時間外など表示）のもれ
(6) 診療月と診療開始日および初診料の不一致
(7) 診療実日数と診療回数または処方回数の不一致
(8) 投薬・注射（薬名，規格単位，用量，回数）の不備，適用外使用
(9) 処置・手術・検査・Ｘ線（薬名，回数，内訳）の不備，特に高額診療材料の多数使用
(10) 入院料の不備
(11) 点数欄記入もれ，点数算出根拠不明など

診療内容の点検は医師が行いますが，その前に診療報酬業務に精通している医事課長，係長などが傷病名と診療内容との関係を点検し，傷病名の記載もれと思われるもの，特殊な検査などの実施理由，症状経過などの記入が必要と思われるものを，あらかじめ選び出し，それに付せんをつけて医師の点検に回すとよいでしょう。

医師の点検は，診療報酬明細書の全体にわたり保険診療において適正なものであるかを確認

することにありますが，現実的には，事務的な事項は医事課側にまかせ，診療内容が傷病名に対し適切であるかを点検し，傷病名の記載や特殊検査などの実施理由および症状経過を注記することが主なこととなっています。

医師の点検後は，事前点検でつけた付せんに対し医師にどのように対処してもらえたかを医事課で確認することが望まれます。

なお，旧社会保険庁では，レセプト点検業務を効率的かつ効果的に実施するため「診療報酬明細書等の点検調査要綱」を定めていました。この要綱を参考にしてレセプト点検の充実を図ることも１つの方法です。

(2) レセプト点検の着目ポイント30

レセプト点検においては，①診療報酬点数表や療養担当規則，医薬品添付文書で規定されているルールに則って投与などがされ算定をしているか，②「明細書の記載要領」に則って記載されているか，③診療内容とレセプト内容が一致しているか（傷病名と診療内容の整合性，診療日時の食い違い等），④診療内容から推測して，当然算定されるべき手技料や材料料等の〝請求もれ〟がないか──などを確認します。

なお，上記の③と④については，ある程度の臨床・医学知識も求められてきますので，レセプト点検に習熟するためにはその方面の知識習得が必須となります。

以下に，レセプト点検において特に着目すべきポイントを列挙します。

Point1　患者情報の記載ミス

まずは，レセプトの保険者番号，公費負担者番号，受給者番号，氏名，性別，生年月日等の記載ミスや記載もれがないかを確認します。

保険情報の誤りはレセプトの「返戻」（審査支払機関・保険者からの差し戻し）につながり，年齢・性別・負担割合等の誤りは，算定点数や一部負担金の間違いにもつながります。

Point2　傷病名の整理

短期間で治癒するはずの傷病名が複数月にわたって残っていないかを確認します。

また，初診料を算定しているにもかかわらず，

傷病名欄の診療開始日がその日よりも前になってはいないかを確認します。

かつて治療していた傷病がいったん「治癒」か「中止」となり，同月に再び診療を開始したケースで初診料を算定することは可能ですが，その場合は，新たな診療開始日の記載が必要となります。前回の傷病名について「治癒」や「中止」の登録を行わないと，古い診療開始日がそのまま残ることがあるので注意が必要です。

Point3　疑い病名の記載

疑い病名（「○○の疑い」）や症状・状態（「○○痛」）の記載は，検査等の結果が出ず確定診断が付けられない患者に対して用いるものです。したがって，2カ月にわたって確定診断が出ないということは考えにくいため，傷病名欄に，前月の疑い病名や症状・状態の記載が残っていないかを確認します。

検査の結果，特に異常が認められなかった場合は，転帰欄に「中止」と記載するか，複数月にわたる場合には疑い病名自体を削除する必要があります。

Point4　傷病名と診療行為の適応

傷病名から想定される診療行為からはずれる処置や検査が行われていないか，診療行為と傷病名が適応しているかを確認します。

傷病名と関連がない診療行為が算定されている場合は，傷病名がもれていたり，誤入力などで実際には行われていない行為が請求されている可能性があります。

Point5　当月発症の傷病名と診断根拠

傷病名欄に記載されている傷病名の診断根拠——特に当月発症の傷病名に対する検査や画像診断があるかどうか（その請求がもれていないか）を確認します。

Point6　主傷病と副傷病の区別

DPC請求を除き，主傷病は1つである必要はありません。傷病名が複数ある場合は，主傷病と副傷病の区別が必要です。①主傷病と副傷病の間を点線で区切る，②主傷病名の前後に（主）と記載する，③主傷病名を○で囲って明

らかにする——などと表記します。

DPC対象レセプトの場合は，コーディングと傷病名の不一致がないかを確認します。

Point7　DPCレセプトの傷病名

DPCレセプトでは，医療資源を最も要した疾病によりコーディングが行われますが，出来高算定部分では，その主傷病名に対する診療以外の診療行為が算定されることもあり，その適応を確認する必要があります。

そのためにも，傷病名はDPCレセプトの傷病名欄の4つだけでなく，摘要欄に追加記入しておく必要があります。

Point8　摘要欄へのコメント記載

「明細書の記載要領」により摘要欄への算定日記載が規定されているものについて，その記載もれがないか確認します。

Point9　診療実日数＝基本診療料の回数

基本診療料（初・再診料，入院料等）の算定回数と診療実日数が等しいか確認します。原則として，両者は等しいはずです。

ただし，①同一日に初・再診を行った場合，②外来で訪問看護指示料等を算定した場合（再診料が算定不可），③入院患者が外泊した場合などには，診療実日数と基本診療料の合計数に食い違いが生じます。このようなケースでは，摘要欄にその旨の記載が規定されているか，特に規定されていない場合でも，その理由等のコメントを記入したほうがよいでしょう。

Point10　診療実日数を超える算定回数

診療報酬点数表で「1日につき」と規定されている診療行為については，同日に2回行った場合でも算定は1回のみとなります。したがって，その算定回数が診療実日数を超えることはあり得ないので，その点を確認します。

Point11　「算定回数」の制限

「月1回」と定められている診療報酬項目について，複数回算定していないか確認します。

なお，複数月に1回と規定されている検査を実施した場合には，摘要欄に前回実施日を記載

することが規定されています。

Point12 「算定期間」の制限
算定期間が定められている診療報酬項目（リハビリテーションなど）について，その期間が制限に合致しているか否かを確認します。

Point13 手技料等＋加算の算定
原則として，加算点数は基本点数があって初めて加算できるものです（例外もあります）。加算点数のみを算定している場合は，基本点数である手技料等の算定もれの可能性もあるので，確認する必要があります。

Point14 併算定できない項目の算定
点数表上，複数項目の併算定ができない旨の規定があります。その併算定ルールに合致しているか否かを確認します。

包括規定も同様です。

特定入院料は，限られた入院基本料等加算しか算定できない場合が多いので，算定できない加算が算定されていないか，算定すべき加算がもれてないかを確認します。

DPC対象レセプトについても，出来高で算定できるものまで包括にしてはいないかを確認します。

Point15 「主たるもののみ」の算定
複数の手技を実施した場合，「主たるもの」のみ算定可とされているものがあります。これを複数算定してしまってはいないか確認します。

なお，この規定があっても，同時に行っていなければ複数それぞれ算定できることもあります。その場合，「同時併施」とみなされないように，記載方法を工夫する必要があります。

Point16 「逓減制」の算定
検査や画像診断などにおいて，2回目以降に逓減される規定があります。正しく逓減されているか確認します。

Point17 入院履歴と入院期間
入院履歴（初回入院か同月再入院かなど）や入院期間によって算定の可否が異なる項目があ

るので，その点を必ず確認します。

Point18 使用薬剤の適応
薬剤の適応・用法用量は医薬品の添付文書で規定されています。その規定に沿った投与が行われているか，傷病名欄に適応疾患があるか否かを確認します。

ただし，適応外使用しても査定されない場合もあります（「医薬品の適応外使用に関わる保険診療上の取扱い」支払基金からの通知より）。このような適応外使用については，使用の根拠を詳記する必要があります。

また，同じ薬剤でも，規格単位が違うと保険上の取扱いや適応・用法用量が異なるものがあるので注意が必要です。同種同効薬（先発品と後発品など）でも異なることがあります。

Point19 抗生剤の長期投与
抗生剤の投与は，原則14日間と定められていますが，十分な理由があれば，14日を超えて使用することもできます。ただし，そのためには，根拠となる検査等の実施と症状詳記（その薬剤の治療上の必要性，必要な検査のデータ）が必要となるため，その記載があるか否か，記載内容が適切か否かを確認します。

抗生剤の多剤投与時も同様です。

Point20 点滴注射の手技料
点滴注射の手技料は，1日に投与した注射薬剤の総量によって算定項目が変わるので，その総量と算定項目が正しいかを確認します。

Point21 診療内容による手術料の検証
手術料の算定は，伝票に書かれた手術名からだけではなく，使用材料・麻酔方法・手術記録も確認し，手術項目の変更が必要と認められる場合には医師に確認します。

また，手術料には加算項目が多いので，年齢加算，時間帯加算，感染症患者に対する観血的手術加算，腹腔鏡下（胸腔鏡下）の超音波凝固切開装置加算などの算定の可否を必ず確認します。複数手術の特例は，同一手術野や同一病巣であっても手技料を2つ算定することができるので，該当するか否かを確認します。

Point22　対になるものの回数

手技料と材料等がセットで算定されることの多い項目において，それぞれの算定回数に違いがないかを確認します。回数に違いがある場合は，手技料もしくは材料等の算定がもれている可能性もあるため，確認が必要です。

Point23　来院時間と施行までの所要時間

手術と150点以上の処置については，その開始時刻によって時間外加算等が算定できます。その算定の可否を判断するために，来院時間や曜日，手術や処置を行うまでの診療の流れや所要時間を確認する必要があります。

Point24　麻酔料の算定

麻酔料については，麻酔のチャートを見ながら，その手技料と加算を確認します。

全身麻酔については，①一連の麻酔であっても，その手技（種類）によって時間計算をする，②麻酔が困難であると定められた患者か否か，③低血圧麻酔や低体温麻酔などの手技料が算定できるケースか否か，④時間外加算等の所定点数の範囲——などに注意して算定します。

Point25　検査の段階的な実施

検査は，①基本的**スクリーニング検査**，②確定診断のための詳細な検査，③治療方針決定のための検査，④経過観察のための検査——というように段階的に行われます。レセプト上の検査項目から，検査が目的に沿って段階的に行われているかどうかを確認します。

Point26　急変時・死亡時の診療内容

患者の急変時や死亡間際には，患者の生命を第一に，様々な治療行為が試みられ，そこで行われた治療内容がもれなく伝票・レセプトに記載されているとは限りません。そのようなケースでは，カルテを確認する必要があります。

Point27　症状詳記の内容と算定内容

症状詳記の記載内容とレセプトの算定内容がずれていないかを確認します。

特に高額な材料については，記載された材料がすべて請求されているか，また使用された材料の規格や本数が合っているかを確認します。

Point28　高額レセプトの日計表

35万点以上の高額なレセプトには日計表を添付する必要がありますが，高額注射薬剤などの使用日が，症状詳記と日計表で食い違うなどのミスがないか確認します。

高額レセプトについては，レセプト，症状詳記，日計表の3つをよく突合し，矛盾がないように点検する必要があります。

Point29　食事の費用

食事の費用については，食事の算定回数（欠食の有無），入退院日などを必ず確認します。

また，入院患者が，入院の契機となった傷病とは別の疾患を抱えている場合もあるので，注意が必要です。その疾患によっては，「特別食」が必要となり，主治医に連絡することにより，それを提供できることもあります。

Point30　一部負担金と請求点数の合致

レセプト下部の「療養の給付」欄，「食事・生活療養」欄において，一部負担金や公費負担金が正しいかどうかを確認します。

3．査定・過誤通知書および返戻された診療報酬明細書の利用

増減点連絡書・過誤通知書や返戻された診療報酬明細書は，審査支払機関から受領したあと保管または再請求の処理をするだけでなく，その資料をもとに，なぜ査定され，なぜ返戻されたかを医事課職員で検討し，その原因を把握することが大切です。このことが今後査定減を少なくし，また診療報酬明細書の返戻を防止するためのよりよい資料となるからです。

また，医師側に対しても査定減の理由などの資料の配付を行い，医事課側と医師側で査定・返戻の原因について究明していく必要がありま

す。

　なお，必要に応じ薬剤部，検査部などにも同様の資料の配付を行い検討してもらうなど，関係職員で適正な保険診療に取り組んでいかなければなりません。

4．院内審査委員会

　診療報酬明細書の点検は担当医師の責任ですが，病院での診療は患者に対し各科の医師が協力し合いながら総合的な診療を行うことに特色があり，これに合わせて，院内に審査委員会を設置し，院内点検制度を設けることが理想的です。

　院内審査委員会での審査業務は，すべての明細書を点検することができればよいのですが，時間的な制約もあるため高額な明細書や問題になりそうな明細書を点検・審査します。そのほか，査定・過誤通知の内容や返戻の理由などを検討し，その結果を関係者に通知するなど再発の防止に役立てるのが院内審査委員会です。

4．未収金の管理

1）未収金の発生

　病院の収入は，診療報酬の収入や健康診断・予防接種・医療相談活動収入などがありますが，診療報酬の収入は，保険者と患者から支払いを受ける収入です。

　これらの収入のうち，審査支払機関を経由して保険者に請求した診療報酬は直ちに入金することがないので請求の時点では未収金となり，また，患者に診療報酬の一部負担金などを請求したが何らかの事由によって支払いを受けられない場合に未収金となることがあります。

　保険者に対する未収金は，審査支払機関に提出した診療報酬請求書に基づいて算定された保険者負担分であり，病院の債権として正しく会計処理しなければなりません。

　患者に対する未収金は，入院の場合と外来の場合がありますが，未収金が発生する原因は次のようなことが考えられます。

　外来未収金の発生原因は，
①会計時の手持ち現金の不足
②時間外・休祭日のため診療費の算定ができず一部負担金相当の概算額を預かったが不足が発生
③診療に対する不満により不払い
④はじめから支払う気がない
⑤患者帰宅後の診療費算定の過誤・変更による不足
⑥交通事故など第三者行為による支払方法の未定

⑦会計待ち時間の長いことによる未払い帰宅
⑧救急診療による被保険証の不携帯・所持金なしなどによる未払い
⑨保険資格喪失の被保険証による受診のため保険者負担相当分の未払い
などが考えられます。

　入院未収金の発生原因は，①一部負担金が高額となり経済的に支払が不能，②診療に対する不満により不払い，③病院の責任による算定洩れによる追加請求，④休祭日の退院のため一部負担金の算定ができないための未収，⑤死亡退院による債務者不明・身寄りなしなどが考えられます。

2）未収金の処理

　患者の一部負担金の未払いが直接的に回収不能な不良債権に結びつくものではありませんが，未収金の管理を適切に行わなかったり，未収金の回収努力を怠ることにより未収金の回収が不能となりえます。このため，次のような措置や未収金の管理を行うことが必要です。

①　未収金の管理および回収の担当者を決め，その業務を遂行させること。

②　未払いとなっている診療費請求書控えが散逸しないように管理すること，また長期的に未払いとなっていないか定期的に診療費請求書控えを確認すること。

③　未収金の発生を確認した時は，診療録や入院申込書などを参考に患者氏名，保証人，住所，連絡先などとともに未収金を記載する未

図表6-37　入院未収金一覧表

令和6年1月1日～令和6年1月31日　　入院未収金一覧表　　令和6年2月2日　　1頁

患者番号	氏名	郵便番号	住所	電話番号	診療科名	開始日～終了日	番号	病棟・室	請求金額	入金額	未収金額
1371	■	232-0061	横浜市南区	■	整形外科	令2-1-30～令2-1-30	558	3B-0302	20,420	0	20,420
									20,420	0	20,420
93871	■	222-0001	横浜市港北区	■	循環器科	令2-1-6～令2-1-6	54	4C-0562	180,400	0	180,400
									180,400	0	180,400
358862	■	231-0849	横浜市中区	■	循環器科	令2-1-23～令2-1-31	541	4C-0555	46,730	0	46,730
									46,730	0	46,730
629083	■	231-0012	横浜市中区	■	腎外科	令2-1-1～令2-1-10	90	2B-0211	98,640	43,200	55,440
									98,640	43,200	55,440
711548	■	221-0864	横浜市神奈川区	■	内科	令2-1-1～令2-1-22	348	4B-0521	183,380	16,380	167,000
									183,380	16,380	167,000
893929	■	231-0859	横浜市中区	■	外科	令2-1-23～令2-1-24	407	3C-0332	7,270	0	7,270
									7,270	0	7,270
970538	■	232-0043	横浜市南区	■	循環器科	令2-1-1～令2-1-13	141	4B-0513	18,160	0	18,160
									18,160	0	18,160
971113	■	231-0023	横浜市中区	■	歯科口腔外	令2-1-26～令2-1-31	539	2C-0228	104,710	0	104,710
									104,710	0	104,710
1245602	■	232-0045	横浜市南区	■	腎外科	令2-1-1～令2-1-25	423	2B-0205	47,450	0	47,450
									47,450	0	47,450
1633337	■	232-0037	横浜市南区	■	循環器科	令2-1-14～令2-1-15	194	4C-0557	2,000	0	2,000
									2,000	0	2,000
1690493	■	231-0026	中区	■	内科	令2-1-19～令2-1-21	329	4B-0517	3,990	0	3,990
									3,990	0	3,990
1724356	■	231-0026	横浜市中区	■	内科	令2-1-7～令2-1-28	464	4B-0520	1,540	0	1,540
									1,540	0	1,540
1790160	■	254-0052	平塚市	■	泌尿器科	令2-1-22～令2-1-25	424	3C-0356	109,620	0	109,620
									109,620	0	109,620
1818453	■	231-0026	神奈川県横浜市中区	■	循環器科	令2-1-9～令2-1-10	126	4C-0556	70,100	0	70,100
									70,100	0	70,100

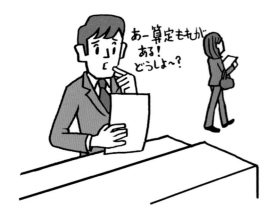

収金整理簿や未収金台帳を作成する。

　電話での督促や文書発送による督促をした場合は，督促した事実，相手方の反応や約束を未収金整理簿等に記録しておく。

④　医事会計システム等の未収金収納機能を利用して未収金を管理すること。

　医事会計システム等で診療費請求書を発行した場合は，その発行事歴が残るので，これを利用して診療費請求書を発行した時点で医事会計システム上では未収金として登録します。医事会計システム等と経理課等に設置してあるレジスター（金銭登録機）がオンライン接続している場合は，レジスターで診療費を収納することにより医事会計システム等の未収金を収納と記録して未収金から削除する管理方法です。

　また，必要に応じて未収金の一覧表（**図表6-37**）を医事会計システム等から出力して，未収金の督促・管理に利用します。

　そのほか，会計帳簿上の管理方法としては，未収金が確定した時は会計帳簿に債権として計上しなければなりません。

　入院の未収金では診療費の請求額が高額となり，また十分な管理の必要性から診療費の請求書を発行した日に債権として計上することが望ましいといえます。債権として計上した未収金が収納されたときは入金処理を行い，会計帳簿上の債権を減少させます。

　なお，未収金の管理方法は，未収金として計上する時期の差異により医事会計システム等の場合と会計帳簿上の場合で相違することがあります。

（1）　未収金の発生防止

　未収金の発生理由は，大別すると患者側の経済的な理由と病院側の責によるものがあり，未収となった診療費を徴収するには時間と手数が多くかかります。このため，未収金が発生しないように，

①受付時の対応として説明を適切に行う，特に入院の場合は診療費請求が高額となることから支払方法や支払者を明確にするとともに，病院として診療費等に関する相談ができる体制を整備し，患者には相談ができることを説明する

②入院の場合は，入院目的がわかっているケースが多いので，**治療費の概算を知らせる**

③時間外，休祭日であっても診療費の算定ができる体制を整備する

④支払方法の選択肢を多様化し，現金のほかにデビットカード，クレジットカードが扱えるようにする

⑤保証金預かり制度を整備する

⑥病院内に未収金担当部門を設置する

　──などを検討し，次の点に留意が必要です。

（1）　入院の診療費は高額となり，その回収も困難となる場合が多いので，滞納状況を把握しながら患者への督促が必要です。滞納が経済的理由による場合は，患者と十分に相談して，**公的扶助の適用の可能性**，**国民健康保険の減免・支払猶予の申請**，**高額療養の貸付制度**，**福祉協議会などの貸付制度**の利用，分割納入などの方策を検討すべきです。

　また，入院に際し，一部負担金の支払いに関する連帯保証人を立ててもらい，未収金が発生したときは連帯保証人に支払いをしてもらう方策を実施すべきです。

（2）　緊急な受診のため現金の持ち合わせがなく未収金となったときは，患者の住所・電話番号などを確認しておきます。

　なお，新患者の受付時に住所の再確認が不十分であったため発送した督促状が戻ることもあるので，町名・番地のほかマンション名・アパート名ももれなく確認してお

くことが必要です。

(3)　算定誤りによる追加請求は，病院側の責によるものなので，患者にはその理由を十分に説明し，二重請求でないことを納得してもらう必要があります。このことは患者側からすると病院への信頼関係の喪失につながりかねないので，**診療費の算定に十分な注意を払わなければなりません。**

(4)　入院の未収金を少しでも少額とするために，入院保証金を預かることを検討する必要があります。入院保証金は，保険診療の場合やお産・自費診療・差額室料が必要な病室を希望したときのケースごとに額を定め，入院時に預かって，退院時に一部負担金やお産の費用から差し引いたうえで精算します。

　　入院保証金が納入されなかったときは，納入を催促したり，納入できない理由を尋ね，場合によっては公的扶助の適用など相談に乗ることも考えるべきです。

(2)　未収金の督促

　未収金の督促は，次のようにいくつか考えられますが，督促状況を未収金整理簿や未収金台帳に記載しておくことも必要です。

1．電話による督促

　よく利用される方法であり，患者側の返答に即時性があり，新しい情報が入手できます。電話するにあたって，患者が未収金があることを知らない場合は，理解が得られるよう説明が必要です。

2．文書による督促

　ハガキまたは封書により印刷文書で行うことが多いのですが，印刷項目には，未収金額，診療期間，入院・外来の別（診療科の別），未納理由，納入期限，病院の担当者名などが必要です。

　封書による送達方法は，配達証明，内容証明が確実であり，事後における法的方法による請求，保険者への処分請求に証拠として使うことも考えられます。

3．訪問による督促

　電話または文書による督促で解決しないときには，患者に直接面接して督促します。訪問は自宅または勤務先などですが，勤務先であると

きは患者の立場も考慮したうえで面接すべきです。

4．法的方法による督促

　電話や文書等による督促によっても患者が診療費の支払いをせず，滞納を続けるときは，次のような法的な措置により未収金の督促・回収を行う方法があります。

①　**「支払督促」**：民事訴訟の一つで，債権者の申立てに基づいて裁判所書記官が書類審査のうえ債務者に金銭の支払いを命じる制度で，確定すると判決と同様の効力が生じます。支払督促の申立ては，債務者の所在地を管轄する簡易裁判所の裁判所書記官に対して行います。

②　**「民事調停」**：裁判外紛争解決手続きの一つで，裁判所に設けられる裁判官および調停委員により構成される調停委員会が紛争当事者（債権者，債務者）の言い分を聞き，仲介・あっせんをすることにより紛争の解決をはかる制度です。

　　調停でまとまった内容は判決と同様な効力があり，相手が支払いの約束を守らない場合は強制執行という措置をとることができます。民事調停の申立ては，債務者の所在地を管轄する簡易裁判所に対して行います。

③　**「少額訴訟」**：民事訴訟の一つで，60万円以下の金銭の支払いを求める訴えについて，原則として1回の審理を終えて紛争を解決する特別の手続きです。何度も裁判所に足を運ぶことなく，1回の期日で判決が言い渡され，仮執行ができるという簡易な特別な制度です。少額訴訟手続きを利用できる回数は，同じ簡易裁判所において年間に10回までと制限されています。

5．保険者への処分請求

　以下の条件にあてはまる場合，保険医療機関は保険者に対し処分の請求（保険者が保険医療機関の請求に基づいて患者から一部負担金を強制的に徴収する）を行うことができます（健康保険法第74条第2項，国民健康保険法第42条第2項）。（「未払一部負担金の保険者徴収に係る事務取扱いについて」平成22年10月14日保保発第1014第1号厚生労働省保険局保険課長通知等）。

　保険医療機関が保険者に対し，未収金（未払

6章
保険請求
報酬
点数表
請求
未収金

一部負担金）の処分を請求する場合，保険者は保険医療機関が善良な管理者と同一の注意（善管注意義務）をもって未収金の支払いを求めたこと，当該被保険者について処分の対象となる未収金の額が60万円を超えることを確認のうえ，当該請求を受理することになっています。

この場合において，善良な管理者と同一の注意とは，保険医療機関の開設者という地位にある者に対し，一般的に要求される相当程度の注意をいうものであり，その確認は，例えば，内容証明付郵便により支払請求を行った等の客観的事実に基づき行う必要があります。

なお，被保険者が入院療養を受けている場合には，保険医療機関等において，少なくとも次に掲げる対応が行われていることが必要です。

・患者または家族等に療養終了後，少なくとも１月に１回，電話等で支払を督促する。
・療養終了後から３月以内および６月経過後に，内容証明付郵便により督促する。
・療養終了後から６月経過後に，少なくとも１回は支払の催促のため自宅を訪問する。
・以上の各項について，その記録を残す。

未収金がある患者に支払の催促をしなかったり，単に口頭で催促したなどの場合は善管注意義務をつくしたとは認められません。

6．その他

未収金がある患者が次の機会に受診した際に，前回未収金があることを判明できる方法をとることによって，未収金の回収につなげることができます。

その方法として，①コンピュータを利用した場合はコンピュータにファイルしてある未収データをもとに，次に発行する診療費請求書の特定の欄（入院・外来ともに可能）に未収金がある旨を表示することによって可能であり，②コンピュータを利用しない場合であっても未収金がある旨のメモを診療録などに貼付することによって可能です。

（3）　未収金の時効

診療報酬に対する**未収金の時効は5年**で成立します。民法第166条第1項第1号（債権等の消滅時効）に「債権者が権利を行使できることを知った時から5年間行使しないとき」と定め

られています。

時効が成立すると未収金の回収は不能となりますので，前述「3）未収金の発生防止と督促」に従い，常日頃から未収金の回収に努力する必要があります。

（4）　徴収不能金の処分

診療費の支払者が行先不明や死亡などのため，**徴収不能**となった場合は，会計帳簿上において不良債権として年度末に損金として処分します。処分方法などは医療機関ごとに基準を定めておくことが必要です。

4）保留・返戻の診療報酬明細書の管理

（1）　保留診療報酬明細書の管理

診療報酬明細書の提出を**保留**しなければならないケースは，受診した患者が被保険者証を提出しないとき，また多くのケースとして児童福祉法（療育の給付），母子保健法（養育医療），障害者総合支援法などの公費負担適用申請中で，その適用が決定しない場合です。

提出を保留した診療報酬明細書は，紛失などを防止するため医事課内で担当者を決めて整理簿に必要事項を記載したうえで，一括管理することが望まれます。また，整理簿により，公費負担適用申請の進行状況を患者や役所に確認し，把握することも必要です。公費負担適用が決定した診療報酬明細書をほかの診療報酬明細書と一緒に審査支払機関に提出します。

（2）　返戻診療報酬明細書の管理

提出した診療報酬明細書は審査支払機関から記号・番号の不備など事務的な理由，または症状照会，診療内容と傷病名の不一致など診療側に関する理由で返戻（へんれい）されることがあります。

資格関係の誤りレセプトの発生状況は，**図表6-38**のとおりですが，特に多いのが資格喪失後の受診，記号・番号の誤り，患者名誤りです。これらの誤りを防止するためには，初診時において被保険者証の記号番号を誤りなく診療録に転記（コンピュータ入力）する，また再診においては毎月被保険者の提示を求め，診療録に転記されている記号番号と突合する必要があります。書面による診療報酬明細書の作成は診療録

からの記号番号の転記を正しく行うことも必要です。

　返戻された診療報酬明細書は，医事課内で担当者を決めて，診療月，診療科の別，本人・家族の別，患者名，請求点数，返戻理由などを印刷した整理簿に記載して一括管理すべきです。

　事務的な理由による返戻診療報酬明細書は，診療録や被保険者証を確認したり，再算定を行って適正な診療報酬明細書に修正を行います。診療側に関する理由で返戻された診療報酬明細書は，症状記載を行ったり，傷病名と診療内容を再点検するなどして，正しい診療報酬明細書に修正したうえで再提出の処理を行います。

　返戻された診療報酬明細書の理由には，日常の業務のなかで，また次月に診療報酬明細書を提出する際に注意を要することがらが含まれているので，返戻理由を十分に認識して再発の防止に役立てることが必要です。

5）診療報酬額の調定と収納

（1）　診療報酬額の調定

　審査支払機関に提出した診療報酬明細書の請求点数や一部負担金などの集計結果に基づいて，診療報酬額を算定し，病院会計上の債権として確定（調定）し，会計帳簿に計上する必要があります。

　調定は，支払基金，国保連合会など診療報酬請求書の提出先ごとに行います。また，保険者別，入院・外来の別，本人・家族の別などに区分しておくことによって，収納確定がやりやすく，病院内で行う統計業務の参考資料として十分に役立てることができます。

　調定作業は，公費併用に係る請求部分は複雑であり，保険請求業務に精通した職員によって正しく算定されなければ，病院経営の収支見込みや資金計画にも影響することがあります。調定は，コンピュータを利用して集計作業を行うと同時に診療報酬請求額を算出させることも可能であり，またパソコンを利用した調定（p.216　図表6-39）も便利です。

（2）　診療報酬額の収納

　収納は，審査支払機関からの支払通知書（当座口振込通知書）によって行います。病院で調

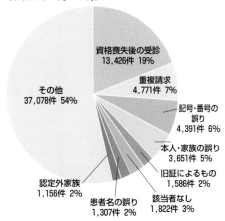

図表6-38　資格関係誤りレセプトの理由別発生件数
（令和2年7月～9月）

資格喪失後の受診
13,426件 19%

重複請求
4,771件 7%

記号・番号の誤り
4,391件 6%

本人・家族の誤り
3,651件 5%

旧証によるもの
1,586件 2%

該当者なし
1,822件 3%

患者名の誤り
1,307件 2%

認定外家族
1,156件 2%

その他
37,078件 54%

※　「その他」の比率が高く，主に公費実施機関からの「給付対象外病名」に係る診療行為等の申出が多い。

社会保険診療報酬支払基金大阪支部（ホームページ各種資料）
※直近では受給資格の確認に電子資格確認の方法が拡大しているので，資格関係の誤りが減少していると思われますが，患者が提出する被保険者証による受給資格の確認をしている場合は図表のような傾向にあると思います。

定した診療報酬額は，審査支払機関からの「増減点連絡書」〔p.217，218　図表6-40(1)(2)〕により計算した査定増減額，返戻された診療報酬明細書の額（p.219　図表6-41），再審査に基づく「再審査等支払調整額通知票」等（p.220, 221　図表6-42, 43）により計算した過誤増減額（p.222　図表6-44）を差し引いた額が病院の取引き銀行に振り込まれます〔p.223　図表6-45(1)〕。病院の取引銀行に入金した額は，病院で計算した調定額〔p.224　図表6-45(2)〕に一致するのが当然と思われますが，一致しないケースがたびたび発生します。

　このため，診療報酬請求点数や一部負担金等の集計は正確に行い，これに基づいて診療報酬額の調定も正確に行うことが必要です。このうえで，審査支払機関から送られてきた増減点連絡書，再審査等支払調整額通知書（補正・査定分，返戻分），返戻内訳書，診療報酬相殺通知書（補正・査定分，返戻分）から増加する額，減少する額を正しく計算する必要があります。特に，公費負担併用の診療報酬明細書の場合は，増減額の計算はむずかしいので注意が必要です。

　病院で計算した額と審査支払機関で計算した額が不一致のときは，審査支払機関に照会して，その原因をつきとめておくことが大切です。

図表6-39 診療報酬調定額・参考例

令和6年9月分

診療報酬調定額

区分	項目	医科入院	医科外来	歯科入院	歯科外来	小計	中計	合計	備考
A 支払基金	食事療養費	3,680,804	0	760	0	3,681,564	158,799,958	176,256,420	
	診療費	90,451,838	62,831,080	44,331	1,791,145	155,118,394			
	患者負担額	6,856,603	10,321,212	19,519	259,128	17,456,462	17,456,462		
B 国保連合会	食事療養費	3,963,192	0	1,720	0	3,964,912	240,086,559	267,586,203	
	診療費	157,307,185	77,188,899	182,920	1,442,643	236,121,647			
	患者負担額	13,083,434	14,073,204	36,240	306,766	27,499,644	27,499,644		
D 労務災害	食事療養費	0	0	0	0	0		10,371,443	
	診療費	8,168,995	2,202,448	0	0	10,371,443			
	患者負担額								
E アフターケア	食事療養費	0	0	0	0	0		23,953	
	診療費	0	23,953	0	0	23,953			
	患者負担額								
F 公務災害	食事療養費	0	0	0	0	0		72,375	
	診療費	0	72,375	0	0	72,375			
	患者負担額								
G 公害	食事療養費	0	0	0	0	0		0	
	診療費	0	0	0	0	0			
	患者負担額								
H マル福	食事療養費	0	0	0	0	0		184,635	
	診療費	49,092	125,934	0	9,609	184,635			
	患者負担額								
I マル乳	食事療養費	0	0	0	0	0		60,390	
	診療費	0	60,390	0	0	60,390			
	患者負担額								
J マル親	食事療養費	0	0	0	0	0		48,861	
	診療費	0	48,861	0	0	48,861			
	患者負担額								
K 交通事故後払い	食事療養費	0	0	0	0	0		127,840	
	診療費	0	127,840	0	0	127,840			
	患者負担額								
L 交通事故窓口払い	食事療養費	92,800	0	0	0	92,800		4,243,090	
	診療費	2,363,410	1,757,290	0	29,590	4,150,290			
	患者負担額	9,040				9,040			
M 自費診療分	食事療養費	421,800	2,152,150	0	92,040	2,665,990		2,675,030	
	診療費								
	患者負担額	9,040				9,040			
N 個室料	食事療養費							3,800,451	
	診療費	3,800,451	0	0	0	3,800,451			
	患者負担額								
O 文書料	食事療養費	125,050	1,371,430	0	27,830	1,524,310		1,524,310	
	診療費								
	患者負担額								
合計	食事療養費	7,745,836		2,480		7,748,316	416,694,134	466,975,001	
	診療費	258,762,320	146,591,220	227,251	3,365,027	408,945,818			
	患者負担額	23,865,538	25,765,846	55,759	593,724	50,280,867	50,280,867		

※ この「診療報酬調定額」を作成するためには、社会保険診療報酬支払基金などの審査支払機関に提出した診療報酬請求書をもとに請求先別に請求入金すべきであろう額を計算して記載します。

216

図表6-40(1)　増減点連絡書 (社会保険診療報酬支払基金)

※増減点連絡書は、医療機関等から請求された診療 (レセプト) について、点検・審査等の結果、点数に異動が生じた場合にお知らせする増減点数 (金額) や事由等を表示しています。

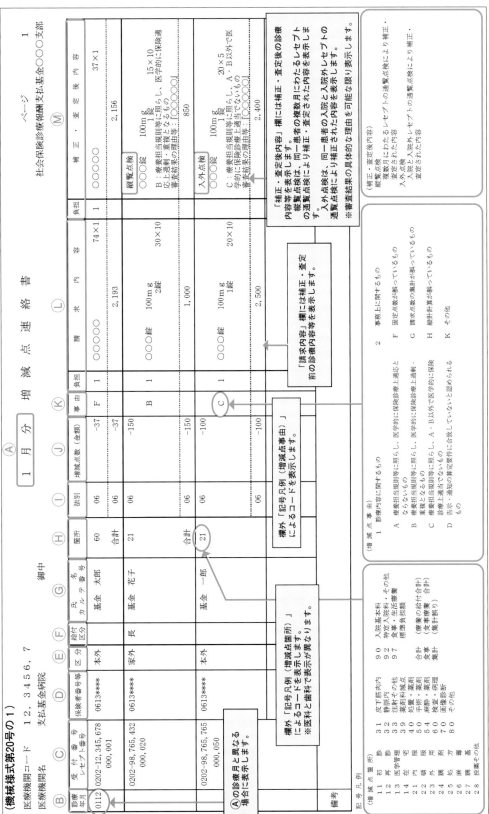

図表6‐40(2) 増減点・返戻通知書（国民健康保険団体連合会）

増減点・返戻通知書

医療機関番号　[X X X X X X X X]

令和6年11月請求分（10月診療分）　診療報酬明細書（未整理療養費給付明細書）を審査した結果、下記のとおり請求点数増減点数返戻がありましたのでお知らせいたします。

○○○○病院殿

令和6年12月07日作成　○○県国民健康保険団体連合会　8頁

保険者番号 保険者名	科別	保険制度	本家・入・外	法別①②③④	被保険者証記号・番号 被保険者氏名	箇所	事由	増減点/増額減点/減額	箇所	事由	一部負担金 増額	減額	返戻 日数	返戻 点数	摘 要 点数 金額	備 考
3914 ××× 相模原市○○区		高齢一 後期 後期			×××× ○○				D						生化学的検査（2）判断料→0 144×1→0	
0014 ×××× 横浜市○○区		一般 本外	本外		40・×××××××× ○○○○	60	D	530	D						超音波検査（断層撮影法）（胸腹部）→0 530×1→0	
0014 ×××× 相模原市○○区		一般			10・×××××××× ○○○○	60	D	477	D						超音波検査（断層撮影法）（胸腹部）→0 検査通減→0 477×1→0	
6714 ×××× 相模原市○○区		退職 一般 本人	本人		10・×××××××× ○○○○	33	B	434	B						21 注射用マキシピーム1g→0 2瓶→0	点数
0014 ×××× 相模原市○○区		一般			10・×××××××× ○○○○	60	B	90					2	2,267	像 298×2→81×2 18×10→18×5	

箇所					整理記号			増減事由 点	
医科		歯科			未記		A 適応と認められないもの	
10 診察 11〜14	10 診察 11〜14	10 診察	10 初検		B 過剰と認められるもの	
20 投薬 21〜28	20 投薬 21〜28	20 投薬	20 往診		C 重複とみとめられるもの	
30 注射 31〜33・39	30 注射 31〜33・39	30 注射	30 整復		D 前各号の外不適当又は不必要と認められるもの	
40 処置	40 処置	40 固定	40 固定		E 固定点数（施術料）が誤っているもの	
50 手術・麻酔 54	50 手術・麻酔 54	50 施術	50 施術		F 固定点数（施術料）が誤っているもの	
60 検査・病理	58 修復 61〜64	60 金属副子	60 金属副子		G 請求点数等の集計が誤っているもの	
70 画像診断	59 補綴	70 後療	70 後療		H 経て計算が誤っているもの	
80 その他	60 補綴・病理	80 その他	80 その他		K その他	
90 入院 92	70 画像診断	90 その他	90 その他			
97 食事	90 その他 92					
	97 食事					

通信欄

図表6-41　返戻内訳書（社会保険診療報酬支払基金）

※返戻内訳書は、医療機関等から請求された診療（調剤）報酬明細書（レセプト）について、点検・審査等の結果、内容確認のため、医療機関等へお返しするレセプトの内訳や事由等を表示しています。

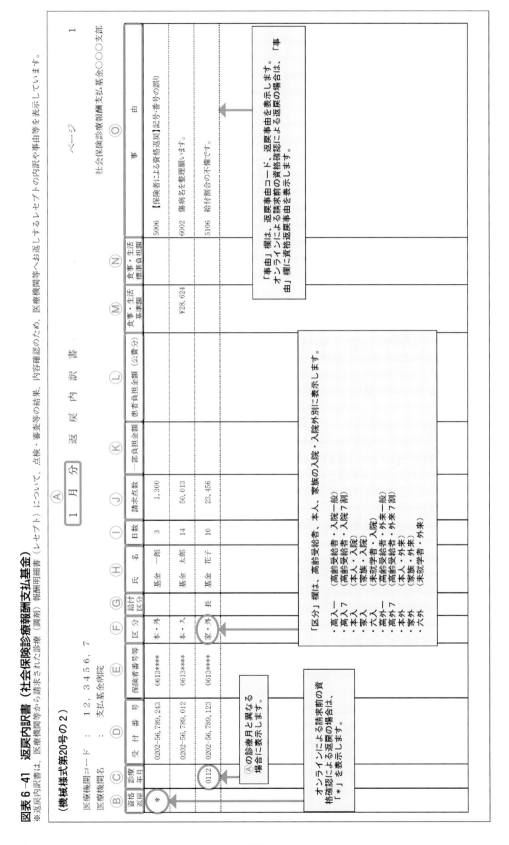

（機械様式第20号の2）

医療機関コード：　12，3456，7
医療機関名　　：　支払基金病院

<table>
<tr><td colspan="2">1 月 分</td><td>返 戻 内 訳 書</td></tr>
</table>

社会保険診療報酬支払基金〇〇〇支部

ページ　1

(B) 資格 返戻	(C) 診療 年月	(D) 受 付 番 号	(E) 保険者番号等	(F) 区 分	(G) 給付 区分	(H) 氏 名	(I) 日数	(J) 請求点数	(K) 一部負担金額	(L) 患者負担金額（公費分）	(M) 食事・生活 基準額	(N) 食事・生活 標準負担額	(O) 事 由
*		0202-56,789,243	0613****	本・外		基金 一郎	3	1,300					5006　【保険者による資格返戻】記号・番号の誤り
		0202-56,789,012	0613****	本・入		基金 太郎	14	50,013			¥28,624		6002　傷病名を整理願います。
	0112	0202-56,789,123	0613****	家・外	長	基金 花子	10	23,456					5106　給付割合の不備です。

「区分J」欄は、高齢受給者、本人、家族の入院・入院外別に表示します。

・高入一　…（高齢受給者・入院一般）
・高入7　…（高齢受給者・入院7割）
・本入　　…（本人・入院）
・家入　　…（家族・入院）
・六入　　…（未就学者・入院）
・高外一　…（高齢受給者・外来一般）
・高外7　…（高齢受給者・外来7割）
・本外　　…（本人・外来）
・家外　　…（家族・外来）
・六外　　…（未就学者・外来）

「事由」欄は、返戻事由コード、返戻事由を表示します。オンラインによる請求前の資格確認の資格返戻の場合は、「事由」欄に資格返戻事由を表示します。

(A)の診療月と異なる場合に表示します。

オンラインによる請求前の資格確認による返戻の場合は、「*」を表示します。

図表6-42　再審査等支払調整額通知票（補正・査定分）（社会保険診療報酬支払基金）

※再審査等支払調整額通知票（補正・査定分）は、再審査等の結果、診療（調剤）報酬明細書（レセプト）に調整金額が発生した場合、医療機関等へお知らせする増減点数や事由等を表示しています。

（機械様式第101号）

再審査等支払調整額通知票（補正・査定分）

医療機関等コード：１２－３４５６７

医療機関等名　：支払基金病院　　　　　　　御中

点数表：１　　診療科：〇〇〇〇

ページ　　1

社会保険診療報酬支払基金〇〇〇支部

Ⓐ

令和〇〇年〇〇月診療分において、下記のとおり再審査等に係る調整をしましたので通知いたします。

診療年月区分 ⒷB	保険者番号（継承前）受診者番号主保険者 ⒸC	患者氏名カルテ番号生年月日整理番号 ⒹD	調整金額点数回数日数一部負担金 ⒺE	調整支給額回数基準額標準負担額 ⒻF	増減点項目、事由（請求番号） ⒼG	請求内容 ⒽH	増減点内容 補正・査定内容 ⒾI	備考 ⒿJ
2704本 外	0613****	基金 太郎 0000000-0001 S50. 8.16 491420592000 2002	-112 -16		【請求理由】100060 診療内容に関するもの	A 錠 600mg 3錠 B 錠 10mg 3錠 C 細粒10% 1.5g	A 錠 600mg 3錠 B 錠 10mg 3錠 13×4	B：療養担当規則等に照らし、医学的に保険適応正
					-16 B 21 B (2) B (16)	17×4 20,184	20,168	過剰・重複となるもの

件数 ⓀK	合計調整金額 ⓁL	合計調整支給額 ⓂM
1	-112	0

再審査等に係る調整金金額について、調整した診療年月を表示します。

「増減点内容」欄の「請求内容」欄には補正・査定前の請求内容等を、「補正・査定後内容」欄には補正・査定後の内容等を表示します。

※審査結果の具体的な理由を可能な限り表示します。

再審査により調整したレセプトの合計調整点数を表示します。

再審査により調整したレセプトの合計調整金額を表示します。

備考欄の数字は以下のとおりです。
1：保険者「42-13-6010」は、70歳代前半の被保険者等に係る一部負担金等の軽減特例措置の金額を表示しています。

本帳票に印字しているレセプトについては、保険者等から電子レセプトにより再審査請求されたものです。

220

図表6-43　再審査等支払調整額通知票（返戻分）（機械様式第101号）（社会保険診療報酬支払基金）

再審査等支払調整額通知票（返戻分）は、再審査等により診療内容等の確認のため、医療機関等へお返しする診療（調剤）報酬明細書（レセプト）の内訳や事由等を表示しています。

（機械様式第101号）

再審査等支払調整額通知票（返戻分）

ページ　1

医療機関等コード：１２－３４５６７
医療機関等名　：支払基金病院　　　　　　　御中
点数表：1　　診療科：○○○○

社会保険診療報酬支払基金○○○支部

令和○○年○○月診療分において、下記のとおり再審査等に係る調整をしましたので通知いたします。

再審査等の返戻に係る調整金額について、調整した診療年月を表示します。

診療年月 区分	保険者番号 (継承前)	受給者番号 主保険者	患者氏名 カルテ番号	生年月日 整理番号	療養の給付 点数 金 / 一部負担金	食事・生活 基準額 標準負担額	日数 回数	調整金額 調整額支給額	備 考 請求理由
0106 本 外	0613*****		基金 太郎 000-000001	S50.08.16 22142205910000101	-1,234		-2	-8,638	【請求理由】100018　資格喪失後の受診
(B)	(C)	(D)	(E)	(F)	(G)	(H)	(I)	(J)	(K) (L)

件数 (M)	合計調整金額 (N)	合計調整支給額 (O)
1	-8,638	0

当該レセプトを返戻することとなった請求理由コード及び請求理由を表示します。なお、継承前（廃止）医療機関がある場合は、継承前の医療機関コードを表示します。

本帳票に印字しているレセプトについては、保険者等から電子レセプトにより再審査請求されたものです。

備考欄の数字は以下のとおりです。
1：保険者「42-13-6010」は、70歳代前半の被保険者等に係る一部負担金等の軽減特例措置の金額を表示しています。

221

図表 6-44　再審査結果通知・過誤通知書（国民健康保険団体連合会）

過誤・再審査結果通知書

○○○○○病院殿

保険者より申し出があり再審査いたしました結果、下記のとおり決定しましたのでお知らせいたします。

医療機関番号
□ ××××××

保険者番号・名	科別	保険制度	本案	法別①②③④	被保険者証記号・番号／被保険者氏名	箇所	事由	増減点／増減額	一部負担金 増額	一部負担金 減額	返戻 日数	返戻 点数／金額	摘要	診療年月	備考
××××××××× 相模原市○○区		一般	入外－ 高入－		10・××××××××× △△　△△							17,816		23.03	
		一般	高外－		10・××××××××× △△　△△						12	7,680		23.03	
		一般	本入		10・××××××××× △△　△△						1	9,840		23.07	
××××××××× 相模原市○○区		一般			10・××××××××× △△　△△	40	D	960					局所陰圧閉鎖処置（100cm²未満）→局所陰圧閉鎖処置（100cm²～200cm²）（被覆材貼付） 4,250×1→3,290×1	23.03	
		一般	80		10・××××××××× △△　△△			960			9	34,681	局所陰圧閉鎖処置（100cm²～200cm²）（被覆材貼付） 4,250×1→3,290×1	23.03	
		一般			10・××××××××× △△　△△						26	18,616		23.06	
		一般	本外		10・××××××××× △△　△△	28	D	1,229			1	826	ベシケア錠5mg　調剤料89×1→0 1錠×0錠　1,229×1→0×0	23.06	268.474.4 ○○○○薬局
		一般			10・××××××××× △△　△△						1	773		23.07	
		一般			10・××××××××× △△　△△	60	B	444					フェリチン、血小板関連 IgG, IgA, IgG, IgM 444×2→444×1	23.03	
		一般			10・××××××××× △△　△△	28	A	896					グルファスト錠10mg 3錠×0錠　16×56→0×0	23.03	268.355.5 ○○○○薬局

箇所			記号			増減点事由	通信欄
医	10診察 11～14	20投薬 21～28	10初検	20任意	A 適応と認められないもの	
歯	30注射 31～33・39	40処置	30整復	40固定	B 過剰と認められるもの	
	50手術・麻酔 54	58補綴 61～64	50施術	60金属副子	C 重複と認められるもの	
	60検査・病理	59補綴 61～64	70後療	80その他	D 前各号の外不適当又は不必要と認められるもの	
	70画像診断	60検査・病理	90その他		F 固定点数（施術科）が誤っているもの	
	90入院 92	70画像診断			H 請求点数等の集計が誤っているもの	
	93診断群分類	80その他			I 縦計計算が誤っているもの	
	97食事	97食事			K その他	

図表 6-45(1)　当座口振込通知書〔令和 5 年12月診療（2 月支払分）～〕

当座口振込通知書は，医療機関等から請求された診療報酬等について，審査等の結果，お支払いする金額及び内訳を表示しています。

当座口振込通知書

Ⓐ（令和 5 年12月診療分）
（令和 6 年 1 月提出分　出産育児一時金等）

Ⓑ

点数表	医療機関コード	健診等機関コード
1	12-34567	89-1-12-34567

被　振　込　銀　行	
金 融 機 関 名	0000 ○○銀行
支　店　名	000 ××支店
預 金 種 目	1 普通
口 座 番 号	＊＊＊＊＊＊＊＊

お受取人

〒001-0001
東京都港区○○○　1-1-1

○○○○　医院

基金　太郎　　　　　　　様

医）12-34567　　　健）89-1-12-34567　　　0（0000000）

Ⓒ **振込日　令和 6 年 2 月20日**

ご指定の口座（受領委任の場合は受領者の指定する口座）に下記のとおり振り込みましたので通知します。
この通知書は所得税申告の際必要となりますので大切に保管ください。

社会保険診療報酬支払基金

診療報酬支払内訳

Ⓓ 支払区分	Ⓔ 名称	Ⓕ 件数	Ⓖ 日数（回数）	Ⓗ 点数	Ⓘ 算定額	Ⓙ 再審査等調整額	Ⓚ 端数額	Ⓛ 支払確定額
01	医療保険	16,345	31,445	114,855,544	957,062,489	-17,403,927		939,658,562
10	感染症結核	7	9	4,293	10,732 50		50	10,732
12	生活保護	936	2,688	11,027,509	111,450,224	-1,001,770		110,448,454
15	自立支援（更生）	63	117	2,142,346	11,071,269			11,071,269
18	原爆医療	14	107	2,053,513	815,888	-5		815,883
21	自立支援（通院）	3	3	1,688	14,164			14,164
23	母子保健	427	801	547,687	1,889,244	-102,150		1,787,094
25	中国残留	22	344	2,582,422	1,962,337	-120		1,962,217
38	肝炎	9	18	42,038	436,240			436,240
42	特例高齢者	28	64	499,023	431,189	-1,410		429,779
51	特定疾患	511	713	1,206,193	892,598	-3,366		889,232
52	小児慢性	422	1,398	8,196,327	10,228,551	-418,304		9,810,247
53	措置医療	137	959	5,903,320	5,055,323	-750		5,054,573
80	自治体医療	4	30	177,859	109,531			109,531
81	自治体医療	254	592	4,654,144	3,062,775	-556		3,062,219
82	自治体医療	36	59	123,926	223,157	-84		223,073
87	自治体医療	112	223	979,829	723,742	-10,000		713,742
88	自治体医療	2	3	1,448	2,896			2,896
93	自治体医療	1,010	1,786	8,159,711	8,134,613	-37,105		8,097,508
98	自治体医療	25	35	18,291	16,621 50		50	16,621
Ⓜ	合　計	20,367	41,394	163,177,111	1,113,593,584	-18,979,547	1	1,094,614,036

Ⓝ 医保本人	66,664,136 点 538,377,261 円	Ⓞ 医保家族	46,242,636 点 390,437,315 円	Ⓟ 老人保健	点 円

Ⓠ 食事・生活療養　17,638,526 点　10,843,986 円

特定健診・特定保健指導費内訳			出産育児一時金等内訳		
Ⓡ 当初請求	Ⓢ 補正・過誤・返戻	Ⓣ 支払確定額	Ⓤ 算定額	Ⓥ 過誤	Ⓦ 支払確定額
34,125	-6,825	27,300	7,530,000	0	7,530,000

診療報酬支払確定額	源泉徴収税額（復興特別所得税含む）	① 診療報酬支払確定額合計	② 特定健診・特定保健指導費支払確定額合計	③ 出産育児一時金等支払確定額合計	④ 電子証明書発行・更新料	差引振込額（①＋②＋③－④）
Ⓧ 1,094,614,036	Ⓨ 111,739,673	Ⓩ 982,874,363	Ⓐ 27,300	Ⓐ 7,530,000	Ⓐ 4,000	Ⓐ 990,427,663

1　医保本人・家族・老人保健及び食事・生活療養欄は算定額（点数）から再審査等調整額（点数）及び相殺額（点数）を調整したものです。
　なお，食事・生活療養の上段は医療保険及び老人保健に係る食事・生活基準額，下段は標準負担額を控除した食事・生活支給額です。
2　特定健診・特定保健指導費及び出産育児一時金等は，源泉徴収対象外です。
3　支払区分「42」（特例高齢者）は70歳代前半の被保険者等に係る一部負担金等の軽減特例措置の金額を表示しています。

6章 保険請求
報酬 点数表 請求 未収金

図表6-45(2) 診療報酬算定額・参考例

診療報酬入金調書

令和 6 年 9 月分

区分	科目	診療報酬調定額	当月分 返戻額	当月分 査定増	当月分 査定減	当月分 掛金(一)	過誤分 返戻額	過誤分 査定増	過誤分 査定減	精算 計	精算 合計	入金額	差額	備考
支払基金 医科 入院	食事療養費	3,680,804								3,680,804				
	診療費	90,451,838 (6,856,603)	2,317,342		153,483		658,467		54,565	87,267,981				
	患者負担	62,831,080 (10,321,212)	161,915		140,259		169,667		104,073	62,255,166	153,203,951	153,203,951	0	
支払基金 医科 外来	食事療養費	760								760				
	診療費	44,331 (19,519)							8,367	35,964				
	患者負担	1,791,145 (259,128)	104,964		5,245					1,680,936	1,717,660	1,717,660	0	
国保連合会 医科 入院	食事療養費	3,963,192								3,963,192				
	診療費	157,307,185 (13,083,434)	2,740,802		201,704		2,244,216		629,083	151,491,380				
	患者負担	77,188,899 (14,073,204)	43,877		99,291		179,822		110,837	76,755,072	232,209,644	232,209,644	0	
国保連合会 医科 外来	食事療養費	1,720								1,720				
	診療費	182,920 (36,240)			168				70	182,682				
	患者負担	1,442,643 (306,766)	16,944		483		5,067			1,420,149	1,604,551	1,604,551	0	
労務災害	診療費	10,371,443	12,845	30,000 (文書料)	280,232	75,600				10,032,766	10,032,766	10,032,766	0	
アフターケア	診療費	23,953								23,953	23,953	23,953	0	
公務災害	診療費	72,375								72,375	72,375	72,375	0	
マル福	食事療養費	184,635								184,635				
マル乳	診療費	60,390								60,390				
マル親	診療費	48,861								48,861	293,886	293,886	0	
交通事故後払い	診療費	127,840								127,840	127,840			
交通事故窓口払い	食事療養費	92,800								92,800				
	診療費	4,150,290								4,150,290	4,243,090			
自費診療分	食事療養費	9,040								9,040				
	診療費	2,665,990								2,665,990	2,675,030			
領収証料	食事療養費	(3,800,451)												
文書料	診療費	1,524,310												
合計	食事療養費	7,748,316								7,748,316	7,748,316	7,748,316		
	診療費	408,945,818 (50,280,867)	5,398,689	30,000	880,865	75,600	3,257,239		906,995	398,456,430	406,204,746		0	

※ この「診療報酬入金調書」は、審査支払機関での審査の結果として保険医療機関に送付される増減点連絡書、返戻された診療報酬明細書、支払通知書をもとに診療報酬額を計算して記載作成し、支払通知書と精算額の突合を行います。過誤通知書をもとに増減する診療報酬額を計算して記載作成し、支払通知書と精算額の突合を行います。

第7章

統計業務

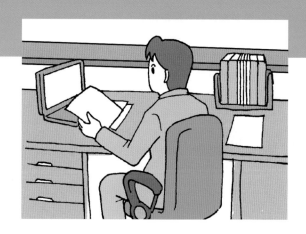

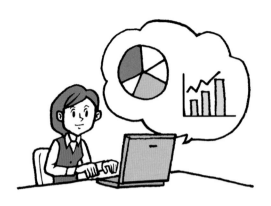

病院における統計業務は，日々の活動を数値としてとらえ，それを蓄積・分析したうえで病院の経営状況や患者の動向をみたり，今後の患者サービスの向上につなげるためにあり，日・月単位や年単位に集計したり，平均値を求めたり，時系列に並べたりして，今後の推移を予想したりするものです。

そのほか，行政官庁から求められる報告書もあるので，統計は正確に作成されなければなりません。

病院の統計業務も一般企業と同様に経営状況を把握するために財務比率，収支比率，生産性指標が考えられ，医事課で取り扱うものに医事統計があります。各種のデータは，患者に関わるもので，あくまでもデータを作成することが目的でなく，データから過去および現在の経営状況をつかみ，問題点を発見するための基礎資料とすることが目的です。

なお，作表にあたっては，目的に応じて見やすいものでなければならないので，数値表，グラフを上手に利用すべきです。

1. 用 語

(1) **許可病床数**：医療法第7条により都道府県知事の開設許可を受けた病床数をいいます。

(2) **実働病床数**：病院の改修・改築や人員配置の関係などから，許可病床数のうち一部分の病室が利用できない場合など，実際に使用できる病床数をいいます。

(3) **在院患者数**：毎日午後12時現在に在院している患者の数をいいます。入院した日に退院または死亡したときは算入する場合と算入しない場合があります※。在院中の患者が外泊，外出している場合は算入します。

(4) **在院患者延数**：一定期間（1カ月，1年間など）の毎日午後12時に在院している患者の数を合計した数をいいます。

在院中の患者が外泊している場合は算入しますが，入院した日に退院または死亡したときは算入する場合と算入しない場合があります。

この在院患者延数は，公的な報告でよく利用されますが，次の「入院患者延数」と混同しないよう注意が必要です。

(5) **入院患者延数**：在院患者延数と退院患者数（死亡数を含む）を合計した数をいい，1月または1年など一定期間で集計を行います。この集計方法は入院レセプトの日数の数え方と同じであり，収益関係の統計でよく利用されます。

(6) **新入院患者数・退院患者数**：新たに入院した患者数または退院した患者数（死亡数を含む）をいい，統計分析を行う場合には，ある一定期間の毎日のそれぞれを合計した数をいいます。

(7) **外来患者延数**：新患者数と再来患者数を合計した数をいいます。時間外・休日および深夜に取扱った患者も合計に含まれます。

(8) **新患者数**：その病院にはじめて受診する患者または複数の診療科がある場合には，その診療科ではじめて受診する患者の数をいいます。

再受診であっても初診料が算定できる条件下にある患者の数をいいます。

(9) **再来患者数**：新患者が治癒することなく再び受診した2回目以降の受診患者の数をいいます。

患者数は，診療科別，性別，年齢別，地域別，管掌別，時間外・休日および深夜の別，他院からの紹介の有無なども併せて収

集し，あらゆる方面からの分析ができるように配慮することが大切です。

※　**入院してその日のうちに退院または死亡した者の取扱い**

この取扱いについては，在院患者の数に含めない場合と含める場合の取扱いがあります。後述する「病院報告」では在院患者数に含めない取扱いで，毎日24時現在の許可病床数に対する使用状況を求める意味あいがあると思われ，また，点数表の「基本診療料の施設基準等」（平均在院日数の算定方法）の平均在院日数の算定方法では，在院患者数に含める扱いで稼働的な統計を求める意味あいがあるものと思われます。

それぞれの目的により，統計的な手法が変わってきます。

2．患者統計分析

(1)　1日平均患者数

①　1日平均入院患者数＝
$$\frac{入院患者延数（または在院患者延数）}{暦　日　数}$$

②　1日平均外来患者数＝$\dfrac{外来患者延数}{診療実日数}$

1日平均患者数は，月単位あるいは年単位の特定の期間の患者延数を暦日数（診療実日数）で除して算定し，現状での1日平均患者数を把握したり，前年との対比などをして患者の動向を調べるものです。また診療科別や病棟別に1日平均患者数を算定し，前月，前年度，前年同月の1日平均患者数と対比して，患者の動向を把握し経営に反映させることができます。1日平均入院患者数が許可病床数に近いほど病院の経営状態の安定につながりますが，病床回転数，在院日数，1日当たり診療単価などの面からもみる必要があります。

1日平均外来患者数を算定する場合，診療実日数によらず，特定の期間の暦日数を用いることもあります。

(2)　新患率

$$新患率＝\frac{新患者数}{外来患者延数}×100$$

外来患者のうち新患者数がどのくらい占めるかをみるものであり，この率が高ければ急性疾患の患者が多く，低率であれば慢性疾患の患者が多いとみることができます。

入院患者の場合でも同じ算式で算定します。

(3)　平均通院回数

$$平均通院回数＝\frac{外来患者延数}{新患者数}$$

1人の患者が何回ぐらい通院しているかということをみるためのものであり，新患率と同様に患者のタイプを知ることもできます。この平均通院回数をほかに調べる方法としては，1人の患者が初診から治癒までの間に何回通院するかをすべての患者について調べる方法がありますが，方式としてはよいものの調査が困難です。

また，毎月ごとに作成する外来のレセプトの集計時に把握している診療実日数の総計をレセプト枚数で除する次のような方式があります。

$$平均通院日数＝\frac{外来レセプト上の診療実日数}{外来レセプト枚数}$$

(4)　病床利用率

病床利用率＝
$$\frac{入院患者延数（または在院患者延数）}{病床数×日数}×100$$

病床の利用率を示す方式であり，月単位あるいは年単位の特定期間の患者延数を病床数にその特定期間の日数を乗じた数で除して求めます。高率であるほどよいのですが，慢性疾患の患者を多く長期にわたり入院すると在院日数が多く

なり，病床回転数が低下します。この病床利用率は，許可病床数をもとに算出する方法と実働病床数をもとに算出する方法があります。また，公的な調査では，許可病床数に対する平均在院患者数の割合をもって病床利用率としています。経営の管理上は，実際に利用することができる実働病床数をもとに算出した利用率が実用的です。利用率は，利用目的により病床数の全体で算出する場合と病棟別に算出して利用していく場合があります。

(5) 平均在院日数

① 平均在院日数 ＝

$$\frac{入院患者延数（または在院患者延数）}{（新入院患者数＋退院患者数）\times \frac{1}{2}}$$

② 退院患者平均在院日数 ＝

$$\frac{退院患者の入院日数の合計}{退院患者数}$$

入院患者の平均在院日数を調べることにより，短期入院の傾向にあるのか，長期入院の傾向にあるかがわかり，併せて慢性疾患・急性疾患の患者の入院傾向も知ることができます。一般的には①の方式が採用されています。②の場合はある一定期間に退院した患者の在院日数の合計を退院患者の数で除して求める方式であり，合理的な方法ですが，ある一定期間以上に入院している患者の在院日数は算定されない不都合も生じます。しかし，退院病歴管理を長期にわたり行っている場合の方式としては評価できるものです。

(6) 病床回転数

病床回転数 ＝

$$\frac{暦 \quad 日 （30日または365日）}{平均在院日数（月または年 ）}$$

ある一定の期間中に病床が何回転するのかを調べるものであり，同種の病院間での比較では回転数が高いほど病床の効率がよいといえます。在院日数が少ない診療科または病院が病床の回転数がよいことになります。

(7) 入外比率（入院外来患者比）

$$入外比率 ＝ \frac{1 日平均外来患者数}{1 日平均入院患者数}$$

算定方式は1日平均の対比でなくとも，延患者数の対比で算出してもよい。入院比率は，平均的にみて入院1に対し外来2～3の割合です。

(8) 院内死亡率

① $$\frac{院内死亡数}{退院患者数} \times 100$$

② $$\frac{院内死亡数}{繰越し患者数＋新入院患者数} \times 100$$

一定の期間に病院内で死亡する割合を表わすものです。①の場合は退院患者のうちの死亡退院の割合を示す構成比率であり，②の場合は取扱い患者のうちの死亡の発生を示す比率で，意味の違いがあります。一般的には高機能病院に重症度が高い患者が集まるので，死亡率が高くなり，軽症な患者を扱う病院では死亡率が低くなります。

そのほか，新生児死亡率，未熟児死亡率，分娩死亡率，術後死亡率など目的によって死亡率を算出することがあります。

(9) 剖検率

$$剖検率 ＝ \frac{病理解剖数}{死亡数} \times 100$$

医療評価では重要なものであり，臨床研修指定病院，高機能病院ではこの比率が高いことが望まれます。

●実践練習 ○○

図表7-1　1カ月の患者数

診療科	(1)※前月繰越患者数	(2)新入院	(3)転入	(4)死亡	(5)退院	(6)計	(7)転出	(8)在院患者延数	(9)※月末在院患者数	(10)新患者数	(11)外来患者延数	(12)紹介された患者数	(13)救急患者数	(14)紹介した患者数
内　　科 010	33	59	(　3)	4	44	48	(　8)	1,107	39	206	2,202	31	104	20
心療内科 020			( )				( )							
精神科 030			( )				( )							
神経(内)科 040			( )				( )							
呼吸器科 050	26	24	(　1)	2	24	26	(　2)	755	23	59	809	28		18
消化器(胃腸)科 060	29	50	(　7)	2	48	50	(　7)	856	29	111	1,383	30		26
循環器科 070	23	38	(　2)	4	37	41	(　1)	648	21	85	1,093	56		21
アレルギー科 080			( )				( )							
リウマチ科 090			( )				( )			2	10			1
小児科 100			( )				( )							
外　　科 110	19	47	(　5)	3	44	47	( )	634	24	47	824	15	3	11
整形外科 120	40	59	(　1)		54	54	(　1)	1,321	45	464	2,165	52	77	44
形成外科 130			( )				( )							
美容外科 140			( )				( )							
脳神経外科 150	13	19	(　2)		17	17	(　1)	424	16	173	1,033	24	38	19
呼吸器外科 160			( )				( )							
心臓血管外科 170			( )				( )							
小児外科 180			( )				( )							
皮膚ひ尿器科 190			( )				( )							
皮膚科 200	1	9	( )		7	7	( )	70	3	273	1,767	36	1	12
ひ尿器科 210	8	14	( )	1	15	16	(　1)	166	5	74	1,109	13	5	7
性病科 220			( )				( )							
こう門科 230			( )				( )							
産婦人科 240	1	8	( )		6	6	( )	30	3	68	468	4		13
眼　科 250	1	4	( )		5	5	( )	25	0	108	796	12	1	7
耳鼻いんこう科 260			( )				( )			117	560	16	2	16
気管食道科 270			( )				( )							
リハビリテーション科 280			( )				( )							
放射線科 290			( )				( )			61	65	64		64
歯科口腔外科 330		3	( )		2	2	( )	9	1	107	840	47		40
麻酔科 340			( )				( )			4	114	3		
計	194	334	(　21)	16	303	319	(　21)	6,045	209	1,959	15,238	431	231	320

病床種別	(1)	(2)	(3)	(4)	(5)	(6)	(7)	(8)	(9)	(19)許可病床数	(20)実働病床数	(21)病床利用率
(16)未熟児(再掲) 510												
(17)新生児 520												
(18)一般病床 710	194	334		16	303	319		6,045	209	250	250	80.6
療養型病床群 720												
結核病床 730												
精神病床 740												
感染症病床 750												
計	194	334	(　0)	16	303	319	(　0)	6,045	209	250	250	80.6

注意:「※前月繰越患者数」は,前月分の「※月末在院患者数」と一致すること。　　　　　　　　　　　　□ 許可病床変更　□ 実働病床数変更

図表7-1は，ある病院の1カ月分の患者数を示したものです。図表は，左側が入院患者数，中間が外来患者数，右側が紹介等の患者数を示しています。表中の(3)転入，(7)転出は，転科を示すもので，例えば，内科で入院した患者が，診療の過程で外科的手術を認め外科に転科したときに内科転出，外科転入として取扱います。この図表を使って具体的に患者統計分析を行ってみます。

(1) 1日平均患者数の算出

① 入院　$\dfrac{\text{在院患者延数　6,045}}{\text{暦日数　30}}=201.5$人

② 外来　$\dfrac{\text{外来患者延数　15,238}}{\text{診療実日数　22}}=692.6$人

(2) 新患率の算出

$\dfrac{\text{新患者数　1,959}}{\text{外来患者延数　15,238}}\times100=12.8\%$

(3) 平均通院回数の算出

$\dfrac{\text{外来患者延数　15,238}}{\text{新患者数　1,959}}=7.7$回

(4) 病床利用率の算出

$\dfrac{\text{在院患者延数　6,045}}{\text{病床数　250}\times30\text{日}}=80.6\%$

(5) 平均在院日数の算出

$\dfrac{\text{在院患者延数　6,045}}{(\text{新入院患者数　334}+\text{退院患者数319})\times\frac{1}{2}}=18.5$日

(6) 病床回転数の算出

$\dfrac{\text{暦日　30}}{\text{平均在院日数　18.5}}=1.6$回

(7) 入外比率の算出

$\dfrac{\text{1日平均外来患者数　692.6}}{\text{1日平均入院患者数　201.5}}=3.4$

229

3．収益統計

病院における収益は，会計処理の面からみると入院収益，室料差額収益，外来収益，保健予防活動収益，医療相談収益，受託検査施設利用収益，その他医業収益に区分され，医療費の負担者別にみると，政府・組合など管掌別，公費別，労災，自費などに区分することができます。

そのほか，診療科別に統計をとったり，レセプトの区分欄の初診，再診，入院，投薬，注射，検査など診療行為別に区分して統計をとることができるので，目的に応じた分析を行い病院経営の資料として役立てることができます。

(1) 患者1人1日当たり平均診療額

① 入院患者1人1日当たり平均診療額＝

$$\frac{入院収益}{入院患者延数}$$

② 外来患者1人1日当たり平均診療額＝

$$\frac{外来収益}{外来患者延数}$$

患者1人1日当たり平均診療額は，その額の高低によって病院の医療レベルをだいたい判断することができ，一般的には高機能病院が高額となるケースが多い。ただし，診療科または特殊な診療機能を有する場合は高額な診療材料や高額な薬剤などを多量に使用することによって平均診療額が高くなるので，診療科別や他病院と比較する場合は注意を要します。

入院患者1人1日当たり平均診療額を算定する場合，入院収益に室料差額収益を加えて行うこともあります。

患者1人1日当たり平均診療額は，複数の診療科を有する場合は診療科別に算出し，また診療行為別に併せて算定することによって，科別にそれぞれの特徴をつかむことができます。

(2) 診療行為別

診療行為別は，レセプトの区分欄ごとに集計して，その構成割合などをみます。診療行為別は大きく基本診療料と特掲診療料に分けます。特掲診療料の構成割合を診療科でみると外来の場合，内科系では検査料が多く，外科系では処置・手術料が多いようです。

また，入院の場合，外科・脳外科などでは処置・手術料が多く，手術に伴う点滴や大量注射が多くなるため注射料の割合が高くなっています。入院・外来の別，診療科ごとに診療行為別の構成割合や1人1日当たりの点数に算出・分析し，他の同規模病院と比較することによって，診療行為の特徴がみられ，収益性の改善にもつながります。

4．収益費用統計

一般的な統計資料として求められているのが，医業収益を100としたとき，費用がどのくらいかかっているかをみる医業収益100対費用であり，経営の健全性，採算制をみることができます。医業収益の合計を100として各収益の割合をみれば，収益の構成割合がわかります。

医業収益100対費用は，月次決算または年間決算で経年的に統計を作成することによって病院の経営状態をみることができる大切な資料です。

(1) 医業収支比率

① $\dfrac{医業費用}{医業収益} \times 100$ …医業収益100対医業費用比率

② $\dfrac{医業収益}{医業費用} \times 100$ …医業費用100対医業収益比率

①②ともに医業損益を示す算定式ですが，①の場合は値が100未満のとき，②の場合は値が100を超えるときに医業損益のレベルでの経営が順調で黒字の状態を示していることになりま

す。一般的に使用されている算定式は①ですが，この場合医業収益100を稼ぐためにいくらの費用が必要であったかをみる指標です。

(2) 医業利益率

$$医業利益率 = \frac{医業損益}{医業収益} \times 100$$

(1)は医業収益と医業費用を対比させていますが，医業利益率は，医業収益から医業費用を差引いた額を医業収益で除したもので，利益があったときはプラスで，損失があったときはマイナスで表わされます。当然ながらプラスで表示されたときが黒字経営というわけです。比率が高いほど収益が高いことを示します。

(3) 収支比率

① 人件費比率（給与費比率）=

$$\frac{人件費（給与費）}{医業収益} \times 100$$

病院経営のなかで最も比率が高くなるのが人件費比率です。この比率は人件費が変らずに医業収益が減少すれば低下するし，また，特定の診療科で高額の材料等を多量に使用すれば診療収益が大きくなり，人件費比率を下げることにつながるので，月ごと，年ごとに統計をとる必要があります。ほかに最近では業務委託するケースが多くなっており，その費用は委託費で処理されて人件費が減少することがあります。他院と比較するときはこの点を注意してみるべきです。いずれにしても，収支比率が低い方がよく，安い費用で大きい収益を上げることを示します。

② 材料費比率 $= \dfrac{材料費}{医業収益} \times 100$

人件費に次いで比率が高いのが材料費です。材料費のなかには，薬品費，診療材料費，給食材料費などがあり，これらを分けて比率を出すことがあります。材料費は，病院の財務上，人件費につぐ大口の支出科目であり，購入費の多寡および購入の適否が病院財政に及ぼす影響はきわめて大きい。

③ 経費比率 $= \dfrac{経\quad費}{医業収益} \times 100$

病院会計準則では，経費には水道光熱費，福利厚生費，旅費交通費，消耗品費など間接的な一般必要経費があります。患者数の多少に直接的に影響しない費用であり，費用ごとに増加の傾向にあるのかどうか，月単位で把握しながら増加したときはその原因を把握することも大切です。

④ 委託費比率 $= \dfrac{委託費}{医業収益} \times 100$

従前に比較すれば，この比率は増加の傾向にあります。病院内の業務のうち清掃業務の委託，検体検査の委託，医事課業務の委託，廃棄物の収集・運搬・処理の委託，その他医療法の改正に伴う委託可能な業務も多くなり，増加の一途です。人件費的な要素が高いので，人件費比率と併せてみる必要があります。

⑤ 減価償却費比率 $= \dfrac{減価償却費}{医業収益} \times 100$

減価償却費は年間に予想される減価償却費を12等分して毎月費用として会計処理し，全体の収支バランスをみていきます。

医療機器は，資金繰りの関係からリースにたよることがあり，経費が増加し，減価償却費が低下することもあります。

比率が高いと過大投資の結果と考えられ，病院運営に支障を期たすこともあるので適正な規模であるかチェックする必要があります。

⑥ その他

$$医薬品費比率 = \frac{医薬品費}{医業収益} \times 100$$

$$支払利息（金融費用）比率 =$$
$$\frac{支払利息（金融費用）}{医業収益} \times 100$$

$$経営利益率 = \frac{経常損益}{医業収益} \times 100$$

$$純利益率 = \frac{当期純利益 \times 100}{総収益(医業収益 + 医業外収益 + 特別利益}$$
または医業収益

$$成長率 = \frac{当年医業収益}{前年医業収益} \times 100$$

●実践練習 ○○○

図表7-2は，収益統計，収益費用統計を理解するために示したものです。左側が会計上の勘定科目，中間が1カ月分（9月）の損益，右側が年度途中の4月から9月までの累積の損益を示しています。この図表を使って具体的に収益費用統計を行ってみます。

（患者数は p.229　図表7-1を使用）

1．収益統計

(1) 患者1人1日当たり平均診療額の算出

① 入院　$\dfrac{入院収益\quad 289,377千円}{入院患者延数（在院）\quad 6,045人}$
　　　　　$= 47,870円$

② 外来　$\dfrac{外来収益\quad 166,735千円}{外来患者延数\quad 15,238人}$
　　　　　$= 10,942円$

2．収益費用統計

(1) 医業収支比率の算出

$\dfrac{医業費用\quad 506,172千円}{医業収益\quad 501,185千円} \times 100 = 101.0\%$
（100円の収益に対し費用が101円かかっていることを示している）

(2) 収支比率の算出（人件費率）

$\dfrac{給与費\quad 259,898千円}{医業収益\quad 501,185} \times 100 = 51.8\%$
（人件費が医業収益の50％を超えており，人件費的な委託費もあることから費用の削減，増収対策が必要）

図表7-2　平成○○年9月　損益計算表（前年同期比較）

(千円)

		月　次			累　計　決　算		
		前期	当期	差	前期	当期	差
医業収益	入院収益	275,266	289,377	14,111	1,702,856	1,716,836	13,980
	室料差額収益	4,248	4,330	82	23,355	26,927	3,572
	外来診療収益	160,778	166,735	5,957	1,081,937	1,070,189	−11,748
	保健予防活動収益	24,083	29,186	5,103	161,250	154,108	−7,142
	医療相談収益	8,753	6,734	−2,019	43,053	35,694	−7,359
	その他収益	5,250	4,823	−427	29,991	29,208	−783
	計	478,378	501,185	22,807	3,042,442	3,032,962	−9,480
医業外収益		3,253	3,319	66	20,742	21,835	1,093
特別利益		0	0	0	2,153	3,219	1,066
合計		481,631	504,504	22,873	3,065,337	3,058,016	−7,321
医業費用	給与費	257,401	259,898	2,497	1,470,751	1,472,246	1,495
	材料費	135,440	153,465	18,025	934,118	926,751	−7,367
	経　費	24,559	25,768	1,209	146,254	158,795	12,541
	委託費	34,559	39,768	5,209	209,915	238,795	28,880
	研究研修費	1,127	2,656	1,529	7,652	10,559	2,907
	減価償却費	23,857	24,617	760	143,142	146,657	3,515
	計	476,943	506,172	29,229	2,911,832	2,953,803	41,971
医業外費用		6,364	8,747	2,383	42,132	52,789	10,657
特別損失		0	104	104	96	104	8
合計		483,307	515,023	31,716	2,954,060	3,006,696	52,636
純損益		−1,676	−10,519	−8,843	111,277	51,320	−59,957

材料費（内訳）

	月　次			累　計　決　算		
	前期	当期	差	前期	当期	差
医薬品	88,241	98,495	10,254	645,894	614,845	−31,049
診療材料費	42,302	50,496	8,194	259,682	280,496	20,814
給食材料費	3,978	3,072	−906	23,687	22,451	−1,236
医療用消耗器具備品費	919	1,402	483	4,855	8,959	4,104
計	135,440	153,465	18,025	934,118	926,751	−7,367

232

5．生産性の統計

生産性とは設備，資源，労働，技術など諸要素を投入し，結果として得た生産物と諸要素の一つとの比率を言っています。病院の場合，薬品（投薬，注射），レントゲンフィルム，造影剤，給食用食品などを患者に使用したとき，投薬料，注射料，画像診断料などの診療報酬および入院時食事療養費として収益が発生します。

この投入した原材料の費用に対する収益の効率をみようというものです。また，投入された技術労働は，技術料として収益に含まれるので，どれだけ働いたかその成果を測定することにもなります。

その生産性を収益に関する生産性と作業量に関する生産性に分けて，その算出方法を例示すると，次のとおりです。

(1) 収益に関する生産性

① 職員1人当たり医業収益＝$\dfrac{医業収益}{平均職員数}$

職員1人当たりの医業収益を示すもので，労働効率の良否をはかる尺度として用いられ，多いほど効率がよい。しかし，病院の種類・規模などで一概に決められない。他院と比較するときは自院と同じ種類・規模とすることが大切である。

② 職員1人当たり医業損益（純損益）＝$\dfrac{医業損益（純損益）}{平均職員数}$

④ 各部門別1人当たり医業収益＝$\dfrac{各部門別収益}{各部門別平均職員数}$

（投薬料収益：薬剤部門平均職員数，検査料収益：検査部門平均職員数，画像診断料収益：放射線部門平均職員数など）

⑤ 投薬薬品使用効率＝$\dfrac{入院＋外来の投薬料収益}{投薬薬品購入費用}$

⑥ 患者1人1日当たり医薬品費＝$\dfrac{医薬品費}{入院患者延数＋外来患者延数}$

⑦ 患者1人1日当たり診療材料費＝$\dfrac{診療材料費}{入院患者延数＋外来患者延数}$

⑧ 患者1人1日当たり給食材料費＝$\dfrac{給食材料費}{入院患者延数}$

⑨ 入院・外来収益対医薬品費＝$\dfrac{医薬品費}{入院収益＋外来収益}$

⑩ 粗付加価値率＝$\dfrac{医業収益—（材料費＋経費＋委託費）}{医業収益}\times100$

⑪ 実働1床当たり医業収益＝$\dfrac{医業収益}{平均実働病床数}$

⑫ 実働1床当たり入院収益＝$\dfrac{入院収益}{平均実働病床数}$

(2) 作業量に関する生産性

非常勤職員の常勤換算算定の方法は，非常勤職員の勤務時間を常勤職員の勤務時間数で除して算定します。比率は，①の場合は高いほど，②～④の場合は低いほど労働効率が高いことを表しています。

① 職員1人1日当たり患者数（入院・外来，部門別）＝$\dfrac{1日平均入院（外来）患者数}{平均職員数}$

医師，看護要員（病棟，外来），薬剤部など部門別，事務部門，医事部門などごとに算定

② 実働100床当たり職員数（各部門別）＝$\dfrac{職員数（常勤数＋非常勤の常勤換算数）}{実働病床数}\times100$

③ 患者100人当たり職員数＝$\dfrac{職員数}{1日平均入院患者数＋1日平均外来患者数\times\frac{1}{3}}\times100$

④ 入院患者100人当たり職員数（各部門別）＝$\dfrac{平均職員数}{1日平均入院患者数}\times100$

6．財務分析

病院運営にあたっては，過去および現在の経営状況を十分に把握しておく必要があります。そのためには患者数や診療単価，病床利用率などのほかに財務状況の把握が必要です。

損益は黒字であるにもかかわらず，建物の整備や医療機器の購入に資金が投入されすぎ，薬品代金の支払いに資金が不足することが発生する恐れさえあります。

一般的に利用されている財務分析方法を示すと次のとおりです。

① 総資本回転率 $= \dfrac{医業収益}{(期首総資本＋期末総資本) \times \frac{1}{2}}$

$\dfrac{医業収益}{(期首資産勘定＋期末資産勘定) \times \frac{1}{2}}$

② 自己資本回転率 $= \dfrac{医業収益}{(期首基金勘定＋期末基金勘定) \times \frac{1}{2}}$

③ 固定資産回転率 $= \dfrac{医業収益}{(期首固定資産＋期末固定資産) \times \frac{1}{2}}$

④ 流動比率 $= \dfrac{流動資産}{流動負債} \times 100$

⑤ 自己資本比率 $= \dfrac{基金勘定}{資産勘定} \times 100$

⑥ 負債比率 $= \dfrac{負債勘定（流動・固定）}{基金勘定} \times 100$

⑦ 固定比率 $= \dfrac{有形固定資産＋無形固定資産}{基金勘定} \times 100$

⑧ 借入比率 $= \dfrac{短期借入金＋長期借入金}{医業収益} \times 100$

⑨ 粗付加価値額 ＝医業収益－（材料費＋経費＋委託費）

⑩ 労働分配率 $= \dfrac{給与費（人件費）}{粗付加価値額} \times 100$

①投下した総資本の年間利用度を見るもので，比率が高いほど事業活動は活況を呈し，投下効率が高い。

②自己資本の投下効率を見るもので，回転率が高いほど効率がよい。

③固定資産の投下効率を見るもので，比率が高いほど効率がよい。

④この比率が高いほど，その病院の短期負債の支払能力が高いことを示す。

⑩粗付加価値額のうち，給与費の割合を示すもので，経営の健全性を表す最も端的な指標であり，同一条件の場合，低いほど健全経営が概ね期待される。

7．病院経営収支調査

厚生労働省は，病院等における医療経営等の実態を明らかにし，社会保険診療報酬に関する基礎資料を整備することを目的とした「医療経済実態調査」や「社会医療診療行為別調査」，「医療費の動向」，「医療施設調査」，「病院報告」，「国民医療費」などの各種の調査を行い，公表しています。

この一つに，厚生労働省医政局の委託事業である「医療施設経営安定化推進事業」があり，

「病院経営管理指標」が公表されています。

内容は「病院を取り巻く経営関連の制度・環境が病院経営に与える影響等を調査研究し，その結果を各病院に情報提供することにより病院経営の安定を支援するため，各種課題について調査研究」することであり，概ね毎年実施されています。

調査対象は，医療法人，医療法第31条に規定する公的医療機関（自治体・日本赤十字社等）

および社会保険関係団体等であり，調査対象数は約8000であり報告があったものを集計，分析したものです。

　調査結果は，収益性・安全性・機能性を開設者別・病院種別・病床規模別・機能別などに集計・分析してあります。

　ここでは，「病院経営管理指標」から，病院種別（一般病院・ケアミックス病院・療養型病院・精神科病院）のうち一般病院／開設者別の分析結果を掲示します〔図表7-3(1), (2)〕。

図表7-3(1)　令和3年度決算・病院経営管理指標（一部抜粋）

2. 開設者別比較（病院種別の開設者別比較）

(1) 病院種別（病院種別の開設者別比較）

1) 一般病院

	※	医療法人	自治体	社会保険関係団体	JCHO	共済組合及びその連合会	健保組合及びその連合会	国民健康保険組合	その他公的	厚生連	済生会	日赤	北社協
（病院数）		(197)	(186)	(25)	(17)	8			(80)	(17)	(25)	(37)	1
（平均稼働病床数）		(160.3)	(332.3)	(306.9)	(308.1)	304.0			(398.9)	(412.9)	(298.8)	(460.9)	
収益性													
医業利益率	(%)	-0.4	-20.2	-6.3	-7.6	-3.6			-2.2	-8.1	2.3	-2.3	
総資本医業利益率	(%)	0.7	-9.4	-2.9	-4.2	-0.4			-1.1	-6.7	2.8	-1.5	
経常利益率	(%)	5.1	7.7	11.6	13.8	7.1			10.6	6.9	9.2	13.1	
償却前医業利益率	(%)	4.2	-7.9	-1.5	-2.5	0.6			4.0	-2.3	7.7	4.7	
病床利用率	(%)	75.4	68.0	66.3	68.2	61.9			73.5	70.2	77.3	72.9	
固定費比率	(%)	64.4	76.7	64.8	67.2	59.0			62.3	65.7	62.8	60.2	
材料費比率	(%)	18.3	24.1	23.6	23.6	23.7			26.7	25.9	21.9	30.5	
医薬品費比率	(%)	8.8	14.1	14.1	13.7	15.1			17.0	17.4	13.0	19.6	
人件費比率	(%)	55.9	65.2	56.4	57.5	54.1			52.3	55.1	54.2	49.4	
委託費比率	(%)	6.1	11.1	9.2	9.3	8.9			6.9	5.9	7.0	7.3	
設備関係費比率	(%)	8.8	11.0	9.0	9.7	7.6			9.7	9.6	8.3	10.7	
減価償却費比率	(%)	4.7	8.6	4.8	5.1	4.2			6.2	5.8	5.4	7.0	
経費比率	(%)	7.9	5.9	6.2	5.4	7.8			5.1	6.9	5.4	4.2	
金利負担率	(%)	0.5	0.8	0.1	0.0	0.2			0.2	0.3	0.2	0.1	
総資本回転率	(%)	99.0	64.7	76.6	62.7	104.5			80.4	82.6	87.3	74.5	
固定資産回転率	(%)	211.3	123.0	187.9	100.2	374.2			177.3	360.3	143.8	126.0	
常勤医師人件費比率	(%)	10.0	11.9	11.4	12.2	9.0			10.3	10.9	9.7	10.2	
非常勤医師人件費比率	(%)	4.2	3.1	3.4	2.7	4.9			3.1	3.2	2.7	3.5	
常勤看護師人件費比率	(%)	16.8	21.5	18.9	19.4	17.6			17.4	18.2	16.1	18.0	
非常勤看護師人件費比率	(%)	1.1	1.2	1.0	0.6	2.1			0.8	0.9	1.1	0.6	
常勤その他職員人件費比率	(%)	16.0	12.6	10.7	11.9	7.8			11.6	11.2	14.5	9.6	
非常勤その他職員人件費比率	(%)	0.8	2.4	1.9	1.6	2.6			1.8	1.7	1.8	1.9	
常勤医師1人あたり人件費	(千円)	19,553	16,301	15,487	15,893	14,351			14,559	16,602	15,517	12,805	
常勤看護師1人あたり人件費	(千円)	5,903	5,902	5,882	5,976	5,620			5,443	5,676	5,269	5,436	
職員1人あたり人件費	(千円)	6,768	8,153	7,922	8,052	7,644			7,225	7,684	6,936	7,213	
職員1人あたり医療収益	(千円)	12,477	13,315	14,337	14,273	14,473			14,248	14,379	13,090	15,051	
1床あたり医業収益	(千円)	22,395	23,996	23,796	24,140	23,063			27,916	25,414	25,796	30,655	

※ N（固定病院数）＝1の場合，回答機関が特定される可能性があるため記載を省略

7章 統計業務

図表７−３ (2)

一般病院

安全性

※ (病院数) (平均稼働病床数)		医療法人 (197) (160.3)	自治体 (186) (332.3)	社会保険関係団体 (25) (306.9)	JCHO (17) (308.1)	共済組合及び その連合会 8 304.0	健保組合及び その連合会	国民健康 保険組合	その他公的 (80) (398.9)	厚生連 (17) (412.9)	済生会 (25) (298.8)	日赤 (37) (460.9)	北社協 1
自己資本比率	(%)	36.5	28.7	69.4	81.7	44.7			28.7	42.0	39.1	15.3	
固定長期適合率	(%)	75.7	84.6	80.6	92.5	55.3			77.0	65.0	79.9	80.2	
借入金比率	(%)	40.7	56.8	15.3	11.1	25.0			30.6	19.0	37.8	30.4	
償還期間	(年)	8.3	5.9	1.6	0.7	3.6			2.8	2.7	4.3	1.9	
流動比率	(%)	340.0	216.7	251.1	155.0	455.4			259.9	324.4	263.9	231.2	
1床あたり固定資産額	(千円)	17,198	28,039	27,971	34,419	14,268			22,710	13,992	20,483	28,238	
償却金利前経常利益率	(%)	9.6	16.2	17.0	18.9	12.2			16.7	10.7	14.9	20.2	

一般病院

機能性

※ (病院数) (平均稼働病床数)		医療法人 (197) (160.3)	自治体 (186) (332.3)	社会保険関係団体 (25) (306.9)	JCHO (17) (308.1)	共済組合及び その連合会 8 304.0	健保組合及び その連合会	国民健康 保険組合	その他公的 (80) (398.9)	厚生連 (17) (412.9)	済生会 (25) (298.8)	日赤 (37) (460.9)	北社協 1
平均在院日数	(日)	24.3	15.6	15.2	16.2	13.2			15.8	15.2	22.4	11.7	
外来／入院比	(倍)	2.1	2.0	1.9	1.9	1.9			1.8	2.1	1.5	1.8	
1床あたり1日平均外来患者数	(人)	1.5	1.3	1.2	1.2	1.1			1.2	1.4	1.1	1.2	
患者1人1日あたり入院収益	(円)	52,064	59,417	58,508	57,378	60,908			64,929	58,526	56,925	73,192	
患者1人1日あたり入院収益（室料差額除く）	(円)	51,363	58,546	57,024	55,890	59,433			63,652	57,672	55,862	71,558	
外来患者1人1日あたり外来収益	(円)	13,420	16,803	16,227	16,404	15,852			18,964	19,201	16,681	20,680	
医師1人あたり入院患者数	(人)	5.0	3.6	3.7	3.8	3.4			3.7	3.6	5.0	2.8	
医師1人あたり外来患者数	(人)	8.8	6.5	6.4	6.4	6.4			5.8	7.2	6.2	4.9	
看護師1人あたり入院患者数	(人)	1.2	0.8	0.8	0.8	0.8			0.8	0.8	1.0	0.7	
看護師1人あたり外来患者数	(人)	2.0	1.5	1.4	1.4	1.4			1.3	1.6	1.3	1.2	
職員1人あたり入院患者数	(人)	0.4	0.4	0.4	0.4	0.4			0.4	0.4	0.4	0.4	
職員1人あたり外来患者数	(人)	0.8	0.7	0.7	0.7	0.7			0.8	0.8	0.6	0.6	
紹介率	(%)	41.2	74.0	74.0	73.1	75.6			76.5	52.7	67.7	91.5	
逆紹介率	(%)	19.0	44.7	52.5	54.8	47.9			45.9	31.2	36.5	59.2	

※厚生労働省ホームページ／健康＞医療＞医薬法人・医療経営＞医業経営のホームページ＞研究＞〔別冊〕病院経営管理指標（p.5～6）から抜粋

8．病院報告

病院報告は，全国の病院および療養病床を有する診療所における患者の利用状況および従事者の状況を把握し，医療行政の基礎資料を得ることを目的とするもので，病院の管理者は，医療法施行令第４条の８の規定により医療法施行規則第13条に定める「病院報告」（別記様式第一）を提出しなければなりません。

別記様式第一の病院報告（**図表7-4**）は，入院患者，外来患者に関する状況を毎月報告するものです。

様式第一の報告様式および記入要領は別記のとおりですが，毎月10日までに病院所在地を管轄する保健所長に提出することになっています。なお，病院報告の調査表を，「政府統計共同システム（オンライン調査システム）」を利用した報告も可能となっています。

この報告書は，医療法に基づき開設の許可を受けている病院および療養病床を有する診療所を対象とし，毎月１日から末日までの患者の状況等をとりまとめ，月報として報告するものです（医療法施行規則第13条）。

患者票によって報告された患者数等は，約３カ月後に「病院報告（概数）」として厚生労働省ホームページに公表されています（**図表7-5**）。

〔病院報告〕

この報告書は，医療法に基づき開設の許可を受けている病院および療養病床を有する診療所を対象とし，毎月１日から末日までの患者の状況等をとりまとめ報告するものです。

〔病院報告の記入要領〕

Ⅰ　記入上の注意事項

1　使用許可（指定）を受けた病床に該当する項

図表7-4　病院報告〔別記様式第一（第13条関係）〕

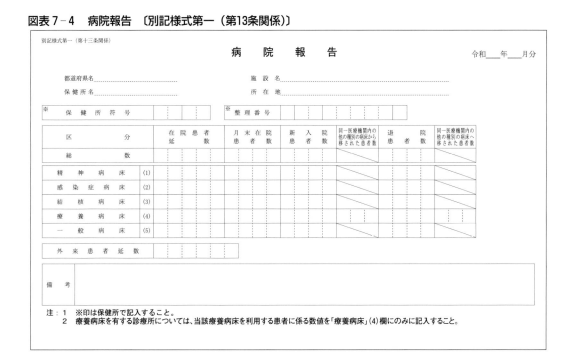

図表7-5　病院報告（令和5年10月分概数） （厚労省ホームページ＞各種統計調査＞厚生労働統計一覧より）

1．1日平均患者数　　　　　　　　　　　　　　　　　　　　　　　　　　　　　各月間

	1日平均患者数（人）			対前月増減（人）	
	令和5年10月	令和5年9月	令和5年8月	令和5年10月	令和5年9月
病院					
在院患者数					
総数	1,124,839	1,134,980	1,141,213	△　10,141	△　6,233
精神病床	261,660	263,167	263,628	△　1,507	△　461
感染症病床	691	1,359	1,598	△　668	△　239
結核病床	1,004	1,130	1,194	△　126	△　64
療養病床	231,543	232,370	232,374	△　827	△　4
一般病床	629,940	636,955	642,419	△　7,015	△　5,464
外来患者数	1,263,389	1,241,001	1,240,897	22,388	104
診療所					
在院患者数					
療養病床	1,920	1,962	1,993	△　42	△　31

注：数値は四捨五入しているため，内訳の合計が総数に合わない場合もある。

2．月末病床利用率　　　　　　　　　　　　　　　　　　　　　　　　　　　　　各月末

	月末病床利用率（％）			対前月増減	
	令和5年10月	令和5年9月	令和5年8月	令和5年10月	令和5年9月
病院					
総数	75.6	73.5	76.8	2.1	△　3.3
精神病床	81.4	81.8	82.1	△　0.4	△　0.3
感染症病床	37.1	52.8	89.2	△　15.7	△　36.4
結核病床	25.8	26.9	31.5	△　1.1	△　4.6
療養病床	84.1	83.9	84.4	0.2	△　0.5
一般病床	71.2	67.5	72.7	3.7	△　5.2
診療所					
療養病床	39.4	39.4	40.1	0.0	△　0.7

注：月末病床利用率＝$\dfrac{\text{月末在院患者数}}{\text{月末病床数}}\times100$

3．平均在院日数　　　　　　　　　　　　　　　　　　　　　　　　　　　　　各月間

	平均在院日数（日）			対前月増減（日）	
	令和5年10月	令和5年9月	令和5年8月	令和5年10月	令和5年9月
病院					
総数	26.2	26.5	25.6	△　0.3	0.9
精神病床	259.7	260.8	259.7	△　1.1	1.1
感染症病床	11.2	10.6	9.9	0.6	0.7
結核病床	46.9	33.4	29.5	13.5	3.9
療養病床	120.2	120.4	119.5	△　0.2	0.9
一般病床	15.6	15.9	15.3	△　0.3	0.6
診療所					
療養病床	109.7	102.6	93.4	7.1	0.2

注：平均在院日数＝$\dfrac{\text{在院患者延数}}{1/2（\text{新入院患者数}＋\text{退院患者数}）}$

　　ただし，$\dfrac{\text{療養病床の}}{\text{平均在院日数}}=\dfrac{\text{在院患者延数}}{1/2\left[\text{新入院患者数}＋\dfrac{\text{同一医療機関内の他の}}{\text{病床から移された患者数}}＋\text{退院患者数}＋\dfrac{\text{同一医療機関内の他の}}{\text{病床へ移された患者数}}\right]}$

目のみ記入し，計上する数のない場合は「0」と記入します。また，使用許可（指定）を受けていない病床に該当する項目は，空欄のままとします。

2　電子調査票（Excel）の「説明書」シート，「コード表」シートをお読みいただいた上でご入力ください。

Ⅱ　記入要領

（表側区分）

表側に区分する「精神病床」「感染症病床」「結核病床」「療養病床」「一般病床」は，医療法第27条の規定により使用許可を受けた病床をいいます。

注意事項

療養病床を有する診療所については，「療養病床」欄に記入し，その他は空欄としてください。

（表頭区分）

表頭の各項目については，それぞれ上記の病床の種別ごとに記入し，「総数」には合計を計上します。「在院患者延数」「月末在院患者数」「新入院患者数」の各項目については，診療録の作成又は記載の追加を行った者（健康診断，人間ドック受診者も含む）について計上し，「退院患者数」には，退院手続を行った者について計上します。なお，「同一医療機関内の他の種別の病床から移された患者数」及び「同一医療機関内の種別の他の病床へ移された患者数」の項目は，「療養病床」のみに記入します。

注意事項

新たに開設した場合等で，当月中に在院患者が全くなかったときは，該当する項目に「0」と記入し，備考欄に「在院患者なし」と記入します。

1　在院患者延数

病床の種別ごとに，毎日24時現在に在院していた患者の合計を記入します。

(1) この欄には，現に当月中に在院していた患者の延数を記入します。

(2) 在院中の患者が外泊していた場合も，計上します。

(3) 入院してその日のうちに退院あるいは死亡した者は，計上しないでください。

(4) 当月中に開設したときは，開設した日から当月の末日までの延数を記入します。

(5) 開設中の施設が，当月中に休・廃止したときは，当月の1日から休・廃止した日の前日までの延数を記入します。

2　月末在院患者数

病床の種別ごとに，当月の末日24時現在に在院している患者数を記入します。

(1) この欄には，許可（指定）病床数にかかわらず，現に当月の末日24時現在に在院している患者数を記入しますが，患者数が許可（指定）病床数を上回る場合には，備考欄に上回った理由を記入します。

(2) 在院中の患者が当月の末日に外泊している場合も，計上します。

(3) 当月の末日に入院してその日のうちに退院あるいは死亡した者は，計上しないでください。

(4) 「**総数**」欄においては，前月の「月末在院患者数」との関連で次の関係になります。

（前月「月末在院患者数」）＋（当月「新入院患者数」）－（当月「退院患者数」）＝（当月の「月末在院患者数」）

なお，「療養病床」においては，次の関係になります。

（前月「月末在院患者数」）＋（当月「新入院患者数」＋「同一医療機関内の他の種別の病床から移された患者数」）－（当月「退院患者数」＋「同一医療機関内の他の種別の病床へ移された患者数」）＝（当月の「月末在院患者数」）

(5) 開設中の施設が，当月中に休・廃止したときは「0」と記入，備考欄に「○年○月○日休止（廃止）」と記入します。

3　新入院患者数

病床の種別ごとに，当月中に新たに入院した患者の合計を記入します。

(1) 入院した患者がその日のうちに退院あるいは死亡した場合も，計上します。

(2) 在院中の患者が同一医療機関の種別の異なる病床に移動した場合，入退院手続を行った者のみ計上します。

(3) 当月中に開設したときは，開設の日に在院中の患者がいた場合は，新入院患者として計上します。

4　（療養病床欄）同一医療機関内の他の種別の病床から移された患者数

在院中の患者で，当月中に入退院手続を行うことなく，同一医療機関内の他の種別の病床から「療養病床」へ移された患者の合計を記入します。

5　退院患者数

病床の種別ごとに，当月中に退院した患者の合計を記入します。

(1) 入院した患者がその日のうちに退院あるいは死亡した場合も，計上します。

(2) 在院中の患者が同一医療機関内の種別の異なる病床に移動した場合，入退院手続きを行った者のみ計上します。

6 （療養病床欄）同一医療機関内の他の種別の病床へ移された患者数

在院中の患者で，当月中に入退院手続を行うことなく，「療養病床」から同一医療機関内の他の種別の病床へ移された患者の合計を記入します。

（その他の区分）

1 外来患者延数

当月の新来，再来患者及び往診，巡回診療，健康診断，人間ドック等を行い，診療録の作成又は記載の追加を行った患者の延数を記入します。

(1) 同一患者を二つ以上の診療科で診療し，それぞれの診療科で診療録の作成又は記載の追加を行った場合，それぞれの外来患者として計上します。

(2) 入院中の患者及び在院新生児が他の診療科で診療を受けた場合，当該診療科において診療録の作成又は記載の追加を行った場合のみ，外来患者として計上します。

なお，ここでいう在院新生児とは，出生後28日を経過しない乳児で病院に在院している者のうち，在院患者として扱っていない者をいいます。

(3) **当月中に外来患者が全くなかったときは「0」と記入し，備考欄に「外来患者なし」と記入します。**

2 備　考

次の場合に記入します。

(1) 新たに開設したときは，「○年○月○日開設」

(2) 休・廃止したときは，「○年○月○日休止（廃止）」

(3) 休止中の施設が再開したときは，「○年○月○日再開」

(4) 在院患者が全くなかったときは，「在院患者なし」

(5) **「月末在院患者数」が「許可病床数」を1人でも上回ったときは，その理由**

月の途中で在院患者が著しく許可（指定）病床数を上回ったときは，その理由

(6) **外来患者が全くなかったときは，「外来患者なし」**

(7) 許可（指定）病床数に変更があったときは，「○○病床○○床→○○床　○年○月○日変更」

(8) 計上数が前月分と比較して著しく増減があるときは，その理由

(9) その他特に説明を必要とする事項

Ⅲ　その他

1 提出期限

報告月の翌月10日までに施設の所在地を管轄する保健所長に提出してください。

2 訂正・追加報告

(1) 提出後，訂正及び追加の必要が生じた場合は速やかに訂正・追加報告をしてください。

なお，訂正・追加報告の最終期限は，調査年の翌年2月末日とします。

(2) 訂正の場合は「訂正・追加報告」の欄に「1」を，追加報告の場合は「2」を入力してください。

(3) 訂正報告では訂正が必要な箇所だけ入力するのではなく，訂正のない箇所も全て入力してください。

9．病床機能報告制度

高齢化が進展し，医療・介護サービスの需要が増大するなかで，患者それぞれの状態にふさわしい良質かつ適切な医療を効果的・効率的に提供する体制を構築するためには，医療機能の分化・連携を進め，各医療機能に応じて必要な医療資源を適切に投入し，入院医療全体の強化を図るとともに，退院患者の生活を支える在宅医療および介護サービス提供体制を充実させていくことが必要とされています。

こうしたことから，2014年通常国会において「地域における医療及び介護の総合的な確保を推進するための関係法律の整備等に関する法律」（平成26年法律第83号，「**医療介護総合確保推進法**」）が成立し，これにより医療法が改正されました。

医療法（昭和23年法律第205号）第30条の13の規定に基づき，義務として平成26年（2014年）10月から一般病床・療養病床を有する医療機関は，当該病床が担っている医療機能の現状と今後の医療機能の予定について，病棟単位で4つの病床機能区分から1つを選択し，その他の具体的事項と併せて，全国共通サーバ等を通じて都道府県知事に毎年報告する仕組みが導入されました。これが，病床機能報告制度です。

都道府県には，この制度により報告された情報をもとに，地域の医療機関が担っている医療機能の現状を把握・分析し，その分析結果から地域の医療提供体制の将来あるべき姿（地域医療構想＝ビジョン）を策定すること，またその地域にふさわしいバランスのとれたさらなる医療機能の分化や連携への活用が求められています〔医療法施行規則第30条の33（病床の機能の区分），病床機能報告マニュアル〕。

図表7-6　2つの報告様式

報告様式の種類		報告項目
報告様式1	病院用（基本票・施設票・病棟票）	I　各病棟の病床が担う医療機能 II　その他の具体的な項目 　II①　構造設備・人員配置等に関する項目
	有床診療所用	
報告様式2 ※2A	電子レセプトにより診療報酬請求を行っており，6月診療分であって7月審査分の「入院レセプト」※1がある医療機関	II　その他の具体的な項目 　II②　具体的な医療の内容に関する項目
2B	上記以外の医療機関※2	

※1　電子レセプトによりオンラインまたは電子媒体（FD，MO，CD-R）で請求を行っている医療機関

※2　介護療養病床における入院であるために入院外レセプトで請求を行っている医療機関，紙レセプトにより請求を行っている医療機関等

図表7-7　4つの病床の機能区分

医療機能の名称	医療機能の内容
高度急性期機能	急性期の患者に対し，状態の早期安定化に向けて，診療密度が特に高い医療を提供する機能 〈高度急性期機能に該当すると考えられる病棟の例〉 救命救急病棟，集中治療室，ハイケアユニット，新生児集中治療室，新生児治療回復室，小児集中治療室，総合周産期集中治療室であるなど，急性期の患者に対して診療密度が特に高い医療を提供する病棟
急性期機能	急性期の患者に対し，状態の早期安定化に向けて，医療を提供する機能
回復期機能	○急性期を経過した患者への在宅復帰に向けた医療やリハビリテーションを提供する機能 ○特に，急性期を経過した脳血管疾患や大腿骨頚部骨折等の患者に対し，ADLの向上や在宅復帰を目的としたリハビリテーションを集中的に提供する機能（回復期リハビリテーション機能）
慢性期機能	○長期にわたり療養が必要な患者を入院させる機能 ○長期にわたり療養が必要な重度の障害者（重度の意識障害者を含む），筋ジストロフィー患者又は難病患者等を入院させる機能

1 報告事項

一般病床または療養病床を有する病院・診療所（病床機能報告対象病院等）の管理者は，以下の項目を都道府県知事に報告しなければなりません。

報告する様式は，報告様式1および報告様式2の2種類からなっています。報告様式1は，病床が担う医療機能と構造設備・人員配置等に関する項目，報告様式2は，具体的な医療の内容に関する項目となっています（**図表7-6**）。ただし，診療所では医療機能，病床数，人員配置，入院患者数，具体的な医療の内容に関する項目等の一定の項目に限って報告が必須で，それ以外の項目については任意報告となっています〔年度毎の病床機能報告「報告マニュアル」による〕。

1）病床の医療機能

次の各時点における，病棟単位の医療機能を4つの機能から1つを選び報告します。

病棟単位とは，病院の場合は看護体制の1単位をもって1病棟として取り扱い，診療所の場合は診療所を1病棟として取り扱います。
①基準日における病床の機能（毎年の7月1日）（基準日病床機能）
②基準日から6年間が経過した日における病床の機能の予定（基準日後病床機能）

4つの病床の機能の区分は，**図表7-7**のとおりです。

2）その他の具体的な項目

(1) 構造設備・人員の配置等に関する項目

病棟単位ごとに様式上の事項について，入力または記入し報告します。
①病床数・人員配置・機器など

許可病床数，稼働病床数，看護師・助産師などの数，主とする診療科，算定する入院基本料・特定入院料，高額医療機器の保有状況など
②入院患者の状況

新規入棟患者数，在棟患者延べ数，退棟患者数　など

図表7-8　病床機能報告制度における報告・集計等の仕組み（レセプト電子申請の医療機関の場合）

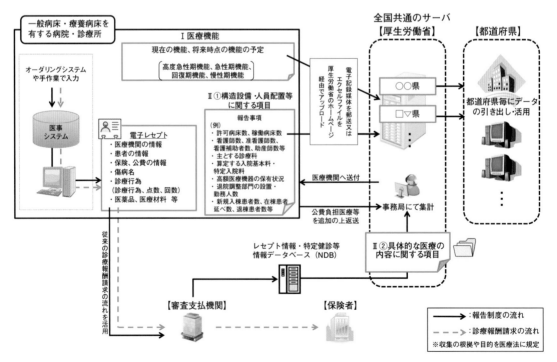

(2)　具体的な医療の内容に関する項目

　具体的な医療の内容に関する項目の報告は，病棟単位ごとに電子レセプトを活用して必要事項について報告します（6月診療分であって7月請求分である入院分の電子レセプトに病棟コードを記録。平成28年度から適用）。

　本項目は，診療報酬の項目に着目して設定されており，例えば

①幅広い手術の実施状況
②がん・脳卒中・心筋梗塞等への治療状況
③重症患者への対応状況
④救急医療の実施状況

などに関連する診療報酬を算定するレセプトの件数，算定日数，算定回数

　報告に当たっては，厚生労働省において既存の電子レセプト（6月診療分）による診療報酬請求の仕組みを活用して必要な事項の集計を行い，厚生労働省「病床機能報告」事務局からEメールまたはCDが医療機関に送付されます。

　医療機関は，送付された内容について確認・修正し，および医療保険の対象でない公費負担医療・労災保険などでの診療行為でこの報告制度の報告事項に該当するものがあれば追記（必須でない）して事務局に報告します。

2 　報告方法

　病床機能報告は，原則，電子媒体の報告様式を用いて報告することになっています。

　ただし，インターネット環境が整っていないため報告様式をダウンロードできない医療機関等，やむを得ない場合は紙媒体報告様式をもって行います。

(1)　報告様式1の「病床の医療機能」，「構造設備・人員の配置等に関する項目」の報告

　10月1日から10月31日までに次のいずれかの方法で行います。

図表7-9(1)　東京都における病床機能報告

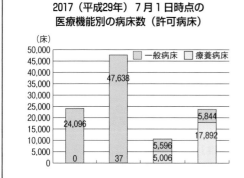

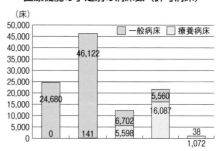

区分	高度急性期	急性期	回復期	慢性期	休棟等	計
一般病床	24,096	47,638	5,596	5,844	－	83,174
療養病床	0	37	5,006	17,892	－	22,935
合計	24,096	47,675	10,602	23,736	511	106,620
構成比	22.6%	44.7%	9.9%	22.3%	0.5%	100.0%
参考 全国構成比	13.1%	46.7%	12.2%	28.0%		100.0%

（注）全国構成比は休棟等を含まない。

区分	高度急性期	急性期	回復期	慢性期	介護保険施設等	休棟等	計
一般病床	24,680	46,122	6,702	5,560	38	－	83,102
療養病床	0	141	5,598	16,087	1,072	－	22,898
合計	24,680	46,263	12,300	21,647	1,110	580	106,580
構成比	23.2%	43.4%	11.5%	20.3%	1.0%	0.5%	100.0%

（注）一般病床・療養病床の分けは2017年7月1日時点の区分による。

【参考】東京都における平成37年（2025年）の医療需要（患者数）および病床数の必要量は下記のとおり

（上段：人／日，下段：床）

区分		高度急性期機能	急性期機能	回復期機能	慢性期機能	計
東京都	患者数	11,916	32,974	31,165	19,294	95,349
	病床数	15,888	42,275	34,628	20,973	113,764
参考	病床数の構成割合	14.0%	37.2%	30.4%	18.4%	100.0%

東京都保健医療局＞医療政策＞医療・保健施策「東京都地域医療構想」平成28年7月期（35頁）より

①インターネット上で報告する方法
厚生労働省が整備する全国共通サーバを通じて報告します。
②電子記録媒体（CD－R等）または紙の様式を郵送する方法
　インターネット環境が整っていない医療機関は，提出用ファイルを記録した電子記録媒体または紙の様式を書留や宅配便等を利用して報告します。

(2) 報告様式2の「具体的な医療の内容に関する項目」の報告

電子の入院レセプトにより診療報酬請求を行っている医療機関は，1月9日（年度ごとに締切日が変わる）までに事務局に報告，それ以外の医療機関は10月31日まで事務局へ提出します。
　報告の仕組みは，**図表7-8**のとおりです。

(3) 報告先

厚生労働省が委託した者に対して行います（みずほ情報総研株式会社）。

医療機関は法律上，都道府県知事に報告することになっていますが，医療機関および都道府県の負担を軽減するため事務局機能・全国共通サーバの整備等の業務を一部業務委託し，委託業者が集計・確認などを行うことになっています。

③ 報告内容の公表

都道府県は，医療機関から報告された数値等を厚生労働省令で定めるところにより公表しなければなりません〔**図表7-9(1)**〕。厚生労働省では，都道府県で集計された数値のまとめを機能別病床数の報告状況としてホームページで公表しました。
　また，厚生労働関係部局長会議の資料として公表されている一部分を収載します〔平成28年（2016年）1月「全国厚生労働関係部局長会議資料」医政局〕。**図表7-9(2)**は，平成27年（2015年）7月1日時点における医療機能別の病床数および2025年のあるべき病床数の推計結果。

図表7-9(2)　2025年の医療機能別必要病床数の推計結果（全国ベースの積上げ）

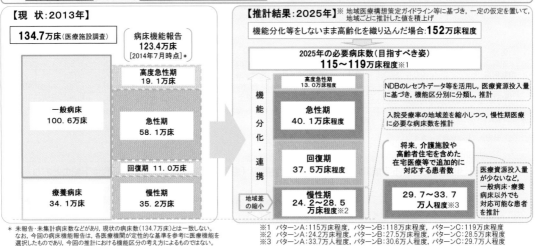

* 未報告・未集計病床数などがあり，現状の病床数（134.7万床）とは一致しない。
なお，今回の病床機能報告は，各医療機関が定性的な基準を参考に医療機能を選択したものであり，今回の推計における機能区分の考え方によるものではない。

※1　パターンA：115万床程度，パターンB：118万床程度，パターンC：119万床程度
※2　パターンA：24.2万床程度，パターンB：27.5万床程度，パターンC：28.5万床程度
※3　パターンA：33.7万人程度，パターンB：30.6万人程度，パターンC：29.7万人程度

〔「医療・介護情報の活用による改革の推進に関する専門調査会　第1次報告～医療機能別病床数の推計及び地域医療構想の策定に当たって～」（平成27年6月15日）より〕

〔著者略歴〕

木津正昭
きづ まさあき

1971年 6 月　社会保険都南総合病院医事課課長
1981年 8 月　社会保険横浜中央病院医事課課長
1990年 5 月　社団法人全国社会保険協会連合会病院部
　　　　　　　病院課課長
1992年 4 月　社会保険相模野病院事務長
1996年 4 月　社団法人全国社会保険協会連合会病院部
　　　　　　　病院指導課課長
2000年 4 月　同・病院部部長
2001年 4 月　全社連厚生年金基金常務理事
2007年 9 月　社団法人全国社会保険協会連合会社会保険横浜中央病院
　　　　　　　事務局アドバイザー

最新・医療事務入門 2024年版　　　　＊定価は裏表紙に
　　　　　　　　　　　　　　　　　　表示してあります

1991年 5 月 1 日　　第 1 版第 1 刷発行
2024年 4 月 30 日　　第26版第 1 刷発行

　　　　　　　　　　　著　者　木　津　正　昭
　　　　　　　　　　　発行者　小　野　　　章
　　　　　　　　　　　発行所 ᏝᏊ 医学通信社

〒101-0051　東京都千代田区神田神保町 2 - 6 十歩ビル
　　　　　　TEL 03-3512-0251 (代表)
　　　　　　FAX 03-3512-0250 (注文)
　　　　　　　　03-3512-0254 (書籍の記述についてのお問い合わせ)

https://www.igakutushin.co.jp
※　弊社発行書籍の内容に関する追加
　　情報・訂正等を掲載しています。

イラスト：阿萬企画, 沼田光太郎
表紙デザイン：冨澤　崇
印刷／製本・錦明印刷

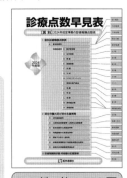

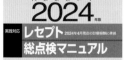
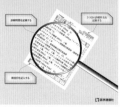

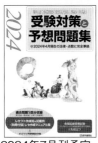
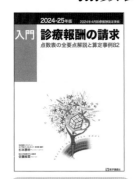
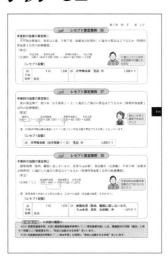

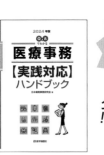
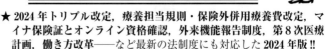
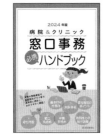

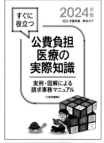
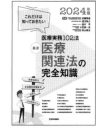

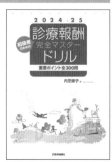